最新 言語聴覚学講座

摂食嚥下障害学
Swallowing and Swallowing Disorders

編著：
倉智雅子

医歯薬出版株式会社

執筆者一覧

編集

| 倉智　雅子 | くらち　まさこ | 国際医療福祉大学　成田保健医療学部　言語聴覚学科 |

執筆　(執筆順)

倉智　雅子	くらち　まさこ	編集に同じ
二藤　隆春	にとう　たかはる	国立国際医療研究センター病院 耳鼻咽喉科・頭頸部外科
杉山庸一郎	すぎやま　よういちろう	佐賀大学 医学部 耳鼻咽喉科・頭頸部外科学講座
井上　誠	いのうえ　まこと	新潟大学 大学院医歯学総合研究科 摂食嚥下リハビリテーション学分野
稲本　陽子	いなもと　ようこ	藤田医科大学 保健衛生学部 リハビリテーション学科
矢野　実郎	やの　じつろう	川崎医療福祉大学 リハビリテーション学部 言語聴覚療法学科
兼岡　麻子	かねおか　あさこ	東京大学 医学部附属病院 リハビリテーション部
上羽　瑠美	うえは　るみ	東京大学 医学部 摂食嚥下センター／耳鼻咽喉科・頭頸部外科
柴田　斉子	しばた　せいこ	藤田医科大学 医学部 リハビリテーション医学講座
水上　美樹	みずかみ　みき	日本歯科大学 口腔リハビリテーション多摩クリニック
福岡　達之	ふくおか　たつゆき	広島国際大学 総合リハビリテーション学部 リハビリテーション学科言語聴覚療法学専攻
金沢　英哲	かなざわ　ひであき	Swallowish Clinic
海老原　覚	えびはら　さとる	東北大学 大学院医学系研究科 臨床障害学分野
海老原孝枝	えびはら　たかえ	東京慈恵会医科大学 附属柏病院 総合診療部
中島　純子	なかじま　じゅんこ	東京歯科大学 オーラルメディシン・病院歯科学講座
北條　京子	ほうじょう　きょうこ	城西クリニック 訪問診療部 訪問リハビリテーション課
杉下　周平	すぎした　しゅうへい	高砂市民病院 リハビリテーション科
南都　智紀	なんと　ともき	森ノ宮医療大学 総合リハビリテーション学部 言語聴覚学科
佐藤　豊展	さとう　あつのぶ	聖隷クリストファー大学 リハビリテーション学部 言語聴覚学科
森　隆志	もり　たかし	総合南東北病院 口腔外科
石山　寿子	いしやま　ひさこ	国際医療福祉大学 成田保健医療学部 言語聴覚学科
永見　慎輔	ながみ　しんすけ	北海道医療大学 リハビリテーション科学部 言語聴覚療法学科
上島　順子	うえしま　じゅんこ	NTT東日本 関東病院 栄養部
國枝顕二郎	くにえだ　けんじろう	岐阜大学 大学院医学系研究科 脳神経内科学分野
中尾　真理	なかお　まり	東北生活文化大学 家政学部 家政学科 健康栄養学専攻
平田　文	ひらた　あや	国際医療福祉大学 保健医療学部 言語聴覚学科
大森　史隆	おおもり　ふみたか	福岡歯科大学医科歯科総合病院 耳鼻咽喉科／摂食嚥下・言語センター

序 文

　日本では，1980年代の後半に言語聴覚士（ST）が摂食嚥下障害のリハビリテーションにかかわり始めました．当時，摂食嚥下障害は「摂食・嚥下障害」という表記でした．また，その頃は，臨床の拠り所となる書籍は限られた洋書や翻訳本のみでしたが，急速な高齢化や関連分野の広がりも影響し，摂食嚥下障害に関する出版物は驚くほど豊富になりました．そして，医療や科学技術の革新に伴い，摂食嚥下リハビリテーション分野も日進月歩で発展し，摂食嚥下障害に対する社会の関心も高まる中，多職種連携の概念もさらに浸透しました．

　そのような背景を踏まえて，言語聴覚士養成校の学生を読者として想定した本書は，以下を特徴として編纂しました．

・多職種連携がひときわ特徴的な摂食嚥下障害領域において，言語聴覚士に求められる知識をわかりやすくまとめました．

・教育的配慮から，用語は定義や本来の意味に忠実であることを重視し，側注を活用して語の定義や正しい使い方の解説を示しました．

・成人の摂食嚥下障害を基本とし，養成校での学修のみならず，臨床に出てからも基本に立ち返ることができる一冊となることを目指しました．

　執筆者には今後の摂食嚥下障害領域を牽引なさる先生方をお迎えしました．いずれもご多忙を極める中でお力添えいただいたことに，心から感謝申し上げます．

　そして最後に，本書の出版にあたり終始辛抱強く編者を支えてくださった医歯薬出版の編集担当者に深謝申し上げます．

2024年12月

倉智雅子

【用語について】

　英語の人名や用語は初出時には和英併記とし，以降はカタカナ表記とした．

① 表現が混在する「梨状陥凹／梨状窩」は「梨状陥凹」で統一した．

② 英語のgag reflexを意味する用語として，「咽頭反射」と「絞扼反射」が同義に使われることがあるが，「咽頭反射」はpharyngeal reflexとして本来の定義が存在する．そのため，本書ではgag reflexを意味する場合は「絞扼反射」を用いることとした．

③「感覚」と「知覚」は一般的には明確な区別なく使用されがちであるが，本書においてはsensationやsensoryを意味する場合は「感覚」，perceptionの意味合いが強い場合は「知覚」とした．

④ 嚥下反射の「惹起／誘発」の相違については研究者の見解も異なるため，本書ではどちらか一つに統一はせず，文脈に応じた表記ができるようにした．基本的に用語の選定は執筆者の意図に委ねられているものの，反射機構の生理学的な記述については「惹起」，訓練法などで人為的に嚥下反射を起こす意味合いが強い場合は「誘発」を使用した．咽頭期については，嚥下反射惹起（感覚と運動の統合レベル）によって開始される運動出力（運動レベル）であるとの考え方に基づき，運動出力としての咽頭期が始まることに言及する際には，咽頭期の「誘発」ではなく，咽頭期の「開始」と表現することを原則とした．

目次

第1章　摂食嚥下器官の解剖と神経 … 2

● 1. 摂食嚥下器官の解剖　（二藤隆春）2

- 1）口腔 … 2
  - （1）口唇　（2）頬　（3）歯　（4）舌　（5）口蓋
  - （6）下顎骨，咀嚼筋　（7）唾液腺
- 2）咽頭 … 8
  - （1）上咽頭　（2）中咽頭　（3）下咽頭
- 3）喉頭 … 9
- 4）食道 … 12

● 2. 嚥下の神経機構　（杉山庸一郎）13

- 1）はじめに … 13
- 2）嚥下運動と咽頭期嚥下の惹起 … 13
- 3）咽頭・喉頭の感覚 … 14
- 4）嚥下のパターン形成器（CPG） … 14
  - （1）嚥下CPGのメカニズム　（2）嚥下CPGの解剖　（3）嚥下CPGの機能
- 5）嚥下障害の病態生理 … 15
- 6）嚥下圧の生じる原理，輪状咽頭筋弛緩の生理的役割 … 15
- 7）咳反射の神経機構 … 15
- 8）まとめ … 16

● 3. 咀嚼と嚥下の関係　（井上　誠）16

- 1）嚥下の準備期としての咀嚼 … 16
- 2）咀嚼運動調節 … 16
  - （1）リズム形成　（2）リズム調節にかかわる口腔感覚　（3）運動パターン
- 3）咀嚼運動を開始・制御する上位脳 … 17
- 4）咀嚼運動にかかわる口腔内の器官 … 17
  - （1）歯　（2）閉口筋と開口筋　（3）顎関節　（4）その他の筋
- 5）咀嚼時の食塊の流れ … 18
  - （1）プロセスモデル　（2）食塊の咽頭移送　（3）咀嚼から嚥下へ

● 4. 呼吸と嚥下の関係　（杉山庸一郎）19

- 1）はじめに … 19
- 2）呼吸のパターン形成器（CPG） … 20
  - （1）呼吸と呼吸CPG　（2）様々な呼吸ニューロン群
- 3）嚥下関連筋の呼吸性活動 … 21
  - （1）嚥下関連筋の解剖　（2）呼吸性活動
- 4）呼吸と嚥下の協調 … 22
- 5）まとめ … 22
  - ✅ 確認Check! … 23

iv

第2章 摂食嚥下の生理と嚥下モデル （稲本陽子） 24

1. 摂食嚥下の動態 24

1) 食塊移送 24
   (1) 口腔から咽頭への移送 　(2) 咽頭から食道への移送

2) 気道防御 27
   (1) 喉頭閉鎖 　(2) 嚥下中の呼吸停止

2. 嚥下モデル 28

1) 生理モデルと臨床モデル 28
2) 3期・4期モデル 29
   (1) 口腔準備期 　(2) 口腔送り込み期 　(3) 咽頭期 　(4) 食道期

3) プロセスモデル 31
   (1) stage I transport（第一期輸送） 　(2) processing（食物破砕・咀嚼）
   (3) stage II transport（第二期輸送） 　(4) 咽頭期

4) 5期モデル（臨床モデル） 32
   ✓ 確認Check! 34

第3章 摂食嚥下の年齢的変化 （矢野実郎） 36

1. 新生児から成人までの摂食嚥下器官の変化 36

1) 口腔の変化 36
   (1) 乳児の口腔の特徴と成長変化 　(2) 歯の発達

2) 咽頭の変化 37
3) 喉頭の変化 37

2. 新生児から成人までの嚥下運動の変化 38

1) 哺乳期（経口摂取準備期）：出生直後～5，6か月頃 38
   (1) 哺乳反射の種類

2) 離乳期：生後5，6か月頃～1歳6か月頃 39
   (1) 離乳初期（生後5，6か月頃） 　(2) 離乳中期（生後7，8か月頃）
   (3) 離乳後期（生後9～11か月頃） 　(4) 離乳完了期（1歳～1歳6か月頃）

3. 高齢者の身体変化と摂食嚥下 40

1) 加齢に伴う摂食嚥下器官の変化 40
   (1) 口腔 　(2) 咽頭 　(3) 喉頭 　(4) 感覚機能

2) 加齢に伴う嚥下機能の変化 41
3) 加齢に伴う機能変化に関連する用語 41
   (1) フレイル 　(2) サルコペニア 　(3) オーラルフレイル
   (4) 口腔機能低下症 　(5) 老嚥

   ✓ 確認Check! 42

第4章　摂食嚥下の評価　　44

1. 摂食嚥下障害を疑う症状・徴候　（兼岡麻子）　44
1）症状と徴候　44
2）口腔期　44
3）咽頭期　45
4）食道期　45
5）全般　45
6）合併症　45

2. 評価の流れ　（兼岡麻子）　46

3. 情報収集　（兼岡麻子）　46
1）健康状態（医学的情報）　46
2）生活機能　47
3）病前の生活や社会参加の状況・背景　47

4. 問診　（兼岡麻子）　48

5. 観察・臨床検査　（兼岡麻子）　48
1）身体所見　48
2）摂食嚥下器官の検査　49

6. 簡易検査　（兼岡麻子）　51
1）質問紙　51
　（1）Eating Assessment Tool（EAT-10）　（2）摂食嚥下障害の質問紙
2）唾液による検査　51
　（1）反復唾液嚥下テスト（RSST）
3）飲食物を用いる検査　52
　（1）改訂水飲みテスト（MWST）　（2）水飲みテスト（WST）
　（3）その他の水飲みテスト　（4）フードテスト

7. 摂食状況　（兼岡麻子）　54
1）観察　54
2）摂食状況の指標　54
　（1）Functional Oral Intake Scale：FOIS　（2）摂食嚥下状況のレベル（FILS）

8. その他の検査　（兼岡麻子）　55
　（1）咳テスト　（2）舌圧検査　（3）頸部聴診法

9. 機器を用いた摂食嚥下の検査　（上羽瑠美）　56
1）嚥下機能検査について　56

2）内視鏡検査 56
(1) 内視鏡の種類　(2) 内視鏡検査の方法　(3) 評価基準
(4) 検査食を用いる前の評価項目　(5) 検査食を嚥下した際に観察する項目
(6) 嚥下内視鏡検査で十分評価できない項目

3）嚥下造影検査 60
(1) 検査の目的　(2) 評価　(3) 検査に使用する造影剤　(4) 検査の流れ
(5) 準備・口腔期に確認する項目　(6) 咽頭期に確認する項目
(7) 食道期に確認する項目　(8) 症例画像

4）嚥下圧検査 64
(1) 評価　(2) HRM検査で評価できること　(3) HRM（またはHRMF）の解析方法
(4) 嚥下圧検査の適応となる症例

5）嚥下CT検査 66
(1) 嚥下CTで評価できること

6）嚥下筋電図検査 67

7）超音波検査の嚥下評価活用 68
✅ 確認Check! 69

第5章 摂食嚥下障害 　　　　　　　　　　　　　　　（柴田斉子）70

● 1. 原因疾患　　　　　　　　　　　　　　　　　　　70

1）小児の摂食嚥下障害 70
2）成人の摂食嚥下障害 71

● 2. 摂食嚥下障害の合併症　　　　　　　　　　　　72

1）誤嚥性肺炎 72
(1) 疫学　(2) 診断　(3) 原因菌　(4) 症状　(5) 治療と評価
(6) 摂食嚥下リハビリテーション　(7) 口腔ケア　(8) 服薬の中止や減量

2）脱水 74
(1) 体液量の把握　(2) 脱水症　(3) 診断　(4) 対応

3）低栄養 76
(1) 低栄養による影響と対応　(2) 低栄養の評価
(3) 低栄養の診断方法（GLIM基準）　(4) 低栄養の治療
✅ 確認Check! 80

第6章 摂食嚥下障害のリハビリテーション 82

● 1. 口腔ケア　　　　　　　　　　　　　　（水上美樹）82

1. 口腔ケアとは　82

2. 口腔ケアの目的　83

3. 小児期の口腔ケア　83

1）口腔の特徴 83
2）口腔ケアの実際 84
(1) 歯ブラシ　(2) ブラッシング時のポイント

vii

4. 老年期の口腔ケア　85

1）口腔の特徴 ……………………………………………………………………………… 85
2）口腔ケアの実際 ………………………………………………………………………… 85
　　（1）姿勢調整　　（2）観察・アセスメント　　（3）口腔ケアで留意すべきこと

● 2. 言語聴覚士が行うリハビリテーションの手技・手法　　（福岡達之）　88

1. 摂食嚥下訓練の概要　88

1）間接訓練と直接訓練 …………………………………………………………………… 88
2）治療プラン ……………………………………………………………………………… 89

2. 間接訓練（基礎訓練）　89

1）口腔器官の訓練 ………………………………………………………………………… 89
　　（1）顔面筋（口唇，頬）の運動訓練　　（2）下顎の運動訓練
　　（3）舌の運動訓練　　（4）咀嚼の運動訓練
2）発声発語訓練 …………………………………………………………………………… 92
　　（1）構音訓練　　（2）裏声発声法　　（3）リーシルバーマン法（LSVT）
3）咽頭期に対する訓練 …………………………………………………………………… 94
　　（1）嚥下反射誘発　　（2）舌骨喉頭挙上訓練　　（3）鼻咽腔閉鎖訓練
　　（4）咽頭収縮訓練　　（5）喉頭閉鎖訓練　　（6）食道入口部拡張訓練
4）呼吸訓練 ……………………………………………………………………………… 100
　　（1）口すぼめ呼吸，横隔膜呼吸，深呼吸　　（2）咳嗽訓練，強制呼出
　　（3）呼気筋トレーニング（EMST）

3. 直接訓練（摂食訓練）　101

1）姿勢調整 ……………………………………………………………………………… 101
　　（1）体幹角度の調整　　（2）頭頸部姿勢の調整
　　（3）一側嚥下（リクライニング位＋頸部回旋）　　（4）完全側臥位
2）感覚刺激入力 ………………………………………………………………………… 104
　　（1）冷圧刺激法，喉のアイスマッサージ　　（2）嚥下反射促通手技
　　（3）K-point刺激　　（4）その他の感覚刺激入力
3）その他の代償的手段 ………………………………………………………………… 106
　　（1）一口量の調整，ペーシング　　（2）嚥下の意識化
　　（3）複数回嚥下（反復嚥下）　　（4）交互嚥下　　（5）スライス型ゼリー丸飲み法

4. 嚥下手技　107

　　（1）努力嚥下，アンカー強調嚥下　　（2）メンデルソン手技
　　（3）息こらえ嚥下　　（4）強い息こらえ嚥下

● 3. 外科的治療　　（金沢英哲）　110

1）はじめに …………………………………………………………………………… 110
2）外科的治療とは …………………………………………………………………… 110
　　（1）手術の適応　　（2）嚥下障害領域の症例　　（3）気管切開の患者
　　（4）手術の時期　　（5）手術の効果
3）嚥下機能改善手術 ………………………………………………………………… 111
　　（1）手術の適応　　（2）患者サポート　　（3）喉頭挙上術
　　（4）輪状咽頭筋切除（切断）術

viii

4）誤嚥防止手術 ··· 114
   （1）術式　　（2）手術の目的　　（3）手術の適応　　（4）代替発声法
   （5）永久気管孔　　（6）誤嚥防止手術の予後　　（7）手術の適応と臨床倫理

5）気管切開術の適応，気管カニューレの選択 ························· 117
   （1）術前の確認手順　　（2）気管カニューレの選択に際し留意すべき点
   （3）スピーチタイプのカニューレの理解と活用

4. 薬物療法 　　　　　　　　　　　　　　　　（海老原孝枝・海老原　覚）121

1）内服薬 ·· 121
   （1）アンギオテンシン変換酵素（ACE）阻害薬　　（2）アマンタジン
   （3）シロスタゾール　　（4）テオフィリン　　（5）半夏厚朴湯
   （6）リバスチグミン　　（7）モサプリド　　（8）便秘薬（センノシド）

2）その他 ·· 124
   （1）スパイスを利用したアロマテラピー　　（2）食事

3）まとめ ·· 125

5. 補綴装置を用いたアプローチ 　　　　　　　　　　　　（中島純子）126

1）補綴，補綴装置とは ··· 126
2）摂食嚥下障害のリハビリテーションにおける補綴装置の位置づけ ··········· 126
3）摂食嚥下障害に対する補綴装置の適用 ··· 126
   （1）舌や軟口蓋の機能的障害
4）摂食嚥下障害に用いられる補綴装置の種類 ·· 127
   （1）口腔内の器質的障害に対する補綴装置
   （2）舌の器質的障害，機能的障害に対する補綴装置
   （3）軟口蓋の機能的障害に対する補綴装置

   ✓ 確認Check! ·· 131

第7章　疾患や病態に合わせたリハビリテーション ······ 132

1. 脳血管障害に伴う摂食嚥下障害 　　　　　　　　　　（北條京子）132

1. 脳血管障害に伴う摂食嚥下障害の特徴と病態　132
1）偽性球麻痺 ··· 133
   （1）病巣　　（2）摂食嚥下障害
2）球麻痺 ·· 134
   （1）病巣　　（2）摂食嚥下障害

2. 摂食嚥下障害に対するアプローチ全体の流れ　135
1）診察・評価のポイント ·· 135
2）留意点 ·· 136
3. 評価　136
1）嚥下機能のスクリーニングによる評価 ·· 136
2）嚥下内視鏡検査（VE） ··· 136
3）嚥下造影検査（VF） ·· 137
4）総合評価 ··· 138

ix

4. リハビリテーション 138

1）間接訓練 138

   （1）特徴と留意点 　（2）間接訓練に主に使用される手技

2）直接訓練 139

5. 報告書 142

● 2. 神経筋疾患に伴う摂食嚥下障害　　　　　　　　　　（杉下周平）　144

1. 障害部位別の基礎知識 144

1）中枢神経障害 144
2）運動ニューロン障害 145
3）末梢神経障害 146
4）筋の障害 146

2. 摂食嚥下障害の基礎知識 146

1）中枢神経障害の疾患 146

  1．パーキンソン病（PD） 146

   （1）摂食嚥下障害の主な病因 　（2）摂食嚥下障害の特徴
   （3）摂食嚥下障害の所見 　（4）評価，訓練

  2．進行性核上性麻痺（PSP） 147

   （1）摂食嚥下障害の主な病因 　（2）摂食嚥下障害の特徴
   （3）摂食嚥下障害の所見 　（4）評価，訓練

  3．多系統萎縮症（MSA） 148

   （1）摂食嚥下障害の主な病因 　（2）摂食嚥下障害の特徴
   （3）摂食嚥下障害の所見 　（4）評価，訓練

  4．多発性硬化症（MS） 149

   （1）摂食嚥下障害の主な病因 　（2）摂食嚥下障害の特徴
   （3）摂食嚥下障害の所見 　（4）評価，訓練

2）運動ニューロンの疾患 149

  1．筋萎縮性側索硬化症（ALS） 149

   （1）摂食嚥下障害の主な病因 　（2）摂食嚥下障害の特徴
   （3）摂食嚥下障害の所見 　（4）評価，訓練

3）末梢神経障害の疾患 151

  1．ギラン・バレー症候群（GBS） 151

   （1）摂食嚥下障害の主な病因 　（2）摂食嚥下障害の特徴
   （3）摂食嚥下障害の所見 　（4）評価，訓練

4）筋の障害 151

  1．デュシェンヌ型筋ジストロフィー（DMD） 151

   （1）摂食嚥下障害の主な病因 　（2）摂食嚥下障害の特徴
   （3）摂食嚥下障害の所見 　（4）評価，訓練

  2．筋強直性筋ジストロフィー（MD） 152

   （1）摂食嚥下障害の主な病因 　（2）摂食嚥下障害の特徴
   （3）摂食嚥下障害の所見 　（4）評価，訓練

  3．多発性筋炎（PM），皮膚筋炎（DM） 153

   （1）摂食嚥下障害の主な病因 　（2）摂食嚥下障害の特徴
   （3）摂食嚥下障害の所見 　（4）訓練・評価

4．重症筋無力症（MG） ·· 153
 （1）摂食嚥下障害の主な病因 （2）摂食嚥下障害の特徴
 （3）摂食嚥下障害の所見 （4）評価，訓練

3．自助具について 154

4．報告書 155

3. 頭頸部腫瘍に伴う摂食嚥下障害   （南都智紀）157

1．頭頸部癌の病態と治療 158

1）疫学 ·· 158

2）検査・診断 ·· 158

3）治療 ·· 158
 （1）外科的治療 （2）放射線治療 （3）がん薬物療法 （4）支持療法

2．頭頸部癌に対する摂食嚥下リハビリテーション 161

1）治療経過に応じた言語聴覚士の対応 ·· 161
 （1）治療開始前の対応 （2）手術後の対応
 （3）化学放射線療法前後の対応 （4）退院前，外来での対応

2）腫瘍部位別の摂食嚥下障害とその対応 ······································ 164
 （1）口唇癌 （2）頬粘膜癌 （3）舌癌 （4）下顎歯肉癌 （5）口底癌
 （6）上顎歯肉癌，硬口蓋癌，軟口蓋癌 （7）上咽頭癌 （8）中咽頭癌
 （9）下咽頭癌 （10）喉頭癌 （11）甲状腺癌

3．報告書 166

4. 認知症に伴う摂食嚥下障害   （佐藤豊展）169

1．認知症の基本概念 169
 （1）認知症とは （2）診断基準 （3）原因 （4）病型 （5）症状
 （6）病型別の認知症症状

2．認知症による摂食嚥下障害 171
 （1）認知症の病型と摂食嚥下障害の頻度 （2）認知症の症状進行と摂食嚥下障害との関連
 （3）病型別にみた摂食嚥下障害の初期症状

3．認知症患者に対する摂食嚥下障害の評価 172
 （1）情報の収集 （2）各種評価 （3）情報の分析・統合

4．認知症患者に対する摂食嚥下訓練 174

1）間接訓練 ·· 174

2）直接訓練（食事支援を含む） ··· 174
 （1）基本的な流れ （2）食事環境の設定

5．摂食嚥下訓練の実例―重度認知症患者に行った訓練の実際 176

6．報告書 177

xi

5. サルコペニアに伴う摂食嚥下障害　　（森　隆志）179

1. 基本情報　179

(1) 原因　　(2) 背景　　(3) 評価　　(4) 対応

2. 背景因子　179

1) サルコペニア ……………………………………………………………………… 179
(1) サルコペニアの概念　　(2) サルコペニアの診断フロー
(3) サルコペニアの評価項目　　(4) サルコペニアの原因
(5) サルコペニアへの対応方法

2) リハビリテーションにおける栄養療法と運動療法の併用効果 …………… 181

3) フレイルおよび関連する事象 ……………………………………………… 182
(1) フレイル　　(2) 老嚥　　(3) オーラルフレイル
(4) 背景因子とサルコペニアに伴う摂食嚥下障害の発症機序

3. 嚥下関連筋群のサルコペニア　183

1) 嚥下関連筋群の筋肉量 ……………………………………………………… 183
(1) 検査機器　　(2) 対象となる筋とその特徴

2) 嚥下関連筋群の筋力 ………………………………………………………… 184
(1) 検査機器　　(2) 検査項目とその特徴

4. 診断方法　184

5. 嚥下関連筋群のレジスタンストレーニング　185

6. 介入方針と関連因子　185

7. 言語聴覚士が行うリハビリテーション　186

8. 報告書　186

6. その他（精神疾患患者，呼吸器疾患患者）の摂食嚥下障害　（石山寿子）189

1. 精神疾患患者の摂食嚥下障害　189

1) 各種精神疾患の分類（病態別症状） ……………………………………… 189

2) 主な精神疾患の摂食嚥下障害 ……………………………………………… 190
(1) 統合失調症　　(2) 気分障害（うつ病）　　(3) 摂食障害　　(4) その他

3) 精神疾患患者にみられやすい薬剤の影響 ………………………………… 192

4) 精神疾患患者の食行動と嚥下機能評価 …………………………………… 193
(1) 精神症状とせん妄の鑑別　　(2) せん妄の症状と原因

5) 精神疾患患者への摂食嚥下リハビリテーション ………………………… 194
(1) 精神疾患患者への摂食嚥下リハビリテーションの実際　　(2) 栄養面の調整と介入

2. 呼吸器疾患患者の摂食嚥下障害　196

1) 慢性閉塞性肺疾患（COPD） ……………………………………………… 196

2) 薬剤の影響とその対応 ……………………………………………………… 197

3) 拘束性肺疾患 ………………………………………………………………… 197
　　確認Check! …………………………………………………………………… 198

第8章 栄養と栄養管理 ··················· 200

● 1. 言語聴覚士に求められる栄養の知識 　　　　　　　（永見慎輔）200
1）栄養療法における言語聴覚士の役割 ··················· 200
2）嚥下調整食を把握する ··················· 201
　（1）嚥下に適した食品物性の把握　　（2）嚥下調整食の提供についてのマネジメント
3）栄養補給法 ··················· 202
　（1）経口摂取の補助的手段としての経管栄養法　　（2）経腸栄養法
4）リハビリテーションと栄養療法の関連について ··················· 202
　（1）医原性サルコペニアの予防　　（2）レジスタンストレーニング

● 2. 嚥下調整食 　　　　　　　（上島順子）203
1）嚥下調整食とは ··················· 203
2）嚥下調整食に求められること ··················· 203
3）嚥下調整食の分類 ··················· 203
　（1）日本摂食嚥下リハビリテーション学会嚥下調整食分類2021
　（2）ユニバーサルデザインフード区分　　（3）特別用途食品「えん下困難者用食品」
　（4）スマイルケア食
4）嚥下調整食の名称の違い ··················· 206
5）日本と海外の嚥下調整食の違い ··················· 206
6）嚥下調整食の栄養強化 ··················· 206

● 3. 非経口栄養 　　　　　　　（國枝顕二郎）208
1）栄養投与経路 ··················· 208
2）経管栄養 ··················· 209
　（1）経鼻経管栄養　　（2）胃瘻　　（3）間歇的経管栄養法
3）栄養剤の種類 ··················· 210
4）静脈栄養 ··················· 211
　（1）末梢静脈栄養　　（2）中心静脈栄養

　✅ 確認Check! ··················· 211

第9章 臨床のあり方と留意点 ··················· 212

● 1. 摂食嚥下リハビリテーションにおけるリスク管理 　　　　　　　（中尾真理）212
1）摂食嚥下リハビリテーションに伴うリスク ··················· 212
2）リスクアセスメント ··················· 212
3）リスクマネジメント ··················· 213
　（1）誤嚥時の対応　　（2）吸引　　（3）嘔吐時の対応　　（4）窒息時の対応
　（5）窒息解除手技　　（6）感染管理

xiii

2. 摂食嚥下障害と倫理 　　　　　　　　　　　　　　　（國枝顕二郎）　217

1）摂食嚥下障害と臨床倫理 ………………………………………………………… 217
（1）ジレンマ　　（2）医学的事実と倫理的価値判断

2）倫理の4原則と4分割法 ………………………………………………………… 218
（1）倫理の4原則　　（2）4分割法

3）自己決定能力 ……………………………………………………………………… 219
（1）自己決定能力の評価　　（2）家族の判断

4）臨床倫理カンファレンス ………………………………………………………… 219

5）終末期と摂食嚥下障害 …………………………………………………………… 220

3. 多職種連携 　　　　　　　　　　　　　　　　　　　　　　（平田　文）　220

1）摂食嚥下リハビリテーションにおける多職種連携の必要性 ………………… 220
（1）摂食嚥下障害の特徴に起因するもの　　（2）摂食嚥下障害の特徴に起因しないもの

2）連携する専門職種 ………………………………………………………………… 221
（1）医師　　（2）歯科医師　　（3）看護師　　（4）管理栄養士／栄養士
（5）歯科衛生士　　（6）介護福祉士／介護士　　（7）理学療法士
（8）作業療法士　　（9）薬剤師　　（10）診療放射線技師　　（11）教員／保育士

3）チームアプローチの形態 ………………………………………………………… 222

4）情報共有と多職種連携のコツ …………………………………………………… 223
（1）情報共有の方法——ケースカンファレンス　　（2）電子カルテの活用
（3）多職種連携　　（4）多職種連携のコツ

4. 摂食嚥下リハビリテーション領域における遠隔医療 　（大森史隆）　224

1）遠隔医療の概要 …………………………………………………………………… 224

2）摂食嚥下領域における遠隔医療 ………………………………………………… 224
（1）遠隔医療の現状　　（2）遠隔環境の設定　　（3）遠隔評価・リハビリテーション
（4）今後の展望と課題

　　　確認Check! ………………………………………………………………………… 227

Column　「弧発的咽頭嚥下」 ………………………………………………（稲本陽子）　35
Column　「嚥下のバーチャルリアリティー」 ……………………………（上羽瑠美）　69

付録 …………………………………………………………………………………………… 228

索引 …………………………………………………………………………………………… 231

最新 言語聴覚学講座

摂食嚥下障害学

第1章　摂食嚥下器官の解剖と神経
第2章　摂食嚥下の生理と嚥下モデル
第3章　摂食嚥下の年齢的変化
第4章　摂食嚥下の評価
第5章　摂食嚥下障害
第6章　摂食嚥下障害のリハビリテーション
第7章　疾患や病態に合わせたリハビリテーション
第8章　栄養と栄養管理
第9章　臨床のあり方と留意点

第1章

摂食嚥下器官の解剖と神経

学習のねらい

- 摂食嚥下器官の名称と構造を理解する．
- 摂食嚥下の神経機構を理解する．
- 嚥下と咀嚼，咳，呼吸の関係を理解する．
- 摂食嚥下器官の多くは発声発語器官であることを理解する．

章の概要

- 摂食嚥下に関係する解剖と神経機構を中心に解説した．
- 摂食嚥下は咀嚼，咳，呼吸とも関係が深く，特にパターン形成器（発生器）（CPG）の概念を理解することは大切である．また，摂食嚥下は発声発語と多くの器官を共有する点も大きな特徴である．

主な摂食嚥下器官と嚥下，咳，咀嚼，呼吸の神経機構

主な摂食嚥下器官	口腔：口唇，頬，歯，舌，口蓋，下顎骨，咀嚼筋，唾液腺 咽頭：上咽頭，中咽頭，下咽頭，咽頭収縮筋 喉頭：軟骨，内喉頭筋，外喉頭筋 食道：上部食道括約筋，下部食道括約筋
嚥下，咳，咀嚼，呼吸の神経機構	感覚と運動の神経支配，発生学的な特色，CPGの重要性

1. 摂食嚥下器官の解剖

1 口腔（図1-1）

　口腔は食物を味わい，咀嚼により食塊を形成する場であり，加えて，呼吸や発声時の構音などの役割も担っている．中心に舌があり，前方に**口唇**，側方に頬，上方に口蓋，下方に口腔底があり，口唇・頬と舌・口腔底の間に歯列が並んでいる．後方は咽頭に接続し，口腔と咽頭の境界は口峡（部）と呼ばれる．表面を覆う粘膜は機械的刺激に強い重層扁平上皮である．歯列より内側は固有口腔，歯列と口唇・頬の間は口腔前庭として区別される．

　摂食嚥下には，下顎や咀嚼筋，唾液腺など多くの器官や部位が関与している．

(1) 口唇

　口唇は口腔の入口であり，口裂を挟んで**上唇**と**下唇**からなる（**図1-2**）．外側は皮膚，内側は粘膜で覆われ，移行部は赤唇部となっている．多数の**表情筋（顔面筋）**が口唇の自在な動きに寄与しており，口唇を取り囲む**口輪筋**は口唇を閉鎖したり，尖らせたりする（**図1-2**）．口唇の感覚は三叉神経，表情筋の運動は顔面神経の支配である．

(2) 頬

　頬は口腔の側壁をつくる部位であり，口唇から移行した粘膜の下層に**頬筋**が存在

つながる知識

【口唇の範囲】
口唇といえば赤唇部をイメージしている人も多いと思うが，解剖学的には，上は外鼻の下端まで，下はオトガイ唇溝（下唇の下のくぼんだ部分），外側は鼻唇溝（頬と境界のくぼんだところ）までが口唇にあたる．赤唇部以外の皮膚の部分を白唇部と呼ぶ．

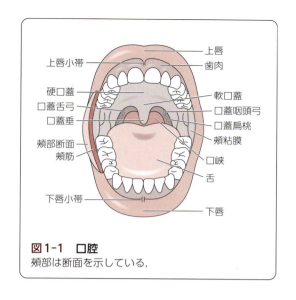

図1-1 口腔
頬部は断面を示している．

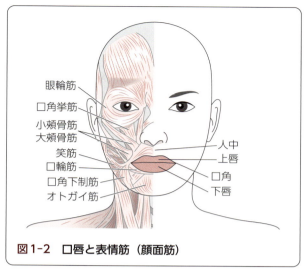

図1-2 口唇と表情筋（顔面筋）

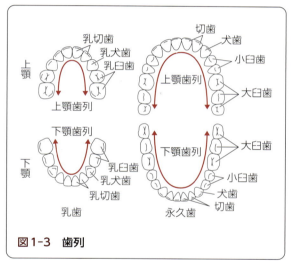

図1-3 歯列

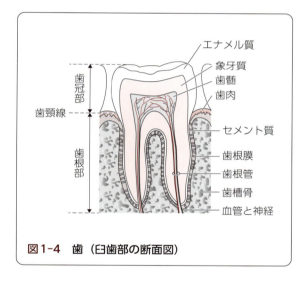

図1-4 歯（臼歯部の断面図）

する（図1-1）．咀嚼時に緊張することにより，食物が歯列上に保持され口腔前庭にこぼれないようにしている．頬粘膜の感覚は三叉神経，頬筋の運動は顔面神経による．上顎第二大臼歯の対岸に耳下腺管（ステノン管）の開口部がある．

(3) 歯

歯は食物を咬断するための前歯（切歯と犬歯）と，臼磨するための臼歯（小臼歯，大臼歯）からなる．乳歯は生後8〜9か月頃に下顎乳中切歯から萌出し，3歳頃までに20本が生え揃う．また，6歳頃から脱落が始まり，徐々に永久歯に置き換わる．永久歯は切歯が8本（上下左右に2本ずつ），犬歯が4本（同1本ずつ），小臼歯が8本（同2本ずつ），大臼歯が12本（同3本ずつ，智歯を含む）あり，合計32本である（図1-3）．

歯は神経と血管に富む**歯髄**と，周囲を覆う**象牙質**，**エナメル質**，**セメント質**から構成されている（図1-4）．歯根は顎骨の歯槽に入り，歯根膜を介して顎骨と結合し

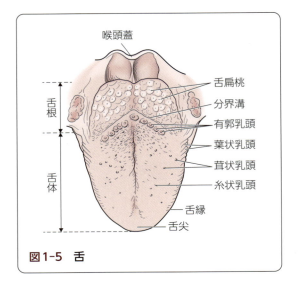

図1-5 舌

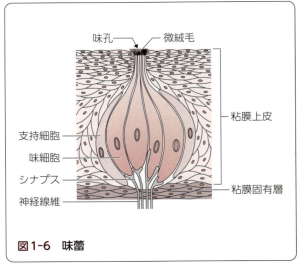

図1-6 味蕾

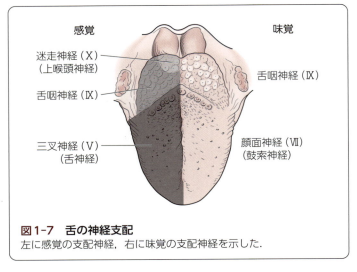

図1-7 舌の神経支配
左に感覚の支配神経，右に味覚の支配神経を示した．

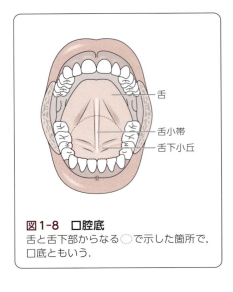

図1-8 口腔底
舌と舌下部からなる◯で示した箇所で，口底ともいう．

ている．歯根膜は咀嚼時のクッションの役割を果たす他，感覚受容器により咀嚼している食塊の硬さを中枢にフィードバックし，咀嚼筋の活動を調節している．歯の感覚は三叉神経支配である．

(4) 舌

舌は口腔の中心にある筋性の器官であり，分界溝を境に**舌体**（前方約2/3），**舌根**に分けられる（図1-5）．舌根は解剖学的に中咽頭に分類される．舌の前端部は**舌尖**，上面は**舌背**，側面は**舌縁**と呼ばれる．リハビリテーション分野においては，舌を前後に分けて前舌・奥舌と呼ぶこともあるが，解剖学的用語ではなく，明確な境界線はない．舌背には茸状乳頭，糸状乳頭，有郭乳頭，舌縁には葉状乳頭があり，糸状乳頭を除いた乳頭には味覚受容体のある**味蕾**（図1-6）が存在する．舌体の感覚は三叉神経の分枝である舌神経，味覚は顔面神経の分枝である**鼓索神経**，舌根の感覚・味覚は主に**舌咽神経**の支配によるが，舌根の中央付近に迷走神経の分枝であ

> **キーワード**
> 【鼓索神経】
> 側頭骨の顔面神経管内を走行する顔面神経から枝分かれし，中耳の鼓室内を通って側頭下窩で舌神経と合流する神経であり，中耳手術での損傷や顔面神経麻痺において味覚障害を生じる．

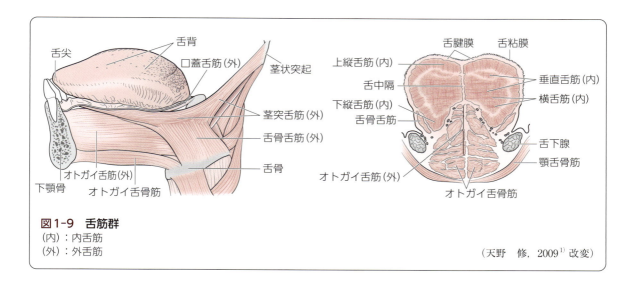

図 1-9　舌筋群
(内)：内舌筋
(外)：外舌筋

(天野　修, 2009[1] 改変)

表 1-1　内舌筋の作用と支配神経

筋の名称	作用	支配神経
上縦舌筋	舌の短縮・上方への屈曲	舌下神経
下縦舌筋	舌の短縮・下方への屈曲	
横舌筋	舌の伸長（細くする）	
垂直舌筋	舌の平坦化	

表 1-2　外舌筋の作用と支配神経

筋の名称	作用	支配神経
オトガイ舌筋	舌の前方突出	舌下神経
舌骨舌筋	舌の後下方への牽引	
茎突舌筋	舌の側面挙上・陥凹	
口蓋舌筋（外舌筋にも含まれる）	舌根の挙上，口峡の狭小化	咽頭神経叢

つながる知識

【顎下腺管（ワルトン管）】
唾液が分泌される管で，舌小帯の両側にある．

【咽頭神経叢】
叢は"くさむら"という意味であり，舌咽神経，迷走神経の運動および知覚神経線維，上頸神経節からの交感神経線維で構成されている．運動神経線維は迷走神経の咽頭枝のみに由来するため，咽頭神経叢支配の筋を「迷走神経咽頭枝」とする文献もある．

る上喉頭神経が分布している（図 1-7）．

固有口腔の底部は口腔底と呼ばれ，舌下小丘には舌小帯をはさんで一対の顎下腺管（ワルトン管）が開口している（図 1-8）．

舌の主体をなす舌筋群には自在に舌を変形させる内舌筋と，舌の位置を変える外舌筋があり，咀嚼や嚥下，構音などにおいて協調して様々な役割を果たす．前者は上縦舌筋，下縦舌筋，横舌筋，垂直舌筋，後者はオトガイ舌筋，舌骨舌筋，茎突舌筋，口蓋舌筋である（図 1-9，表 1-1，2）．舌筋群は，口蓋舌筋以外は舌下神経支配である．

(5) 口蓋

口蓋は上顎骨，口蓋骨の骨板で鼻腔を隔てる硬口蓋と，筋組織と腱膜からなり可動性に富む軟口蓋から構成されている（図 1-10）．表面は厚い粘膜に被覆されている．解剖学的に軟口蓋は咽頭に分類される．

軟口蓋の運動は，口蓋帆挙筋，口蓋帆張筋，口蓋垂筋，口蓋舌筋，口蓋咽頭筋により遂行される（図 1-11，表 1-3）．軟口蓋の大部分を占める口蓋帆挙筋は，収縮することにより軟口蓋を挙上させ鼻咽腔を閉鎖する．口蓋帆張筋は軟口蓋を緊張させて他の口蓋筋の働きを補助する他，耳管を開放する．三叉神経支配である口蓋帆張筋を除き，迷走神経と舌咽神経からなる咽頭神経叢支配である．

(6) 下顎骨，咀嚼筋

下顎骨は上顎骨と対をなし，U字型の下顎体と両側の下顎枝からなる．下顎枝の

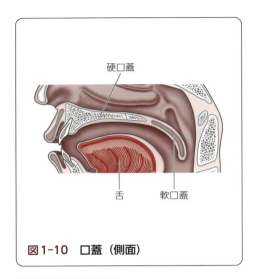

図1-10 口蓋（側面）

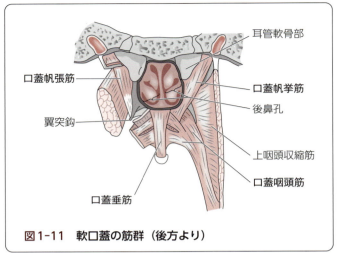

図1-11 軟口蓋の筋群（後方より）

> **国試によく出る**
> 【口蓋帆張筋の支配神経】
> 軟口蓋の筋群のうち，口蓋帆張筋は三叉神経支配で，その他は咽頭神経叢支配である．国試でよく問われるので覚えておこう．

> **つながる知識**
> 【顎二腹筋】
> 前腹と後腹は発生学的な由来が異なり，支配神経や役割も異なる．両者を結ぶ中間腱は舌骨の外側面に固定されている．

> 【唾液の役割】
> 口腔の湿潤を保ち，咀嚼・嚥下を容易にする「湿潤作用」，アミラーゼによりでんぷんを分解する「消化作用」，リゾチームなどによる「殺菌・抗菌作用」，口腔内を中性〜弱アルカリ性に保つ「緩衝作用」，粘膜を機械的刺激より保護する「保護作用」，味物質を溶解し味蕾との結合を助ける「味覚の補助」，体内不要物を排泄する「排泄作用」など，唾液には多くの役割がある．

表1-3 軟口蓋の筋群の作用と支配神経

筋の名称	作用	支配神経
口蓋帆張筋	軟口蓋の緊張，耳管の開放	三叉神経
口蓋帆挙筋	軟口蓋の挙上，鼻咽腔の閉鎖	咽頭神経叢
口蓋垂筋	口蓋垂の短縮	
口蓋舌筋（外舌筋にも含まれる）	軟口蓋の引き下げ，口峡の狭小化	
口蓋咽頭筋（咽頭収縮筋にも含まれる）	咽頭の挙上，口峡の狭小化	

関節突起は顎関節を介して側頭骨と接続している．下顎の運動は，閉口筋（狭義の咀嚼筋）である咬筋，側頭筋，外側翼突筋，内側翼突筋と（図1-12，表1-4），開口筋であるオトガイ舌骨筋，顎舌骨筋，顎二腹筋前腹などにより遂行される．開口筋は舌骨上筋群を構成する筋であり（図1-13，表1-5），嚥下時は下顎が固定され，舌骨を前方に牽引する．閉口筋のすべてと顎舌骨筋，顎二腹筋前腹の運動は三叉神経，オトガイ舌骨筋のみが舌下神経に支配されている．

(7) 唾液腺

唾液腺は**大唾液腺**と**小唾液腺**に分類される．大唾液腺には**耳下腺**，**顎下腺**，**舌下腺**があり（図1-14），小唾液腺は口唇や頬，口蓋，舌など口腔内の粘膜に広く分布している．唾液腺の唾液分泌はすべて交感神経と副交感神経の二重支配を受けている．耳前部から耳下部にかけて存在する耳下腺は水のようなさらさらした唾液を分泌する漿液腺であり，安静時には約30％の唾液が分泌される．顎下三角に存在する顎下腺は漿液腺と，粘稠な唾液を分泌する粘液腺の混合腺であり，安静時には約60％の唾液が分泌される．舌下腺も混合腺であるが，粘液腺の割合が多く，安静時分泌量は約5％である．

唾液は1日に1〜1.5L分泌され，湿潤作用の他，消化作用（アミラーゼ），殺菌作用（リゾチーム），緩衝作用（pHを中和），味覚の補助など多くの機能を有する．

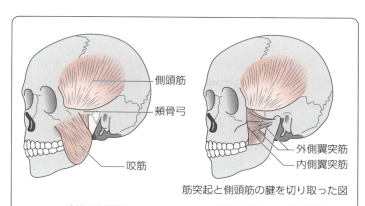

図1-12 咀嚼筋群
a：咬筋と側頭筋
b：外側翼突筋と内側翼突筋
筋突起と側頭筋の腱を切り取った図

表1-4 咀嚼筋群の作用と支配神経

筋の名称	作用	支配神経
咬筋	下顎骨の挙上（閉口）	三叉神経
側頭筋	下顎骨の挙上（閉口） 下顎骨の後方への牽引	
外側翼突筋	下顎骨の前方突出 下顎骨の側方運動	
内側翼突筋	下顎骨の挙上（閉口）	

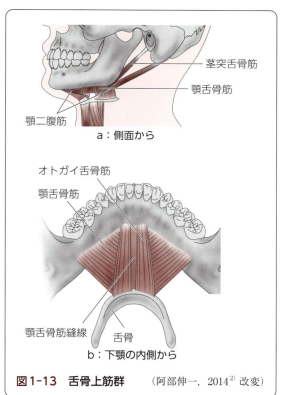

図1-13 舌骨上筋群 （阿部伸一，2014[2] 改変）

表1-5 舌骨上筋群の作用と支配神経

筋の名称	作用	支配神経
顎舌骨筋	舌骨の前上方運動（嚥下時） 下顎骨の下方運動（開口） 下顎骨の側方運動	三叉神経
顎二腹筋（前腹）	舌骨の前上方運動（嚥下時） 下顎骨の下方運動（開口）	
顎二腹筋（後腹）	舌骨の後上方運動（嚥下時)	顔面神経
茎突舌骨筋		
オトガイ舌骨筋	舌骨の前上方運動（嚥下時） 下顎骨の下方運動（開口）	舌下神経

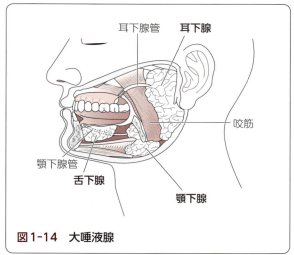

図1-14 大唾液腺

1．摂食嚥下器官の解剖　7

2 咽頭

咽頭は鼻腔・口腔と喉頭・食道の間にある管腔臓器であり，気道であると同時に消化管の一部でもある．解剖学的に，軟口蓋，喉頭蓋谷を境として，上・中・下咽頭に区分される（図1-15）．重層扁平上皮である咽頭粘膜を覆う筋には，内層を縦走する茎突咽頭筋，耳管咽頭筋，口蓋咽頭筋，外層を横走する**上咽頭収縮筋**，**中咽頭収縮筋**，下咽頭収縮筋がある（図1-16，表1-6）．

上咽頭収縮筋は翼突突起や横舌筋など複数の部位，中咽頭収縮筋は舌骨を起始部として，咽頭後壁の咽頭縫線で停止し，収縮により咽頭内腔を狭める．下咽頭収縮筋は**甲状咽頭筋**と**輪状咽頭筋**から構成されるが，全く異なる機能を有することから，甲状咽頭筋のみを下咽頭収縮筋とし，輪状咽頭筋を下咽頭収縮筋に含めずに咽頭収縮筋を分類する研究者もいる．甲状咽頭筋は甲状軟骨後縁付近を起始部とし，上・中咽頭収縮筋と同様に嚥下時に収縮する．輪状咽頭筋は輪状軟骨の左右側壁を起始部として扇状に広がり，食道入口部の周囲を走行している．横部と斜部があり，横部では咽頭縫線がなく，斜部は甲状咽頭筋との境界が不明瞭である．輪状咽頭筋は**上部食道括約筋**（upper esophageal sphincter：UES）とも呼ばれ，安静時は持続的

> **国試によく出る**
> 【嚥下時に働く咽頭筋】
> 嚥下時に「輪状咽頭筋」は弛緩して食塊を通過させ，「上咽頭収縮筋」「中咽頭収縮筋」，「甲状咽頭筋」は収縮して食塊を押し出す．

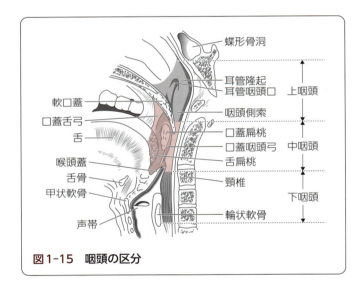

図1-15　咽頭の区分

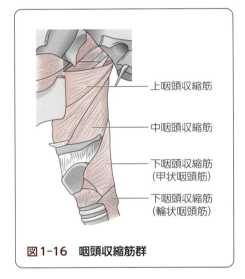

図1-16　咽頭収縮筋群

表1-6　咽頭筋群の作用と支配神経

筋の名称	作用	支配神経
茎突咽頭筋	咽頭の挙上・短縮（嚥下時）	舌咽神経
耳管咽頭筋		咽頭神経叢
口蓋咽頭筋 （軟口蓋筋群にも含まれる）		
上咽頭収縮筋	咽頭の収縮（嚥下時）	
中咽頭収縮筋		
下咽頭収縮筋 （甲状咽頭筋）		
下咽頭収縮筋 （輪状咽頭筋）	食道内への空気流入防止 咽頭への食道内容物の逆流防止（嚥下時は弛緩）	

に収縮して内圧を高め，胃への空気流入や食道内容物の逆流を防いでいる．嚥下時は喉頭挙上と同期して弛緩し，食塊の通過を助ける．舌咽神経支配である茎突咽頭筋以外の筋は咽頭神経叢支配である．中・下咽頭の感覚は舌咽神経と上喉頭神経による．

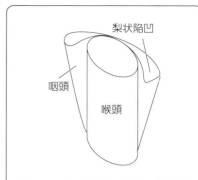

図1-17 下喉頭と咽頭の位置関係（模式図）
下咽頭は，安静時は前方から喉頭に押しつぶされたような形態をしており，両側の見掛け上のくぼみが梨状陥凹である．

(1) 上咽頭

上咽頭は咽頭腔のうち，軟口蓋より上方の領域であり，耳管咽頭口，耳管隆起，咽頭扁桃（別名アデノイド）などが存在する．前方では鼻腔と接続している．嚥下時には軟口蓋の高さの後壁にパッサーヴァン（Passavant）隆起と呼ばれる咽頭収縮筋による粘膜隆起が出現して鼻咽腔閉鎖を補助する．

(2) 中咽頭

中咽頭は咽頭腔のうち，上方が軟口蓋，下方が喉頭蓋の高さまでの領域であり，側方の<u>口蓋扁桃</u>・咽頭側索，後方の咽頭粘膜，前方の舌根が含まれる．前方の口蓋弓（口蓋舌弓）の粘膜下には口蓋舌筋が走行し，後方の口蓋弓（口蓋咽頭弓）の粘膜下には口蓋咽頭筋が走行しており，嚥下時の口峡閉鎖を助ける．喉頭蓋と舌根の間の陥凹は喉頭蓋谷と呼ばれ，食塊が集積・通過する場所となっている．嚥下時は舌根が後方に動くとともに咽頭収縮筋が収縮して，咽頭腔を狭める．

(3) 下咽頭

下咽頭は咽頭腔のうち，上方が喉頭蓋谷の高さ，下方が梨状陥凹（梨状窩）の高さまでの領域であり，前方で喉頭，下方で食道に接続している．安静時は前方から喉頭に押しつぶされたような形態をしており（**図1-17**），両側の見掛け上のくぼみが梨状陥凹である．嚥下時は喉頭が前上方に移動することにより管腔状の形態となり，食塊の通過後に咽頭収縮筋の収縮により内腔が狭まる．

3 喉頭

喉頭は咽頭と気管を結ぶ管腔臓器であり，呼吸路の他，声帯という弁状構造により，音声や嚥下時の気道防御という役割を担っている．舌骨や咽頭から筋と靭帯で牽引されており，可動性に富む．成人では第4～5頸椎の高さに存在するが，加齢により徐々に下垂する．

喉頭内腔を覆う粘膜は声帯膜様部と仮声帯・喉頭蓋の一部は重層扁平上皮からなるが，その他の部位は気管や鼻腔と同じ気道系の粘膜にみられる多列線毛上皮からなる．声帯膜様部を除いた広範囲の粘膜には喉頭腺が存在し，粘膜を湿潤させている．

楯状の甲状軟骨と環状の輪状軟骨が喉頭の基本的な構造をつくっており，両者は輪状甲状関節を介して接続している．一対の<u>披裂軟骨</u>が輪状披裂関節を介して輪状

つながる知識

【口蓋扁桃などを取り囲むワルダイエル咽頭輪】

口蓋扁桃の他，口蓋垂の後ろにある咽頭扁桃，舌根部にある舌扁桃など咽頭を取り囲むリンパ組織（図の点線部）はワルダイエル咽頭輪と呼ばれ，免疫機構の最初の砦とされている．

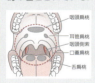

【披裂軟骨の組織学的特徴】

披裂軟骨は声帯運動において重要な役割を果たしており，大部分が硬い硝子軟骨でできているが，発声時・嚥下時に声帯が内方に移動したときに接触する声帯突起付近は弾性軟骨でできている．両軟骨は軟骨細胞でつくられているが，弾性軟骨では細胞間に線維が多く，結合が緩くなっている．

1．摂食嚥下器官の解剖　9

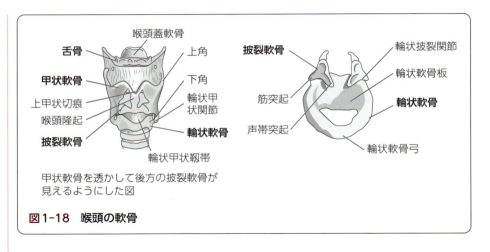

図 1-18 喉頭の軟骨

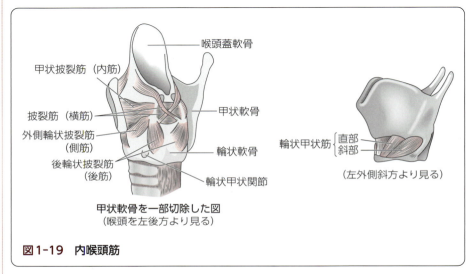

図 1-19 内喉頭筋

表 1-7　内喉頭筋の作用と支配神経

筋の名称	作用	支配神経
甲状披裂筋	声帯の内方移動・声門閉鎖（発声時，嚥下時，咳時）	反回神経（迷走神経の分枝）
外側輪状披裂筋		
披裂筋		
後輪状披裂筋	声帯の外方移動・声門開大（吸気時）	
輪状甲状筋	声帯の伸長（高音発声時）	上喉頭神経（迷走神経の分枝）

> **国試によく出る**
> 【内喉頭筋の作用】
> 吸気時に声帯を外方に移動して声門を開くのは「後輪状披裂筋」のみであり，発声時や嚥下時に声帯を内方に移動して声門を閉じるのは「外側輪状披裂筋」「甲状披裂筋」「披裂筋」の3種がある．声帯は目的に応じて様々な閉じ方をする必要があるため，声帯を内方に移動する方法が異なる3種の筋肉がある．

軟骨後板上に乗っており，声帯運動に寄与している．甲状軟骨正中の内側面には，靱帯を介して喉頭蓋軟骨が付着している（図 1-18）．喉頭蓋軟骨と披裂軟骨の内側部（発声時に接触する部位）は弾力のある弾性軟骨であるが，その他は比較的硬い硝子軟骨である．

　喉頭の筋には声帯運動に関与する<u>内喉頭筋</u>（図 1-19，表 1-7）と，喉頭自体の運動に関与する外喉頭筋がある．内喉頭筋は声帯の内方移動により声門を閉鎖させ

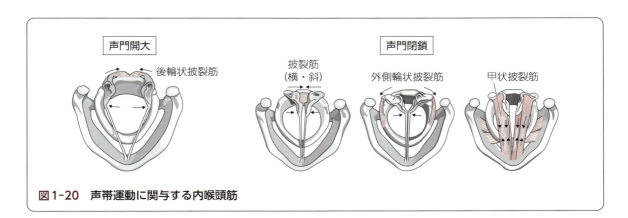

図1-20 声帯運動に関与する内喉頭筋

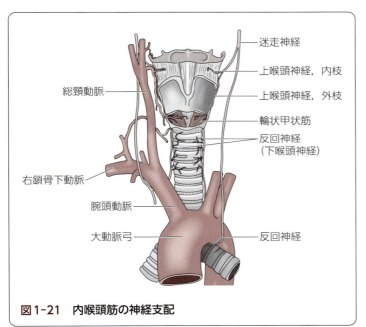

図1-21 内喉頭筋の神経支配

表1-8 舌骨下筋群の作用と支配神経

筋の名称	作用	支配神経
胸骨舌骨筋	舌骨の下方牽引	頸神経ワナ (C1-3)
胸骨甲状筋	舌骨の下方牽引	頸神経ワナ (C1-3)
甲状舌骨筋*	甲状軟骨と舌骨の接近 (嚥下時)	頸神経 (C1)
肩甲舌骨筋	舌骨の下方牽引	頸神経ワナ (C1-3)

*甲状舌骨筋の支配神経は頸神経 (C1-2)，頸神経ワナ (C1-3) とする文献もある．

キーワード

【頸神経ワナ】
脊髄神経 C1, C2, C3 が接続し，輪状になった神経の部分のこと．ワナとは輪状や弓状を呈する解剖学的構造を示す名称で，取っ手とか柄という意味をもつラテン語に由来する ansa という英語の翻訳で，漢字で書くと「輪奈」となるが，通常カタカナで「ワナ」と書く．

る甲状披裂筋，外側輪状披裂筋，披裂筋，声帯の外方移動により声門を開大させる後輪状披裂筋，声帯を伸長させる輪状甲状筋がある．3種の声門閉鎖筋がバランスを取りながら，発声や嚥下，息こらえなどにおける声門閉鎖の方法や力加減を調節している (図1-20)．迷走神経の分枝である上喉頭神経外枝の支配である輪状甲状筋を除き，同じ迷走神経の分枝である反回神経支配である．上喉頭神経の内枝は甲状舌骨間より喉頭内に入り，喉頭の感覚を支配している．外喉頭筋には**甲状舌骨筋**，**胸骨甲状筋**，**胸骨舌骨筋**，**肩甲舌骨筋**があり，甲状舌骨筋は嚥下時に収縮し，喉頭と舌骨を接近させるが，その他の筋は舌骨と喉頭の下制筋であり，嚥下後に両者を引き下げる (図1-21，表1-8)．甲状舌骨筋は頸神経 (C1)，その他の外喉頭筋は**頸神経ワナ** (C1-C3) の支配である．

舌骨も下顎骨や頭蓋底，咽頭から牽引されており，下顎骨とは舌下神経支配のオトガイ舌骨筋，三叉神経支配の顎舌骨筋，顎二腹筋前腹，頭蓋底とは顔面神経支配の顎二腹筋後腹，茎突舌骨筋，咽頭とは咽頭神経叢支配の中咽頭収縮筋を介して接

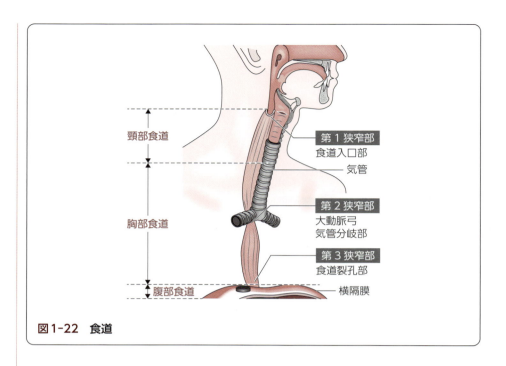

図1-22　食道

続している．嚥下反射惹起後，甲状舌骨筋の収縮により一体化した喉頭と舌骨は，オトガイ舌骨筋や顎二腹筋などの舌骨上筋群の働きにより前上方に移動する．

4 食道

食道は咽頭と胃を結ぶ約25 cm（成人）の管腔臓器であり，重層扁平上皮である粘膜と，周囲を取り囲む筋層を基本構造とする．上端の食道入口部では**UES**，下端の食道胃接合部では**下部食道括約筋**（lower esophageal sphincter：LES）が収縮し，逆流を防止している．**頸部食道・胸部食道・腹部食道**の3つに区分され，食道入口部，気管分岐部，横隔膜の食道裂孔部で生理的な狭窄部がある（**図1-22**）．

食道筋は粘膜の周囲を輪状に走行する内輪筋と，上下方向に走行する外縦筋の2層構造となっており，上部は横紋筋，中・下部は平滑筋である．内輪筋と外縦筋の間にはアウエルバッハ（Auerbach）神経叢と呼ばれる筋層間神経叢があり，食道筋の運動調節に関与している．迷走神経（副交感神経）と交感神経が分布しており，前者は蠕動運動や食道腺の分泌に関与している．

文献
1) 天野　修：頭頸部の内臓　消化器系．口腔解剖学（脇田　稔，山下康雄監修）．医歯薬出版，2009.
2) 阿部伸一：基本のきほん　摂食嚥下の機能解剖．医歯薬出版，2014.

（二藤隆春）

2. 嚥下の神経機構

1 はじめに

摂食・嚥下時には中枢神経，末梢神経含め多くの神経が複雑に関与しながら嚥下関連筋の連続的な一連の活動によって嚥下運動が生成，制御される．嚥下は基本的に口腔期，咽頭期，食道期の3期に分類されるが，咽頭期嚥下では多くの嚥下関連筋の連続的で緻密に制御された運動により誤嚥せず食物が食道へ輸送される．咽頭期，食道期は不随意運動であり，無意識にこの複雑な制御を行い，かつ毎回，食形態にかかわらず誤嚥せずに嚥下を可能とするために，その複雑な運動は脳内の神経ネットワークでプログラム化されている．この神経ネットワーク機構を嚥下のパターン形成器（発生器）またはセントラルパターンジェネレーター（central pattern generator：CPG：図1-23）という[1]．本稿では嚥下CPGのしくみを中心に，嚥下のメカニズムについて解説する．

2 嚥下運動と咽頭期嚥下の惹起

「摂食」「嚥下」は複数の過程を経て，食物が口腔から咽頭・食道を通って胃へ運

> **ここが重要**
> 【3期モデル】
> 狭義の意味での嚥下は，口腔期，咽頭期，食道期の3期である．

> **ここが重要**
> 【嚥下CPG】
> いわゆるall or none のシステムと考えられており，いったん起こると一連のパターン運動が駆動される．いわゆる反射性運動とは異なる．

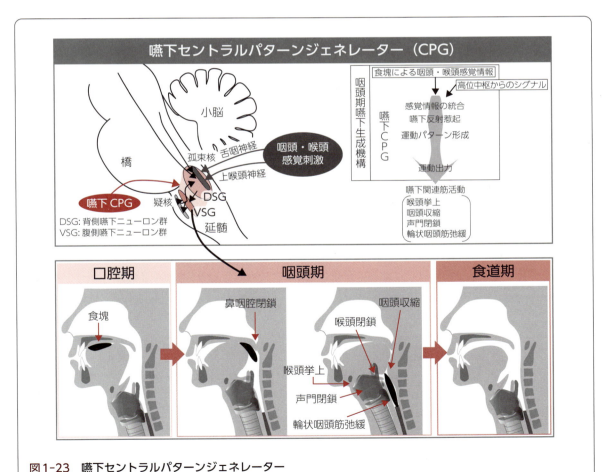

図1-23 嚥下セントラルパターンジェネレーター

ばれる振る舞いで，食形態や「食べ方」によって様々なモデルが提唱されている．最も汎用されているのは摂食・嚥下の5段階である．食物を認知する先行期，咀嚼，食塊形成に重要な口腔準備期，食塊を咽頭へ送り込む口腔期，咽頭から食道へ輸送する咽頭期，食道蠕動により胃へ輸送する食道期がある（⇒ 29頁「図2-3」）.

その他，口腔内の輸送，食塊形成から咽頭輸送など咀嚼を含めた一連の過程を示したプロセスモデルなどもある．詳細は別項を参照されたい（⇒ 29頁「図2-3」）.摂食・嚥下の5段階，プロセスモデルのいずれの様式でも口腔から咽頭へ食塊が運ばれることで咽頭期嚥下が惹起される．このとき，咽頭，喉頭に食塊による様々な感覚刺激が求心性インパルスとなって脳に伝えられる．この伝達情報がある一定の閾値に達すると咽頭期嚥下が惹起される.

> **📖 ここが重要**
> 【嚥下の惹起】
> 嚥下を惹起させるためには末梢側の感覚刺激が必須である．意思のみで咽頭期嚥下を起こすことはできない.

3 咽頭・喉頭の感覚

食塊による咽頭・喉頭への感覚刺激は主に舌咽神経，上喉頭神経内枝から中枢へ伝達されていく．この感覚は内臓感覚であり，皮膚感覚のような体部位再現，2点弁別能には乏しく，曖昧な感覚として認識される．この感覚入力はまず延髄の孤束核という領域に伝達される[2]．この情報は嚥下を惹起するために孤束核内あるいはその周囲の領域に情報を伝達する一方で，高位中枢へも情報を伝達し，一部は一次体性感覚野に到達する[3].

4 嚥下のパターン形成器（CPG）（図1-23参照）

（1）嚥下CPGのメカニズム

咽頭・喉頭からの食塊による求心性インパルスが一定の閾値を超えると嚥下CPGが活性化し，嚥下運動パターンが形成される．オトガイ舌骨筋などの舌骨上筋群および甲状舌骨筋の収縮により喉頭が前上方に挙上し（喉頭挙上），喉頭蓋が翻転し喉頭が閉鎖する．また鼻咽腔閉鎖に加え，中咽頭収縮筋，甲状咽頭筋（下咽頭収縮筋）が連続的に収縮し，輪状咽頭筋（下咽頭収縮筋）が弛緩することで咽頭から食道へ食塊を送り込む．その際に声門は閉鎖する．これらの運動を順番にタイミングよく，しかも左右対称に同期して起こすために，嚥下パターンを形成する複雑な神経ネットワークが存在している．この神経ネットワークを嚥下CPGと呼ぶ[1,4,5].

> **📖 ここが重要**
> 【声門の閉鎖】
> 嚥下時には声帯が内転し声門が閉鎖するが，内喉頭筋が活動する前にわずかに弛緩が起こる．つまり，生理的には声門は嚥下中閉鎖し続けることは困難である.

（2）嚥下CPGの解剖

嚥下CPGは延髄に存在しているといわれている．大きく2つのニューロン群に分類され，1つは孤束核およびその近傍に存在する背側嚥下ニューロン群（dorsal swallowing group：DSG），もう1つは疑核の付近に存在する腹側嚥下ニューロン群（ventral swallowing group：VSG）である．ニューロンの機能別に分類すると，嚥下惹起に必要な咽頭・喉頭感覚を伝達するためのニューロン，運動パターンを形成するニューロン，各運動を出力するニューロンに大きく分類される[4,6]．いずれにせよ，延髄で基本的な嚥下運動パターン形成が行われる.

（3）嚥下CPGの機能

嚥下CPGで形成される嚥下パターン運動は再現性が高く，その基本パターンは食塊の性状や量にかかわらず一定である．どのような食形態であろうと，一定の運動パターンを出力することは誤嚥を防ぐメカニズムとして重要である．逆にいえば意

図的に咽頭期嚥下に介入することは困難であるといえる．一方では，延髄より高位の中枢から興奮あるいは抑制性シグナルを受けることで，嚥下 CPG の活動閾値は変化し，嚥下反射の惹起性を調節していると考えられている．例えば，咀嚼嚥下では一見嚥下開始が遅れているようにみえることがあるが，生理的な嚥下惹起性の調節の範囲内と考えられる．どのような摂食様式でも一度咽頭期嚥下が惹起されると基本的に一定のパターン運動として出力される．一方，咽頭期嚥下の運動出力は嚥下を惹起する様々な食塊の刺激によって修飾を受ける．これは咽頭・喉頭の感覚刺激による嚥下 CPG における感覚フィードバック制御によって，運動強度が修飾されることによる[7,8]．

5 嚥下障害の病態生理[9]

嚥下 CPG の機能に基づくと，咽頭期嚥下障害は嚥下反射の惹起性，咽頭クリアランスの障害に大きく分類される[10]．嚥下機能評価時には嚥下動態を解析し，それぞれがどの程度障害されているのかを評価する必要がある．嚥下反射の惹起遅延は様々な要因によって起こる．嚥下 CPG 障害が原因となるもの，延髄より高位中枢の障害が原因となるもの，末梢神経や組織，器官の障害が原因となるものに大きく分けられる．

6 嚥下圧の生じる原理，輪状咽頭筋弛緩の生理的役割

嚥下時には咽頭腔に強い陽圧が生じ，食塊を食道へ輸送する．この圧力を嚥下圧と呼ぶが，その詳細は別項を参照されたい（⇒ 25 頁「③咽頭収縮」）．嚥下圧を高く保つことが，食塊輸送の駆動力となるが，十分な嚥下圧を形成するためには舌根，軟口蓋，咽頭運動などにより口腔，上咽頭と中・下咽頭を遮断し，喉頭閉鎖に加え，声門が閉鎖することが重要である．また，咽頭収縮筋による咽頭収縮に加え，輪状咽頭筋弛緩が適切なタイミングで生じることで嚥下圧を食塊の食道への輸送力として利用できる．このとき，咽頭麻痺などによる咽頭収縮低下だけでなく，鼻咽腔閉鎖不全，声帯麻痺などで嚥下圧が上咽頭側や下気道側に逃げても嚥下圧が低下する．また，脳血管障害など何らかの原因により嚥下 CPG 機能が障害されることで，輪状咽頭筋が適切に弛緩しなくなると食道入口部の通過抵抗が増え，相対的に必要な嚥下圧が高くなり，咽頭クリアランスが低下する．

7 咳反射の神経機構

嚥下 CPG による嚥下制御機構は食塊を誤嚥することなく食道へ輸送するための神経機構であるが，誤嚥を防ぐための神経機構としては咳反射も重要である．

咳反射は，喉頭や気管・気管支を含む下気道への機械的刺激あるいは化学的刺激による迷走神経系を介した内臓感覚刺激により誘発される．咳反射を誘発する刺激は有髄線維である Aδ-fiber および無髄線維である C-fiber を伝達し，まず延髄の孤束核に情報が伝達される．主に Aδ-fiber は機械的な刺激，C-fiber は化学的な刺激に反応するといわれている[11]．気道への感覚刺激が閾値に達すると咳反射が誘発される．

咳活動では咳吸気に続き，腹筋収縮が開始されると同時に声門閉鎖が生じること

2. 嚥下の神経機構　15

により下気道圧が上昇する．その後，声門が開大し強い腹筋活動で気道内の異物を排出する[12-14]．これらのパターン化された運動は脳幹に存在する咳CPGで形成される[15]．咳CPGは主に延髄から橋にかけて存在し呼吸CPGの構成要素の多くを共有している．咳呼気時の声門閉鎖は喀出に必要な十分な下気道圧を得るために重要である．声帯麻痺があると，嗄声や嚥下圧低下だけでなく，喉頭侵入あるいは誤嚥の際の喀出力低下の要因となる．

8 まとめ

嚥下を制御する神経機構について咽頭期嚥下を中心に解説した．嚥下CPGの機能を理解し，嚥下制御メカニズムに沿った嚥下機能評価，嚥下障害への治療へつなげることが重要である．

文献

1) Jean A：Brain Stem Control of Swallowing：Neuronal Network and Cellular Mechanisms. *Physiol Rev*, **81**：929-969, 2001.
2) Altschuler SM, et al.：Viscerotopic Representation of the Upper Alimentary Tract in the Rat：Sensory Ganglia and Nuclei of the Solitary and Spinal Trigeminal Tracts. *J Comp Neurol*, **283**：248-268, 1989.
3) Miyaji H, et al.：Neuromagnetic detection of the laryngeal area：Sensory-evoked fields to air-puff stimulation. *Neuroimage*, **88**：162-169, 2014.
4) Umezaki T, et al.：Medullary swallowing-related neurons in the anesthetized cat. *Neuroreport*, **9**：1793-1798, 1998.
5) Umezaki T, et al.：Upper airway motor outputs during vomiting versus swallowing in the decerebrate cat. *Brain Res*, **781**：25-36, 1998.
6) Sugiyama Y, et al.：Axonal projections of medullary swallowing neurons in guinea pigs. *J Comp Neurol*, **519**：2193-2211, 2011.
7) Fuse S, et al.：Laryngeal afferent modulation of swallowing interneurons in the dorsal medulla in perfused rats. *Laryngoscope*, **130**：1885-1893, 2020.
8) Yamamoto R, et al.：Firing characteristics of swallowing interneurons in the dorsal medulla during physiologically induced swallowing in perfused brainstem preparation in rats. *Neurosci Res*, **177**：64-77, 2022.
9) 武幹　進：［第95回日本耳鼻咽喉科学会総会・学術講演会宿題報告：嚥下の神経機序とその異常］Ⅷ．神経機序からみた嚥下障害の病態と治療．耳鼻と臨床，**40**：410-421, 1994.
10) 梅﨑俊郎：ファンダメンタル嚥下医学のすすめ．嚥下医学，**11**：141-151, 2022.
11) Bonvini SJ, Belvisi MG：Cough and airway disease：The role of ion channels. *Pulm Pharmacol Ther*, **47**：21-28, 2017.
12) Korpáš J, Tomori Z：Cough and other respiratory reflexes. In：*Progress in respiratory research*, edited by S. Karger. S. Karger, 1979, pp15-188.
13) Shiba K, et al.：Multifunctional laryngeal motoneurons：an intracellular study in the cat. *J Neurosci*, **19**：2717-2727, 1999.
14) Sugiyama Y, et al.：Role of the retrotrapezoid nucleus/parafacial respiratory group in coughing and swallowing in guinea pigs. *J Neurophysiol*, **114**：1792-1805, 2015.
15) Shannon R, et al.：Production of reflex cough by brainstem respiratory networks. *Pulm Pharmacol Ther*, **17**：369-376, 2004.

（杉山庸一郎）

3. 咀嚼と嚥下の関係

1 嚥下の準備期としての咀嚼

口腔内に取り込まれた固形食品は，上下顎の臼歯によって咬断・粉砕され，唾液との混合により**食塊**が形成される．嚥下の準備段階となるこの時期を摂食嚥下の5期モデル（⇒ **29頁「図2-3」**）では準備期と呼ぶ．

2 咀嚼運動調節

(1) リズム形成

咀嚼中に咀嚼のリズムや力の調節を自ら考えて行ってはいない．咀嚼リズムや咀嚼力を形成しているのは，脳幹に存在する**咀嚼のパターン発生器**（central pattern

---

つながる知識

【pattern generator】
パターンジェネレーターは，臨床では「形成期」ということが多いが，生理学では「発生器」という．

generator：CPG）という神経細胞集団である（図 1-24）．咀嚼運動の開始や維持のためには大脳皮質咀嚼野からの入力がかかわるものの，咀嚼サイクルの運動調節は CPG の働きによる．

(2) リズム調節にかかわる口腔感覚

口腔内には体性感覚，味覚などの豊富な感覚がある．中でも歯や歯根膜，口腔粘膜や舌粘膜に分布する機械受容感覚，閉口筋の固有受容器である**筋紡錘**からの信号は，咀嚼中にフィードバックされて食塊の大きさや性状に合った適切な運動が維持される．

体性感覚や味覚の情報は，脳幹にある**唾液中枢**を介して刺激唾液の分泌を促すことで円滑な食塊形成に携わる．

(3) 運動パターン

咀嚼時には下顎が咀嚼側に向かって偏位する（図 1-25）．

3 咀嚼運動を開始・制御する上位脳

咀嚼の CPG を駆動する上位脳には，**大脳皮質咀嚼野**，扁桃体，大脳基底核などがある．とりわけ大脳皮質咀嚼野は，咀嚼運動誘発のみならず顎運動のタイプをも決定しており，刺激部位によって異なるパターンの顎運動を引き出す．

4 咀嚼運動にかかわる口腔内の器官

(1) 歯

歯は咀嚼に不可欠であることはいうまでもない．大きな食品を咬断するのは前歯，口腔内に取り込んだ食品を粉砕し，唾液と混合するのは臼歯の役割である．

> **つながる知識**
> 【嚥下CPG】
> 嚥下CPGは，咽喉頭からの感覚神経や，随意嚥下にかかわる大脳皮質からの神経線維からの入力を受け，さらに嚥下の運動パターンを形成して，各運動神経へとインパルスを送っている．嚥下CPGの中には呼吸運動を調節する神経細胞も存在する．私たちは誤嚥を防ぐため，嚥下時には意識することなく呼吸を止めている．これができるのは嚥下CPGが呼吸を止める役割を果たしているからである．

> **つながる知識**
> 【口腔感覚と上位脳の関係の重要性】
> 口腔感覚は大脳皮質などの上位脳にも伝えられて，顎運動パターンをダイナミックに変え，食塊位置を調整することで咀嚼から嚥下に導いている．このことは，認知症患者において咀嚼様運動は出ているのにスムーズな嚥下が誘発されないという状態を考えても理解できる．

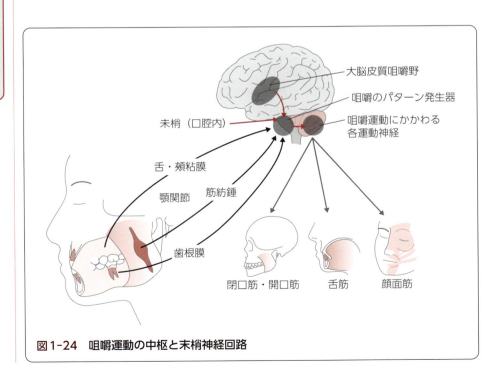

図 1-24　咀嚼運動の中枢と末梢神経回路

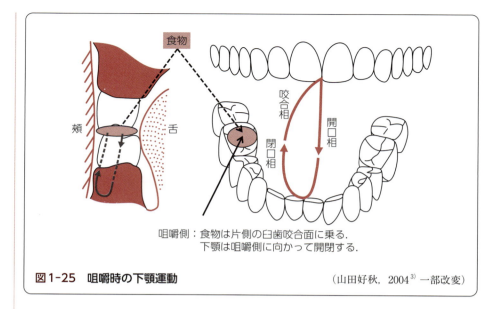

図1-25　咀嚼時の下顎運動　　　　　　　　　　　　（山田好秋，2004³⁾一部改変）

（2）閉口筋と開口筋（図1-24参照）

ヒトの場合，閉口の初期には下顎を外側へ，次に内側へと移動させながら，閉口筋（咀嚼筋）である咬筋，内側翼突筋などの収縮により片側の上下の臼歯間で食物を嚙み砕く．その強さは食品の大きさ，物性などに合わせて変化する．一方，顎二腹筋前腹，顎舌骨筋などで構成される開口筋によって営まれる開口運動は食物の条件にあまり左右されない．

（3）顎関節（図1-24参照）

下顎骨の下顎頭は，軟組織を介して側頭骨の関節窩内に位置しており，下顎頭が関節窩内で回転した後，前方へ滑走することにより開口し，下顎運動を可能にしている．

（4）その他の筋

咀嚼時には顔面筋や舌筋も協調して働く．基本的に閉口時には舌の牽引筋が働き，開口時には突出筋が働くとされているが，実際には食塊の位置や大きさによってその活動パターンを変えている．

さらに口唇，頰などの顔面筋，軟口蓋の筋群などの活動は咀嚼中に食物が口腔外に出るのを防ぎ，食物を上下の臼歯間に保持し，咀嚼中の気道確保に寄与する．

5 咀嚼時の食塊の流れ（図1-26）

（1）プロセスモデル

咀嚼時には食物粉砕と食塊形成が行われる．この過程について現在では，食塊の一部は咀嚼中にも舌や軟口蓋の働きにより能動的に咽頭部へと運ばれている，という「プロセスモデル」と呼ばれる新しい概念が確立されている．

（2）食塊の咽頭移送

「プロセスモデル」では，摂食嚥下は食物を口に入れ，口腔内を前方から後方へと送り込むことから始まる．この食物の移送のことを stage I transport（第一期輸

> **つながる知識**
> 【プロセス】
> プロセスモデルの「プロセス」は「加工」のことであって，「過程」ではない．

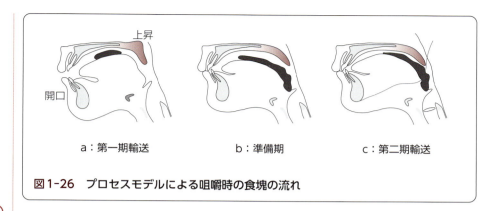

図1-26 プロセスモデルによる咀嚼時の食塊の流れ

a：第一期輸送　　b：準備期　　c：第二期輸送

送）と呼ぶ．その後の咀嚼運動により食物を粉砕し，唾液と混合されて食塊の形成が行われる．この過程の後期において，食塊の一部は嚥下前に咽頭部へと流れ込む．この移送を stage II transport（第二期輸送）と呼ぶ．

嚥下の準備を終えた食塊が咽頭部で待機する間も咀嚼は続いている．食塊は嚥下前に口腔の後方部および中咽頭へと集められてから，嚥下が引き起こされる．

(3) 咀嚼から嚥下へ

咀嚼中には，主に食塊や唾液による末梢刺激が不随意性の嚥下を惹起させている．嚥下反射そのものは咽喉頭への刺激によって起こるものの，咀嚼中の食塊移送やその性状が嚥下反射惹起のタイミングにかかわるという点で，咀嚼中の嚥下反射惹起は感覚・運動の統合機能として理解されなければならない．

正常な咀嚼運動と認知症患者における咀嚼運動との間には，「食品物性に応じて咀嚼様式を変化させることができるか否か」「咀嚼後に嚥下を伴うか否か」という決定的な違いがあり，これこそが巧緻な咀嚼に求められる上位脳の働きを示唆している．

> **ここが重要**
> 【咀嚼中の嚥下と唾液嚥下】
> 純粋な嚥下反射は，下咽頭や喉頭に流れ込んだ唾液や食塊が嚥下CPGを直接興奮させることで引き起こされるのに対して，咀嚼中の嚥下は食塊が中咽頭に流入することで引き起こされることが多い．口腔から咽頭にかけて存在する食塊の物性や量などの情報が，嚥下運動を引き起こすかどうかを決定するという点では，上位脳で判断する嚥下閾値が存在するかもしれない．

文献
1）向井美恵・他編：新版 歯学生のための摂食嚥下リハビリテーション学．医歯薬出版，2019．
2）岩田幸一・他編：基礎歯科生理学 第7版．医歯薬出版，2020．
3）山田好秋：よくわかる摂食・嚥下のメカニズム．医歯薬出版，2004．

（井上　誠）

4．呼吸と嚥下の関係

1 はじめに

呼吸はガス交換により体内に酸素を供給し，二酸化炭素を排出する恒常性（ホメオスターシス）を保つために重要な機能である．一方，嚥下時には呼吸は停止し，嚥下終了後は呼吸が再開する．この呼吸—嚥下—呼吸の協調運動は誤嚥（摂取物が誤って気管に入ること）を防ぐためにも重要である．また，嚥下関連筋は呼吸運動と密接な関係がある．本稿では呼吸を制御する神経ネットワーク，呼吸と嚥下関連筋，呼吸と嚥下の協調について解説する．

2 呼吸のパターン形成器（CPG）（図1-27）

（1）呼吸と呼吸CPG

　呼吸は横隔膜，外肋間筋が収縮することで胸郭が拡大し，肺が拡張する吸息相，腹筋，内肋間筋が活動し，ガス交換後の呼気を排出する呼息相に大きく分けられる．呼息相早期には声帯が軽度内転することで急激な肺の虚脱を防いでいる．これを後吸息相と呼ぶ．この呼吸リズムは基本的に脳幹，特に延髄から橋にかけて存在する呼吸関連ニューロンネットワークによって制御されている．この神経ネットワークを呼吸CPGと呼ぶ[1-3]．

（2）様々な呼吸ニューロン群

　延髄の腹側には尾側腹側呼吸ニューロン群（cVRG），吻側腹側呼吸ニューロン群（rVRG），その他，吸息相や呼息相を制御する呼吸ニューロン群が存在している．また，延髄の背側には背側呼吸ニューロン群（DRG）が存在している．また，橋には橋呼吸ニューロン群（PRG）と呼ばれるニューロン群が存在している．これらの呼吸ニューロン群は複雑な神経ネットワークを介して呼吸リズムを制御している．その他に，肺には伸展受容器と呼ばれる肺の膨張を伝える受容器があり，吸息時に肺が十分膨張するとそのシグナルが呼吸CPGに伝達され，呼息への移行が生じる[2]．その他様々なメカニズムにより呼吸は制御されている．

> **キーワード**
> cVRG : caudal ventral respiratory group
> rVRG : rostral ventral respiratory group
> DRG : dorsal respiratory group
> PRG : pontine respiratory group

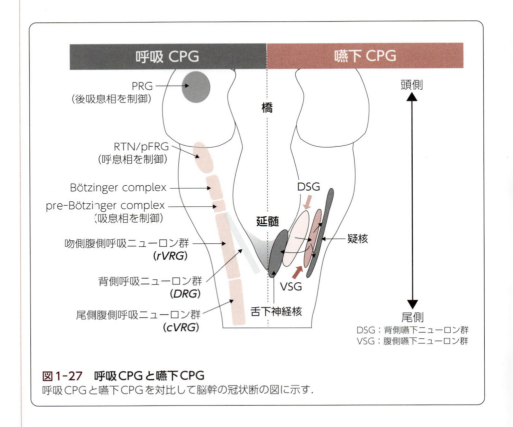

図1-27　呼吸CPGと嚥下CPG
呼吸CPGと嚥下CPGを対比して脳幹の冠状断の図に示す．

3 嚥下関連筋の呼吸性活動（図1-28）

（1）嚥下関連筋の解剖

　嚥下関連筋は横紋筋ではあるが，その多くは鰓弓由来の筋であり四肢の骨格筋とは性質が異なるいわゆる内臓筋である（**表1-9**）．第一鰓弓由来の筋としては三叉神経由来の咬筋，側頭筋，外側翼突筋，内側翼突筋，顎舌骨筋，顎二腹筋前腹，口蓋帆張筋が挙げられる．第二鰓弓由来では表情筋の他，顎二腹筋後腹，茎突舌骨筋があり，顔面神経支配である．第三鰓弓由来では舌咽神経支配の茎突咽頭筋がある．第四鰓弓由来の口蓋垂筋，口蓋帆挙筋，口蓋咽頭筋，口蓋舌筋，咽頭収縮筋，耳管咽頭筋，輪状甲状筋は迷走神経支配で，咽頭収縮筋は上・中・下咽頭収縮筋に分類される．中咽頭収縮筋および下咽頭収縮筋である甲状咽頭筋，輪状咽頭筋は咽頭期嚥下に特に重要な筋である．輪状甲状筋は上喉頭神経外枝支配である．第六鰓弓由来の甲状披裂筋，外側輪状披裂筋，後輪状披裂筋などの内喉頭筋は反回神経（迷走神経の分枝）支配となる．これら嚥下関連筋の多くは呼吸性活動を示すことがわかっている．

（2）呼吸性活動

　舌咽，迷走神経支配筋の多くは延髄の疑核に存在する運動ニューロンにより制御されている．例えば，咽頭収縮筋を制御する咽頭運動ニューロンは呼息性に活動す

> **国試によく出る**
> 【内喉頭筋の神経支配】
> 内喉頭筋を支配する神経は迷走神経の2つの分枝で，発生学的に異なる．1つは輪状甲状筋を支配する上喉頭神経外枝，もう1つは輪状甲状筋以外の内喉頭筋を支配する反回神経である（⇒**表1-9**参照）．

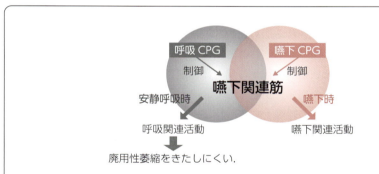

図1-28　嚥下関連筋の呼吸性活動
嚥下関連筋は安静呼吸時には呼吸CPGにより制御され，呼吸性活動を示すが，嚥下時には嚥下CPGにより嚥下関連活動に移行する．

表1-9　鰓弓と嚥下関連筋

第一鰓弓 （三叉神経）	第二鰓弓 （顔面神経）	第三鰓弓 （舌咽神経）	第四鰓弓 （迷走神経）	第六鰓弓 （迷走神経）
咬筋 側頭筋 外側翼突筋 内側翼突筋 顎舌骨筋 顎二腹筋前腹 口蓋帆張筋	表情筋 顎二腹筋後腹 茎突舌骨筋	茎突咽頭筋	口蓋垂筋 口蓋帆挙筋 口蓋咽頭筋 口蓋舌筋 咽頭収縮筋 耳管咽頭筋 輪状甲状筋	甲状披裂筋 声帯筋 外側輪状披裂筋 斜披裂筋 横披裂筋 後輪状披裂筋 披裂喉頭蓋筋 甲状喉頭蓋筋

嚥下関連筋について支配神経と合わせて示す．

ることが電気生理学的に示されている[4]．また，声帯は吸息時に外転し，呼息相早期にわずかに内転するが，喉頭運動ニューロンも吸息性あるいは呼息性活動を示す運動ニューロンが多数存在している[5]．これらの嚥下関連筋は呼吸性活動を示すことから，四肢の骨格筋とは異なり廃用性萎縮を起こしにくいとされる．その中でも，オトガイ舌骨筋などの呼吸性活動に乏しい嚥下関連筋に比べ，咽頭収縮筋など呼吸関連活動を示す嚥下関連筋は廃用性萎縮を起こしにくいと考えられている[6]．

4 呼吸と嚥下の協調

このように多くの嚥下関連筋は呼吸に同期した活動を示す．つまり，多くの嚥下関連運動ニューロンは呼吸時には呼吸CPGにより制御されている．いったん食塊による咽頭・喉頭への刺激が嚥下CPGに伝達されると，呼吸リズムが調節され，咽頭期嚥下が惹起される．つまり，呼吸CPGから嚥下CPGへ制御機構が変化する（図1-27，28参照）．その後再び呼吸CPG制御へ戻ることになる．つまり，呼吸と嚥下の協調運動とは呼吸CPGと嚥下CPGの協調ともいえる．

食物の咽頭への輸送に伴って咽頭・喉頭に感覚刺激が加わると嚥下CPGが活性化し，これまで呼吸性活動を示していた多くの嚥下関連筋は嚥下性活動に変化する．同時に呼吸CPGの多くのニューロンは嚥下に関連した活動を示す．したがって，咽頭期嚥下時に意図的に呼吸をコントロールすることは非常に困難といえる．

通常，咽頭期嚥下は呼息相で開始される（図1-29）．特に後吸息相で咽頭期嚥下が起こる場合，その後に呼息相が再開されるため比較的誤嚥リスクは低いと考えられる．嚥下直後に吸息相へ移行する場合は，逆に誤嚥のリスクが高くなる．高齢者において呼吸と嚥下の協調不良は誤嚥のリスクが高くなる要因の一つと考えられる[7]．

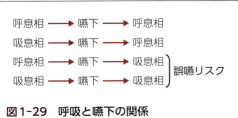

図1-29 呼吸と嚥下の関係
嚥下後に吸息が生じると誤嚥リスクが高くなる．

5 まとめ

呼吸リズムの制御機構，嚥下関連筋の特性，呼吸と嚥下の関係について解説した．嚥下障害の診療において，呼吸調節，嚥下と呼吸の協調運動について考慮することは重要であり，そのためには呼吸制御メカニズムについて理解する必要がある．

文献
1) Bianchi AL, et al.：Central control of breathing in mammals：neuronal circuitry, membrane properties, and neurotransmitters. *Physiol Rev*, **75**：1-45, 1995.
2) Ezure K：Synaptic connections between medullary respiratory neurons and considerations on the genesis of respiratory rhythm. *Prog Neurobiol*, **35**：429-450, 1990.
3) Feldman JL, Del Negro CA：Looking for inspiration：new perspectives on respiratory rhythm. *Nat Rev Neurosci*, **7**：232-242, 2006.
4) Umezaki T, et al.：Intracellular activity of pharyngeal motoneurons during breathing, swallowing, and coughing. *J Neurophysiol*, **124**：750-762, 2020.
5) Shiba K, et al.：Multifunctional laryngeal motoneurons：an intracellular study in the cat. *J Neurosci*, **19**：2717-2727, 1999.
6) Fujishima I, et al.：Sarcopenia and dysphagia：Position paper by four professional organizations. *Geriatr Gerontol Int*, **19**：91-97, 2019.

7) Shaker R, et al.：Coordination of deglutition and phases of respiration：effect of aging, tachypnea, bolus volume, and chronic obstructive pulmonary disease Coordination of deglutition and phases of respiration：effect of aging, tachypnea, bolus volume, and chronic. *Am J Physiol Gastrointest Liver Physiol*, **263**：750-755, 1992.

（杉山庸一郎）

✓ 確認Check! □ □ □

・摂食嚥下に関与する筋のうち，舌骨上筋群について述べてみよう．⇒7頁
・嚥下CPGの役割について述べてみよう．⇒14頁
・咀嚼時の食塊の流れについて説明してみよう．⇒18，19頁
・嚥下関連筋と呼吸の関係について述べてみよう．⇒21頁

第2章

摂食嚥下の生理と嚥下モデル

- 食塊移送に関連する摂食嚥下動態を理解する．
- 気道防御に関連する摂食嚥下動態を理解する．
- 嚥下の生理モデル「4期モデル」「プロセスモデル」の違いを理解する．

章の概要

- 摂食嚥下の2条件である食塊移送と気道防御について，それぞれの条件の要素となる諸器官の動態を運動学的に解説する．
- また，嚥下モデルとして生理モデル（4期モデルとプロセスモデル）と臨床モデル（5期モデル）について説明する．

摂食嚥下の動態	
食塊移送	口腔から咽頭への移送（舌）
	咽頭から食道への移送（軟口蓋，舌骨・喉頭，咽頭，食道入口部）
気道防御	喉頭閉鎖（喉頭前庭，声帯，喉頭蓋）
	呼吸

嚥下モデル	
生理モデル	4期モデル
	プロセスモデル
臨床モデル	5期モデル

1. 摂食嚥下の動態

摂食嚥下運動とは認知した食物を口に運び，取り込み，咀嚼や押しつぶしなどによって送り込みやすい形態に食塊を形成し，その食塊を食道を経て胃へと送り込む一連の運動を指す．この一連の過程には多くの神経・筋が関与し，時間的調整を図りながら，口腔から胃への**食塊移送**および食物移送中に食物の気道への侵入を防ぐ**気道防御**を行っている．

1 食塊移送

口腔内に取り込まれた食物は，口腔から咽頭を経て食道へと移送される．この際に必要な運動は，食塊を推進していくための圧を形成する運動である．口腔から咽頭への圧形成に関与する運動は主に舌の挙上運動であり，舌と口蓋の接触により，食物の後端に力を入れ咽頭へと押し出す．この間，口唇は閉鎖し，頬部は緊張し，後舌と軟口蓋は閉鎖し，口腔内の圧形成を補助する．咽頭から食道への圧形成は，主に舌根部と咽頭による咽頭収縮であり，食物の後端に力を入れ，下方へと押し出す．この間，鼻咽腔が閉鎖され，食塊の鼻腔への逆流を防ぐ．

(1) 口腔から咽頭への移送
①舌運動

舌は口蓋に向かって挙上し，歯茎部から硬口蓋に向かって前方から後方に舌表面

との接触面積を増やしていく．これが食塊後端に圧をかけ，食塊を口腔後方へと推進させる力となる．この間，口唇は閉鎖し，後舌と口蓋は接触して舌口蓋閉鎖を形成し，口唇からの漏れや咽頭への早期流入を防いでいる．舌挙上により食塊を押し出す十分な力を形成できると，食塊を咽頭に移送するため，舌口蓋閉鎖は解除される．舌の後方部から背側は下方に下がり，喉頭蓋谷に向かって傾斜を形成し，食塊を効率よく咽頭内へ移送させる[1]．口腔期に要する時間は0.7〜1.2秒である[2]．食塊の粘性が高くなると，舌運動は強くなり，送り込みに要する時間が長くなる[3]．

(2) 咽頭から食道への移送

①軟口蓋の挙上と後退

軟口蓋の挙上により食塊は口峡を越え中咽頭に送られる．軟口蓋はさらに挙上し，上咽頭も同時に収縮し，互いに接触し上咽頭を閉鎖する（鼻咽腔閉鎖）．鼻咽腔閉鎖は，後述する咽頭収縮にて形成した圧が鼻腔へ抜けること，および食塊の鼻咽腔逆流を防ぐ．

②舌骨・喉頭の前上方挙上

軟口蓋の挙上に前後して舌骨・喉頭が前上方に挙上を開始する．主に舌骨上筋群の働きにより，舌骨が挙上を開始し，甲状舌骨筋により喉頭が挙上し舌骨—喉頭間の距離が短縮する．この挙上は後述する喉頭閉鎖，食道入口部開大，咽頭収縮に重要な要素となる．舌骨喉頭挙上により喉頭前庭部の閉鎖と喉頭蓋の水平方向への反転が促され[4]，喉頭閉鎖に寄与する．また，食道入口部を形成する輪状咽頭筋が牽引され食道入口部開大を促進する[5,6]．さらに咽頭腔の短縮にも影響し，咽頭収縮を促進する．

舌骨喉頭の前方方向および上方方向の挙上範囲は，性別，年齢，食塊の物性や量により変化することが明らかになっている[7]．これまでの報告から，舌骨の前方移動距離は7.6〜18.0 mm[8,9]，上方移動距離は5.8〜25.0 mm[10,11]，喉頭の前方移動距離は，3.4〜8.2 mm[11-13]，上方移動距離は21.1〜33.9 mm[11,14]であり，かなり広範囲にわたるが，明らかになっているのは食塊量が増加すると移動距離が増加することである．

③咽頭収縮

咽頭収縮は，舌根部の後退と咽頭収縮筋群による咽頭収縮にて，舌根部と咽頭壁が接触することを指す．食塊後端に圧をかけ，食塊を食道へと推進する原動力となる．同時に，咽頭を縦走する咽頭短縮筋群および同時期に起こる舌骨・喉頭挙上により，咽頭腔全体は上下方向に短縮し，口腔から食道への経路は短くなり食塊移送を助ける．下咽頭が広がり，咽頭内の圧変化が生じる[5,6]．これらの舌根後退—咽頭収縮筋収縮，咽頭経路の短縮，咽頭内の圧変化が効率的な食塊移送を促進する．上咽頭収縮から食道入口部開大までに有する時間は，約0.6秒程度である[15]．

④食道入口部の開大

食道入口部は輪状咽頭筋の収縮による2.5〜4.5 cmにわたる高圧帯であり，安静時は閉鎖しており，嚥下時に開大する．食道入口部の開大と再閉鎖は，5つのステージからなる[6]（**表2-1**）．開大にかかわるのは最初の3ステージである（**図2-1**）．最初に輪状咽頭筋が弛緩する（第1ステージ）．この直後，舌骨喉頭挙上により，輪状軟骨は動的に前上方に牽引され頸椎から引き離され（第2ステージ），食道入口部は

1. 摂食嚥下の動態　25

表2-1 食道入口部の開大／閉鎖の5ステージ

第1ステージ	輪状咽頭筋の弛緩
第2ステージ	舌骨喉頭挙上（輪状軟骨の牽引）による食道入口部開大
第3ステージ	舌と咽頭収縮（食塊の送り込み）による食道入口部拡張
第4ステージ	喉頭軟骨の弾性収縮による食道入口部の受動的閉鎖
第5ステージ	輪状咽頭筋の収縮による食道入口部の能動的閉鎖

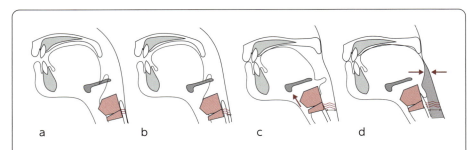

図2-1 食道入口部の開大
a：安静時　輪状咽頭筋収縮
b：第1ステージ　輪状咽頭筋の弛緩
c：第2ステージ　舌骨喉頭挙上による食道入口部開大
d：第3ステージ　舌と咽頭収縮による食塊移送にて食道入口部拡張

表2-2 食道入口部の開大時間と開大径／断面積

		開大時間（sec）						開大径（前後）（cm）			開大断面積（mm²）		
量	物性	Cook, 1989[5]	Jacob, 1989[6]	Kahrilas, 1991[19]	Lazarus, 1993[20]	Wattanapan, 2018[17]	Pongpipat paiboon, 2022[29]	Jacob, 1989[6]	Leonard, 2000[21]	Kahrilas, 1991[19]	Wattanapan, 2018[17]	Wattanapan, 2018[17]	Pongpipat paiboon, 2022[29]
1 mL	ペースト				0.50								
1 mL	液体		0.34	0.56	0.45			0.56	0.39	0.77			
2 mL	液体	0.35											
3 mL	液体				0.51		0.51		0.51				1.15
5 mL	液体	0.46	0.45		0.54			0.85					
10 mL	液体	0.49	0.50	0.58			0.60	1.05		1.09			1.75
20 mL	液体	0.56	0.54				0.65	1.18		0.89			2.23
3 mL	とろみ					0.47					0.90	1.41	
10 mL	とろみ					0.58					1.06	1.94	
20 mL	とろみ					0.58					1.22	2.52	

開大する[16]．そして，食塊が食道入口部を通過することでさらに拡張（第3ステージ）するが，この拡張には，舌と咽頭収縮による食塊移送が関係する．最後の2ステージは閉鎖のステージである．喉頭の下降に伴い受動的に閉鎖し，その後，輪状咽頭筋の収縮により能動的に閉鎖する．

　食道入口部の開大には，第2ステージの食道入口部の牽引が不可欠であり，輪状咽頭筋が弛緩しても舌骨喉頭挙上が不良で食道入口部が前上方に牽引されないと，食道入口部は開大しない．開大時間や開大径・面積は食塊量で変化し，食塊が多くなるにつれ増加する[5, 6, 17-21]．表2-2に文献からの報告をまとめた．

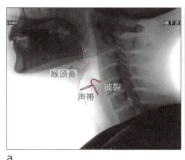
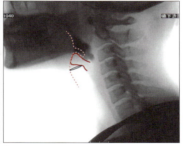
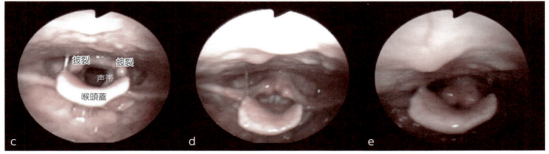

図 2-2 喉頭閉鎖
上段：嚥下造影画像でみた喉頭閉鎖
a：嚥下前
b：嚥下中の喉頭閉鎖
　披裂が挙上し喉頭蓋喉頭面と接触し，喉頭蓋が反転している．
下段：嚥下内視鏡画像でみた喉頭閉鎖
c：嚥下前
d：披裂が内転，声帯が閉鎖
e：披裂が喉頭蓋喉頭面と接触

> **ここが重要**
> 【嚥下反射と気道防御の関係】
> 液体嚥下の一口嚥下の場合は，食塊が口峡を越えると嚥下反射が惹起されると考えられている．Logemannは，嚥下造影側面像では下顎下縁と舌根が交差する点を基準とし，食塊先端がこの基準点を越えても嚥下反射が惹起されない場合，嚥下反射惹起遅延と評価している．

2 気道防御

気道防御機構には，下気道を食物の通過経路から分離させる喉頭閉鎖（図 2-2）と呼吸を停止させる呼吸調整がある．

(1) 喉頭閉鎖

呼吸のために開放された気道を，嚥下中は閉鎖して気道を防御する．嚥下中の誤嚥防止機構の要として欠かせない要素である．喉頭前庭閉鎖，声帯閉鎖，喉頭蓋反転の3事象により成り立つ[4,22,23]．

①喉頭前庭閉鎖

前面，上面は喉頭蓋喉頭面，後面は披裂，下面は声帯に囲まれた領域である．披裂喉頭蓋筋の収縮により披裂が内転，喉頭蓋に向かって前方に傾斜し閉鎖する[24]．基本的には，この運動のみで閉鎖するが，舌骨筋群の収縮による喉頭挙上によっても閉鎖し得る[22]．

②声帯閉鎖

上述の披裂の内転により，左右の声帯も内転する．声門の完全な閉鎖は，声帯の内転にかかわる内喉頭筋（披裂筋，外側輪状披裂筋）の収縮により起こる．

③喉頭蓋反転

喉頭蓋の反転は2つの運動過程からなる. 最初の運動は, 垂直位から水平位までの移動である. 甲状舌骨筋の収縮による喉頭挙上, 舌骨と甲状軟骨の接近, さらに舌が食塊を咽頭へ送り込む後方移動により舌根部が後下方に移動することで起こる受動的運動とされる[25]. 2番目の運動は, 嚥下の後半で, 喉頭蓋の上部1/3が水平位からさらに反転する運動である. 舌根と咽頭後壁の接触により受動的に起こるとされる考え方[4]と, 甲状喉頭蓋筋, 披裂喉頭蓋筋の収縮で起こるとされる考え方[25,26]がある. いずれにしても, この2つの運動で喉頭蓋は反転し, 喉頭口を完全に閉鎖する.

上記①〜③の3事象の運動のタイミングは, 舌骨の前上方挙上開始後に起こり, 喉頭前庭と声帯がほぼ同時に閉鎖し, 最後に喉頭蓋が反転する[27]. 液体嚥下時や, 食塊量が多くなり, 食塊が早期に咽頭に移送されるような条件下では, 声帯は早期から閉鎖を開始するなど予期的な運動調整が可能であり, 誤嚥防止に寄与していると考えられる[28,29].

(2) 嚥下中の呼吸停止

嚥下中は, 呼吸を停止し（嚥下時無呼吸）, 下気道への食塊の侵入を防ぐ. 嚥下前後の呼吸パターンは, 呼気（嚥下前）—無呼吸（嚥下中）—呼気（嚥下後）が最も安全なパターンである[30]. 嚥下前の呼気は気管内を陽圧にして気管内への食物侵入を防ぎ, 嚥下後の呼気は気管内に侵入しかけた食物を排出する手助けになるからである. 高齢者や嚥下障害患者では, このパターンが崩れ, 吸気相での嚥下が増加することが報告されており[31,32], 誤嚥の一因となっている.

2. 嚥下モデル

1 生理モデルと臨床モデル

ヒトの日常の食事で行われている「（固形物を）噛んで食べる」と「（液体を）飲む」は異なる運動モデルで説明される. この2種類の運動は, ヒトが嚥下に不利な構造をもったがゆえに獲得した方法である. ヒト以外の哺乳動物では,「食べる」も「飲む」も同じ方法で嚥下される.

ヒトは咽頭において, 鼻腔から気管へと続く「呼吸路」, 口腔から食道へと続く「食物路」, さらには気管から鼻腔・口腔へと続く「発声路」を共有することになった. それぞれが同時には行えないトレードオフの関係であり, 各々の機能を遂行するためには切り替えが必要である. こうした不利な構造に対し,「食べる」と「飲む」を別々の方法で嚥下することで対処した.「食べる」は他の哺乳動物の嚥下方法と同様の「プロセスモデル」,「飲む」はヒト独自の嚥下方法である「3期・4期モデル」で説明される.

3期・4期モデルおよびプロセスモデルは, 食塊が口腔に取り込まれてからの運動に着目した生理モデルである. 臨床的には, 食物を認知し摂食の意志決定をする, 手や食具を用いて口に運ぶといった行為も摂食嚥下の重要な段階であるとされ, 食塊を口腔内に取り込む前の先行期を含んだ「5期モデル」が臨床モデルとして提唱されている（図2-3）.

> **✏️ つながる知識**
>
> **【プロセス】**
> プロセスモデルの「プロセス」は「加工」のことであって,「過程」を意味するものではない.

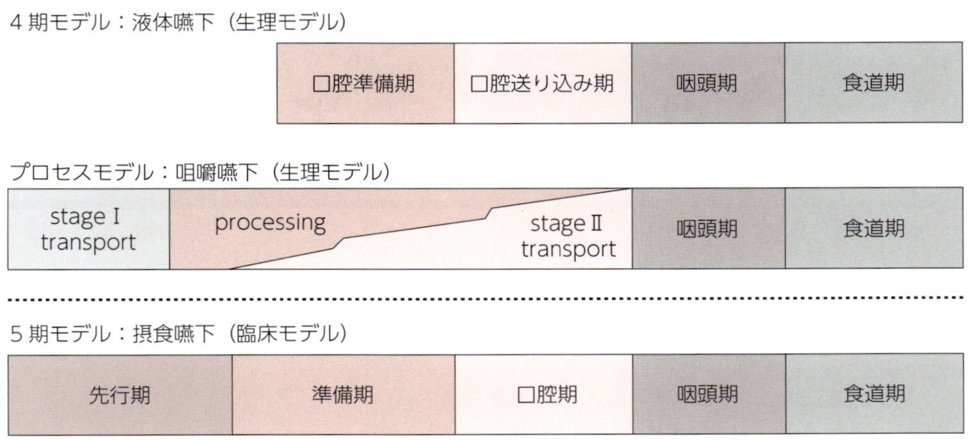

図2-3　嚥下モデル

2 3期・4期モデル

　液体，ゼリー，ペーストなど丸飲みできる形態嚥下の生理モデルである．嚥下運動を食塊の存在する場所によって口腔期，咽頭期，食道期の3期に区分した**3期モデル**から始まり，のちに口腔期が口腔準備期と口腔送り込み期に細分され，口腔準備期，口腔送り込み期，咽頭期，食道期の**4期モデル**として確立された[33]．嚥下運動を4期の明確に区分された時間的連続過程として捉える考え方である．

(1) 口腔準備期（図2-4a）

　食物を口腔内に取り込み，舌と口蓋で保持し，食物を知覚する時期である．随意的な期であり，いつでも運動を中断できる．口唇閉鎖，舌挙上，舌口蓋閉鎖の3つの力学的運動に特徴づけられる．液体を口腔内に含むと，食塊が口からこぼれないように口唇は閉鎖する．また食塊を舌背上に保持するために，舌前方部は上切歯後方や歯茎部に接触し，頬筋は収縮し頬側溝への流入を防ぎ，舌後方部は挙上し軟口蓋と閉鎖を作り食塊の早期の咽頭流入を防ぐ．食塊は舌の正中溝に保持されることが多く，舌中央部はスプーン状に凹む[2]．

　この期は，食物の保持方法によって tipper 型（舌背保持型）と dipper 型（口腔底保持型）に分かれる．tipper 型は，舌尖が歯茎部に接触し，口蓋と舌背で食物を保持するタイプであり大半がこちらのタイプである．一方，dipper 型は，口腔前方部の口腔底で保持するタイプである．7割くらいが tipper 型であるが，60歳以上では dipper 型の割合が増加するといわれている[34]．

(2) 口腔送り込み期（図2-4b）

　知覚した食塊を口腔から咽頭に送り込む期である．随意的に調整可能な期であり，主に前述した舌運動により食塊を押し出す圧を形成しながら効率よく食塊の移送が行われる．tipper 型は舌尖部が上顎中切歯後方の歯茎部に接触しているところから始まる．dipper 型は，食塊が口腔底にあるため，まず舌先で食物をすくい上げ，舌上にのせる運動から開始される．この舌運動により，舌尖部が上顎中切歯後方の歯

つながる知識

【日常の液体嚥下】

日常でよくみられる液体嚥下や連続嚥下は4期モデルでは説明困難である．4期モデルは，嚥下造影の液体の命令嚥下による一口嚥下の観察から得られたモデルであり，液体を口腔に保持させた状態で「飲んでください」という合図で一息に飲み込む嚥下である．一般に液体を飲むときは，口腔内に保持することなくすぐに咽頭に送り込む．また，連続嚥下は，嚥下中，同時に口腔にも咽頭にも食道にも食塊が存在し，切れ目がなく進行する．嚥下ごとに喉頭が挙上一下降する分割型，挙上が持続する持続型，両者が混在する混合型に分類される．

2. 嚥下モデル　29

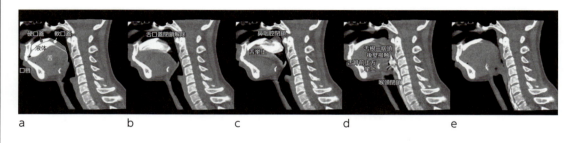

図2-4　4期モデル
a：口腔準備期：口唇が閉鎖し，舌尖と歯茎が接触し，舌口蓋閉鎖にて食塊を保持
b：口腔送り込み期：舌口蓋閉鎖が解除され，食塊が咽頭へ移送
c：咽頭期1：鼻咽腔閉鎖，舌挙上
d：咽頭期2：舌骨前上方挙上，舌根―咽頭後壁接触，喉頭閉鎖
e：食道期

茎部に接触し，その後，tipper型とdipper型は同様の方法で食塊を後方へ送り込む．dipper型は舌のすくい上げ運動が加わるため，tipper型に比べ口腔送り込み期に要する時間が長くなる．食塊が口腔後方に送り込まれるタイミングで，舌口蓋閉鎖が解除され，食塊は咽頭へ移送される．

(3) 咽頭期（図2-4c, d）

食塊を咽頭から食道へ送る時期である．口腔準備期，口腔送り込み期と異なり不随意であり，反射によって起こり，いったん開始されるともはや随意的な調節は困難である．食塊先端が口腔後方から中咽頭に到達すると，嚥下反射が惹起され，咽頭期嚥下が開始される．

この期は，前述した食塊移送のための軟口蓋挙上による鼻咽腔閉鎖，舌骨・喉頭の前上方挙上，咽頭収縮，食道入口部開大および気道防御のための喉頭閉鎖の5つの力学的運動によって特徴づけられる．これらの一連の運動がわずか1秒以内に嚥下中の気道防御と食塊移送を目的にオーバーラップしながら起こる．またこの期は，呼吸が中止され（嚥下時無呼吸），それまで呼吸路であった咽頭腔から嚥下路に切り替わるときでもある．呼吸と嚥下の協調が最も必要とされる時期である．

(4) 食道期（図2-4e）

食道期は蠕動運動により食塊を食道から胃へ送る期である．咽頭期に引き続き反射による期である．上部食道括約筋（輪状咽頭筋）と下部食道括約筋のスムーズな調整が必要とされる．食塊が食道に送り込まれると，咽頭への逆流が起こらないように，輪状咽頭部は閉鎖する．嚥下反射によって起こる一連の連鎖運動に組み込まれた第1次蠕動波が食道上部より出現し下方へと進み，同時に下部食道括約筋は弛緩を開始する．蠕動波が下部食道括約筋部に到達したところで下部食道括約筋の弛緩は終了する[35]．

第2次蠕動波は，嚥下とは関係なく起こる蠕動波であり，胃から食道の食塊や空気の逆流で食道が拡張されると生じ，第1次蠕動波が不完全で食塊が食道に残留した場合に，食塊の胃への推進を促進する[35,36]．<u>食道の食塊通過</u>はこれまでの口腔期，咽頭期に比しゆっくりである．1秒間に2〜4cm程度であり，20cmの食道長であ

📝 **つながる知識**

【食道期の食塊通過】
食道期の食塊通過は重力と姿勢の影響も関与する．直立位で液体を嚥下するとき，食塊は蠕動波が到達するよりも早く重力によって下部食道括約筋部まで到達する．粘性が高い液体や固形物嚥下時は，蠕動波によって胃まで運ばれる[37]．食道のクリアランスの改善のために有効な訓練法はほとんど存在しないが，姿勢調節は有効であり，直立姿勢はクリアランスに効果的であるといわれている[38]．

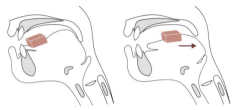
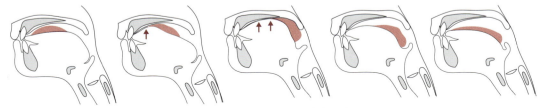

a：stage I transport でみられる舌のプルバック運動

b：stage II transport でみられる舌の絞り込み運動（スクイーズバック）

図 2-5　プロセスモデルにおける舌運動

ればおよそ 6〜10 秒かかる[37]．

3 プロセスモデル[39,40]

　固形物など咀嚼が必要な形態嚥下時の**生理モデル**である．咀嚼を必要とする固形物の嚥下時は，嚥下に先立って咀嚼された食物の一部が中咽頭に運ばれ，そこで食塊が集積される．4 期モデルでは，嚥下運動を 4 期に明確に区分された時間的連続過程として捉えていたのに対し，プロセスモデルでは，時間的に重複する過程を有する．stage I transport（第一期輸送），processing（食物破砕），stage II transport（第二期輸送），咽頭期，食道期に分類される．食道期は 4 期モデルと同様のため割愛する．

(1) stage I transport（第一期輸送）（図 2-5a）

　口腔に取り込んだ食物が舌により臼歯部へと運ばれる時期である．舌を後方に引き〔舌のプルバック（pull back）運動〕臼歯部まで食塊を移動させ，外側へ回転させて左右いずれかの咬合面にのせる．

(2) processing（食物破砕・咀嚼）

　咀嚼により食物を適切な大きさに粉砕し，唾液と混ぜ，嚥下に適した性状に変化させる時期である．咀嚼時間は食物の物性に関連し，固さが増すにつれ増加する．咀嚼中，軟口蓋は舌と閉鎖（舌—口蓋閉鎖）しておらず，口腔と咽頭は完全に閉鎖されていない．

(3) stage II transport（第二期輸送）（図 2-5b）

　咀嚼によって嚥下できる性状になった食物の一部は舌の中央部に集められ，中咽頭へ送り込まれる．この送り込みは，舌と口蓋の強い接触によって食塊を咽頭に絞り込む，舌の能動的輸送，絞り込み運動（スクイーズバック：squeeze back）によ

って起こる．咀嚼中に間欠的に起こり，咽頭に送られた食塊は中咽頭に集積される．その間，口腔内に残っている食物は咀嚼が継続され，次なる stage II transport に備える．さらにこの stage II transport によって中咽頭の食塊は徐々に増加し，次の咽頭期で嚥下反射が惹起する．

(4) 咽頭期

食塊を咽頭から食道へと移送する時期である．この期は，4期モデル同様に5つの力学的運動が一連となって起こり，気道防御をしながら食塊を食道に移送する．4期モデルと異なる点は，4期モデルでは食塊先端が口腔後方から中咽頭に到達すると嚥下反射が惹起されるのに対し，プロセスモデルでは食塊は咽頭期が開始される前から咽頭内に存在する点である．プロセスモデルにおける嚥下反射惹起のトリガーや喉頭閉鎖については，いまだ十分に明らかになっておらず今後の研究成果が期待される．

■4 5期モデル（臨床モデル）

臨床場面では，食物を十分に認知できない，食思不振，食物をうまく口に運べないことが嚥下障害の原因の一因となることもある．このモデルは嚥下を生理学的な嚥下運動だけではなく，より広く「摂食嚥下」という食事行動として捉えることで，障害を整理する観点から提唱された[41]．

従来の4期を基本として，食物を口に取り込む前の段階「先行期」が加わったモデルである．視覚や嗅覚によって食物を認知し「どのくらい」「何を」食べるかを決定する時期でもあり「認知期」と呼ばれる．また「どうやって」「どの程度」食べるか決定し実行する段階でもあり，手や食具を用いて口に運ぶという行為も包含される．次に続く口腔準備期を調整すると考えられている．視覚や嗅覚情報が唾液の分泌を亢進し，食塊形成，食塊移送を促進する．さらに食事に関連した感覚は，例えばコップとストローで上肢や下顎・舌運動を調整するといった食事行動の運動を制御する．また環境や食事のおいしさ，食欲といった要因が摂食行動や嚥下の頻度に影響する．表2-3 に先行期に影響する要因を示す．

表2-3　先行期に及ぼす影響

1. 食欲	空腹・満腹の程度
2. 食事環境	味，素材，視覚・嗅覚特徴
	雰囲気　例）会話など
	情緒，不安感
	社会的影響　例）公衆の前で食べる
3. 運動技能	食具の使用
	手と口の協応
	体幹と頸部の姿勢
	摂食割合

(Leopold et al. 1983[33] 改変)

文献

1) Ardran GM, Kemp FH : The mechanism of swallowing. *Proc R Soc Med*, **44** : 1038-1040, 1951.

2) Dodds WJ : Physiology of swallowing. *Dysphagia*, **3** : 171-178, 1989.

3) Ramsey GH, et al. : Cinefluorographic analysis of the mechanism of swallowing. *Radiology*, **64** : 498-518, 1955.

4) Logemann JA, et al. : Closure mechanisms of laryngeal vestibule during swallow. *Am J Physiol*, **262** : G338-G344, 1992.

5) Cook IJ, et al. : Opening mechanisms of the human upper esophageal sphincter. *Am J Physiol*, **257** : G748-G759, 1989.

6) Jacob P, et al. : Upper esophageal sphincter opening and modulation during swallowing. *Gastroenterology*, **97** : 1469-1478, 1989.

7) Molfenter SM, Steele CM : Physiological variability in the deglutition literature : hyoid and laryngeal kinematics. *Dysphagia*, **26** : 67-74, 2011.

8) Kim Y, McCullough GH : Maximum hyoid displacement in normal swallowing. *Dysphagia*, **23** : 274-279, 2008.

9) Vandaele DJ, et al. : Intrinsic fibre architecture and attachments of the human epiglottis and their contributions to the mechanism of deglutition. *J Anat*, **186**(Pt 1) : 1-15, 1995.

10) Ishida R, et al. : Hyoid motion during swallowing : factors affecting forward and upward displacement. *Dysphagia*, **17** : 262-272, 2002.

11) Logemann JA, et al. : Temporal and biomechanical characteristics of oropharyngeal swallow in younger and older men. *J Speech Lang Hear Res*, **43** : 1264-1274, 2000.

12) Dantas RO, et al. : Effect of swallowed bolus variables on oral and pharyngeal phases of swallowing. *Am J Physiol*, **258** : G675-G681, 1990.

13) Logemann JA, et al. : Oropharyngeal swallow in younger and older women : videofluoroscopic analysis. *J Speech Lang Hear Res*, **45** : 434-445, 2002.

14) Bingjie L, et al. : Quantitative videofluoroscopic analysis of penetration-aspiration in post-stroke patients. *Neurol India*, **58** : 42-47, 2010.

15) Kahrilas PJ, et al. : Three-dimensional modeling of the oropharynx during swallowing. *Radiology*, **194** : 575-579, 1995.

16) Atkinson M, et al. : The dynamics of swallowing. I. Normal pharyngeal mechanisms. *J Clin In vest*, **36** : 581-588, 1957.

17) Wattanapan P, et al. : Evaluation of Pharyngoesophageal Segment Using 320-Row Area Detector Computed Tomography. *Ann Otol Rhinol Laryngol*, **127**(12) : 888-894, 2018.

18) Pongpipatpaiboon K, et al. : Thin Liquid Bolus Volume Alters Pharyngeal Swallowing : Kinematic Analysis Using 3D Dynamic CT. *Dysphagia*, **37**(6) : 1423-1430, 2022.

19) Kahrilas PJ, et al. : Volitional augmentation of upper esophageal sphincter opening during swallowing. *Am J Physiol*, **260** : G450-G456, 1991.

20) Lazarus CL, et al. : Effects of bolus volume, viscosity, and repeated swallows in nonstroke subjects and stroke patients. *Arch Phys Med Rehabil*, **74** : 1066-1070, 1993.

21) Leonard RJ, et al. : Structural displacements in normal swallowing : a videofluoroscopic study. *Dysphagia*, **15** : 146-152, 2000.

22) Ardran GM, Kemp FH : The protection of the laryngeal airway during swallowing. *Br J Radiol*, **25** : 406-416, 1952.

23) Ardran GM, Kemp FH : Closure and opening of the larynx during swallowing. *Br J Radiol*, **29** : 205-208, 1956.

24) Bisch EM, et al. : Pharyngeal effects of bolus volume, viscosity, and temperature in patients with dysphagia resulting from neurologic impairment and in normal subjects. *J Speech Lang Hear Res*, **37** : 1041-1059, 1994.

25) 広戸幾一郎：嚥下機構　その解剖と生理．日耳鼻，**79** : 1408-1411, 1976.

26) Ekberg O : Closure of the laryngeal vestibule during deglutition. *Acta Otolaryngol*, **93** : 123-129, 1982.

27) Inamoto Y, et al. : Evaluation of swallowing using 320-detector-row multislice CT. Part II : kinematic analysis of laryngeal closure during normal swallowing. *Dysphagia*, **26** : 209-217, 2011.

28) Inamoto Y, et al. : The Effect of Bolus Viscosity on Laryngeal Closure in Swallowing : Kinematic Analysis Using 320-Row Area Detector CT. *Dysphagia*, **28** : 33-42, 2013.

29) Pongpipatpaiboon K, et al. : Thin Liquid Bolus Volume Alters Pharyngeal Swallowing : Kinematic Analysis Using 3D Dynamic CT. *Dysphagia*, **37** : 1423-1430, 2022.

30) Martin-Harris B, et al. : Breathing and swallowing dynamics across the adult lifespan. *Arch Otolaryngol Head Neck Surg*, **131** : 762-770, 2005.

31) Wang CM, et al. : Aging-related changes in swallowing, and in the coordination of swallowing and respiration determined by novel non-invasive measurement techniques. *Geriatr Gerontol Int*, **15** : 736-744, 2015.

32) Wang CM, et al. : Non-invasive Assessment of Swallowing and Respiration Coordination for the OSA Patient. *Dysphagia*, **31** : 771-780, 2016.

33) Leopold NA, Kagel MC : Swallowing, ingestion and dysphagia : a reappraisal. *Arch Phys Med Rehabil*, **64** : 371-373, 1983.

34) Dodds WJ, et al. : Tipper and dipper types of oral swallows. *AJR Am J Roentgenol*, **153** : 1197-1199, 1989.

35) 岩切勝彦，田中由理子：High Resolution Manometry による食道運動の評価．日医大会誌，**6** : 4-6, 2010.

36) 岩切勝彦，坂本長逸：食道運動機能からみた胃食道逆流症の病態．日消誌，**100** : 1084-1094, 2003.

37) Dodds WJ, et al. : A comparison between primary esophageal peristalsis following wet and dry swallows. *J Appl Physiol*, **35** : 851-857, 1973.

38) Mendell DA, Logemann JA : A retrospective analysis of the pharyngeal swallow in patients with a clinical diagnosis of GERD compared with normal controls : a pilot study. *Dysphagia*, **17** : 220-226, 2002.

39) Hiiemae KM, Palmer JB : Food transport and bolus formation during complete feeding sequences on foods of different initial consistency. *Dysphagia*, **14** : 31-42, 1999.

40) Palmer JB, et al. : Tongue-jaw linkages in human feeding : a preliminary videofluorographic study. *Arch Oral Biol*, **42** : 429-441, 1997.

41）Leopold NA, Kagel MC：Dysphagia--ingestion or deglutition? : a proposed paradigm. *Dysphagia*, **12**：202-206, 1997.

（稲本陽子）

> **確認Check!** □ □ □
>
> ・食塊移送に関連する摂食嚥下の動態について2つに分けて述べてみよう．⇒24頁
> ・気道防御に関連する摂食嚥下の動態について2つに分けて述べてみよう．⇒24頁
> ・「4期モデル」と「プロセスモデル」の違いについて述べてみよう．⇒29頁

Column

弧発的咽頭嚥下
(isolated pharyngeal swallow : IPS)

　舌による食塊移送運動を伴わない嚥下のことである．実験的に咽頭に液体を注入すると嚥下反射が惹起されることはこれまでにも報告されていたが，実際に日常の摂食場面でも系列的な舌運動を伴わない嚥下が生じていることが明らかになった．4期モデルにあてはめると，咽頭期と食道期の2期モデルとなる．

　Stage II transportには舌による能動的輸送に加え，重力による受動的輸送も関与することが明らかになってきた[1]．固形物の送り込みは舌による能動的輸送が主に作用するのに対し，液体を含む混合物の送り込みは重力による受動的輸送の影響を強く受ける．そのため混合物では，咽頭期で嚥下反射が惹起される前に食塊が下咽頭に到達することが多い．

　Stage II transport の発生頻度や咽頭への進入程度は，食物の物性（固さ，凝集性，付着）によって異なり，変動性を有するものであり，また個人差も強く認める．固形物では必ず認められる現象ではないが，固形と液体の混合物では100％起こると報告されている[2]．さらに，ヒトは咀嚼嚥下時に随意的に stage II transport の開始を遅らせたり，咽頭への進入程度を抑制できたりすることが明らかになっている[3]．

文献
1）松尾浩一郎・他：咀嚼および重力が嚥下反射開始時の食塊の位置に及ぼす影響．日摂食嚥下リハ会誌，**6**：65-72, 2002.
2）武田斉子・他：咀嚼が食塊の咽頭進入に及ぼす影響．リハ医学，**39**：322-330, 2002.
3）Palmer JB, et al.：Volitional control of food transport and bolus formation during feeding. *Physiol Behav*, **91**：66-70, 2007.

（稲本陽子）

第3章 摂食嚥下の年齢的変化

学習のねらい
- 新生児から成人までの摂食嚥下器官の解剖学的変化の特徴を理解する．
- 新生児から成人までの嚥下機能の変化のポイントを理解する．
- 加齢に伴う摂食嚥下器官，嚥下機能の変化について理解する．

章の概要
- 摂食嚥下の年齢的な大きな変化は，はじめに新生児期から幼児期でみられる．
- 幼児期以降は大きな変化はないものの，高齢者になると再び年齢的な大きな変化がみられる．

主な摂食嚥下の年齢的変化

新生児	・口腔は哺乳しやすい構造：吸啜窩，ビシャの脂肪床 ・哺乳反射：探索反射，口唇反射，吸啜反射，咬反射
乳児→幼児への変化	・5～6か月で哺乳反射が消失し，離乳開始 ・6か月頃から乳歯萌出 ・喉頭の下降に伴い咽頭腔が伸張 ・18か月（1歳6か月）頃に離乳完了
成人→高齢者への変化	・口腔：舌圧低下，歯の欠損，口腔乾燥 ・咽頭：咽頭腔の拡大 ・喉頭：下垂 ・感覚：低下

1. 新生児から成人までの摂食嚥下器官の変化

つながる知識
【母子保健法による発育区分】
0～4週：新生児期
0～1歳未満：乳児期
1～6歳：幼児期
6～12歳：学童期
12～18歳：思春期

新生児期から成人にかけて摂食嚥下器官は大きく変化する．変化に合わせて摂食嚥下機能が発達するため，この変化を理解しておくことは重要である．
　ここでは，口腔，咽頭，喉頭のそれぞれの器官の成長変化を理解する．

1 口腔の変化

(1) 乳児の口腔の特徴と成長変化

　出生直後は哺乳しやすい口腔の構造になっている．①口蓋には**吸啜窩**という凹みがあり，哺乳時に乳首を収めて吸啜しやすくなっている（図3-1）．②頬の内側は脂肪組織が厚く（**ビシャの脂肪床**），口腔内に張り出している．③歯が萌出していないため，顎の内側の空間（固有口腔）は高さも低く舌で満たされている．これらの特徴により口腔内は非常に狭く，乳首を安定させて哺乳するのに都合のよい構造となっている．
　成長発達とともに吸啜窩やビシャの脂肪床は消失し，歯の萌出と歯槽骨の成長により口蓋はドーム型へ変化する．それに伴い，舌が自由な運動をするための空間が確保され，舌による食塊形成および食塊の咽頭への送り込みの動きが容易となる．

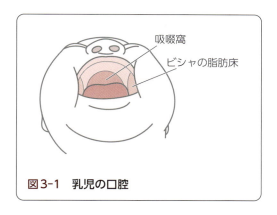

図 3-1　乳児の口腔

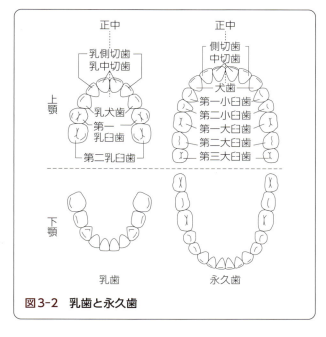

図 3-2　乳歯と永久歯

(2) 歯の発達

新生児には歯が生えていない．出生直後〜生後6か月くらいまでは歯がない時期がある．最初に萌出する乳歯は下顎乳中切歯で，生後6か月頃に生え始め，3歳で20本生え揃う．乳歯は上下左右，それぞれ乳切歯2本，乳犬歯1本，乳臼歯2本の合計20本よりなる．生え揃った後，乳中切歯が6歳頃から脱落し，その後順次脱落し，永久歯に変わる（図3-2）．

永久歯は第三大臼歯を除く28本は13歳頃までに生え変わる．第三大臼歯を含めると32本であるが，第三大臼歯の出現は思春期以降で，埋伏したまま終わることもある．

> **つながる知識**
> 【乳切歯の役割】
> 上下顎乳切歯の萌出が舌を口腔外に出ることを食い止める．それで，舌が上下運動をより効率よくできるようになる．

2 咽頭の変化

乳児は中咽頭の長さ，軟口蓋から喉頭までの距離が成人に対して短くなっている（図3-3）．また，舌骨と下顎骨の距離も短くなっている．特に，口蓋垂と喉頭蓋の先端が接近しており，中咽頭がほとんどない状態である．これにより，食塊の通路と呼吸の通路が交差する場が少ないため，呼吸をしながら哺乳することが可能となる．

歯の萌出による顎骨の成長に伴い，喉頭の位置が下降し始めることで咽頭腔が伸張する．その結果，呼吸と食物の経路が交差する部分が延長することとなり，誤嚥に対して形態的にリスクが高まる．

3 喉頭の変化

喉頭は乳児では成人よりも高い位置にあって，軟口蓋の下端は喉頭口にごく近く，中咽頭の大きさを制限している．乳児では舌骨と喉頭の軟骨はコンパクトにまとめられている．また，披裂軟骨と楔状軟骨周囲のボリュームが大きく，喉頭口の内腔

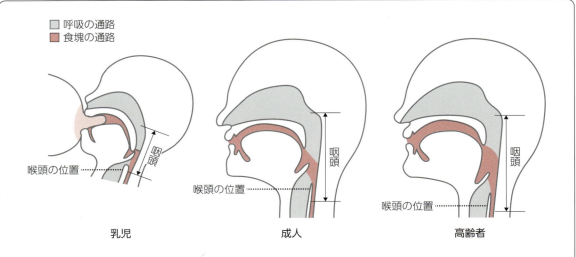

図3-3 乳児，成人，高齢者の摂食嚥下器官の変化
乳児：呼吸と食塊の通路の交差する場が少ない．
成人：喉頭の位置が下降し咽頭腔が伸張することで，呼吸と食塊の通路の交差する場が増える．
高齢者：成人よりさらに喉頭の位置が下垂し，呼吸と食塊の通路の交差する場がさらに増え，誤嚥しやすくなる．

を狭めている（図3-3）．

喉頭の成長は，乳児期と思春期の2回のスパートを示す．頸椎との比較では乳児では喉頭蓋の先端は頸椎のC1に相当し，甲状軟骨の上端はC4の高さに相当する位置にある．成人では喉頭蓋の高さはC3-C4へ，喉頭はC5-C7相当の位置まで下降する．

咽頭，喉頭の下垂の結果，乳児では鼻腔から下咽頭まで緩やかなカーブを描いていたのが，成人では鼻咽腔が90°近く屈曲する．咽頭，喉頭が下垂することによって呼吸と食物の経路が交差する部分が延長し，誤嚥に対して形態的にリスクが高まる．

2. 新生児から成人までの嚥下運動の変化

乳児は生まれながらにして反射という様々なメカニズムをもっている．そのため，生後間もない時期の反射で授乳するときの舌や顎の動きと，反射が消失して離乳食が進んできている時期の舌や顎の動きには大きな違いがある（図3-4）．ここでは，成長による嚥下運動の変化を解説する．

1 哺乳期（経口摂取準備期）：出生直後〜5，6か月頃

乳児は出生直後から乳首を捕らえて力強く乳汁を摂取する，いわゆる**哺乳**によって栄養摂取を始める．哺乳は，不随意で口唇・舌・頬が一体動作となる**原始反射**（ここでは**哺乳反射**）に支配されている．定型発達児では生後5，6か月くらいで哺乳反射は消失していくため，それまでは哺乳反射で乳汁を摂取する．

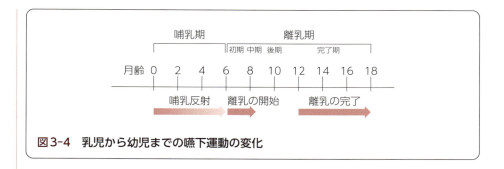

図3-4 乳児から幼児までの嚥下運動の変化

(1) 哺乳反射の種類

哺乳反射には，探索反射，口唇反射，吸啜反射，咬反射の4つがあり，咬反射を除く主に3つの反射で乳汁を摂取している．

①探索反射：乳探し反射ともいわれている．口唇と口唇周囲の皮膚に接触したものを乳首とみなして，接触部の方向に頭を向ける反射である．

②口唇反射：口唇に触れたものを乳首とみなして，口唇で取り込もうとする反射である．

③吸啜反射：口腔内に入り込んだものを乳首とみなして，口唇，舌，下顎をリズミカルに動かして吸う反射である．

④咬反射：歯肉を刺激すると，リズミカルな顎運動や持続的な噛み込みをする反射である．

2 離乳期：生後5，6か月頃〜1歳6か月頃

定型発達児の場合，哺乳反射は5か月くらいから弱まり6か月半ばあたりで消失する．哺乳反射の消失が始まると離乳食の開始時期となる．嚥下運動は哺乳期の反射による不随意的な哺乳動作から，口唇，舌，頬などの口腔器官の随意的な分離動作となっていく．

(1) 離乳初期（生後5，6か月頃）

わずかに哺乳反射を残しながら徐々に離乳食を開始する時期である．この時期になると口腔も成長し広くなり，舌の可動域は広がっていく．舌は単純な前後運動によって食物を移送する．スプーンにのった食物を上下唇で取り込む捕食機能や，口唇を閉じて嚥下をする機能を獲得する時期である．舌が突出しないように下唇が内転する動きが特徴的である．

(2) 離乳中期（生後7，8か月頃）

捕食がしっかりできるようになり，舌は前後の動きに加えて上下の動きが出てくる．捕食された食物を舌前方部と口蓋で押しつぶす動きができるようになってくる．下顎の随意運動や舌筋の発達により，徐々に硬い食物を押しつぶせるようになる．下顎乳前歯の萌出によって口腔容積がさらに大きくなり，一口で食べられる量も少しずつ多くなっていく．

(3) 離乳後期（生後9〜11か月頃）

乳切歯が生え揃う時期で，舌は前後・上下の運動に加えて側方への動きが出てくる．捕食した食物を歯茎にもっていき，押しつぶしたり，すりつぶしたりする咀嚼

運動が開始する．咀嚼中は咀嚼している側の口角が縮み，食物のない側の口角が伸びるという左右非対称の口角の形が特徴的である．

(4) 離乳完了期（1歳〜1歳6か月頃）

乳臼歯も萌出し始めて，咀嚼がさらにしっかりしてくる．軟らかい肉類も摂取可能となり，離乳の完了時期となる．下顎が安定してくることで，コップやストローによる水分摂取が可能となってくる．手指機能も発達してくる時期で，手づかみ食べで，目・手・口の協調運動を学習していく時期である．

離乳食の後は，成人と同じ食材の「普通食（常食）」ではなく，「幼児食」の時期となる．咀嚼機能が完成するのは，乳歯列が完成する3歳頃で，硬い食物や繊維性の食物を咀嚼することができ始める．しかし，定型発達児であっても順序よく進むわけではなく，個々の口腔の形態，獲得機能の程度など子どもの成長を確認する必要がある．

3. 高齢者の身体変化と摂食嚥下

1 加齢に伴う摂食嚥下器官の変化

嚥下機能に影響を与える**加齢に伴う摂食嚥下器官**の変化について解説する．

(1) 口腔

①舌

舌は嚥下において食塊形成，食塊移送など重要な役割を担っている．また加齢の影響を受ける．舌の筋力の指標である**舌圧**は加齢に伴い低下する[1]．

舌圧には最大限口蓋を押し付ける**最大舌圧**と，嚥下時に食塊を移送する際，舌が口蓋に接触する圧である**嚥下時舌圧**がある．嚥下時舌圧は最大舌圧に比べて非常に小さく，若年健常者においてはその差は非常に大きく，**予備能**（functional reserve）があって，余裕をもって嚥下している．加齢に伴い最大舌圧は低下するが，嚥下時舌圧はそれほど大きく加齢の影響を受けない．その結果，最大舌圧と嚥下時舌圧の差（予備能）は小さくなり，頑張って努力して食事するようになることがわかる[2]．舌圧の低下は食事時間の延長と食事摂取量につながることがわかっている[3]．

②歯

成人は第三大臼歯を除いて28本の永久歯をもつが，高齢者では**う蝕**や歯周病に伴い歯の欠損が生じやすく，食塊形成が不利となる．特に，臼歯が欠損すると咀嚼の効率が悪くなり，食事に時間がかかったり，軟らかいものしか噛めなくなったりする[4]．

③唾液

加齢によって大唾液腺からの唾液分泌低下は起こらないとされているが，実際には高齢者は服用する薬剤も多く，その副作用で口腔乾燥を生じることがある．口腔乾燥は食塊形成の時間の延長や嚥下困難感を引き起こし，口腔内の自浄・抗菌作用にも影響を及ぼす．

(2) 咽頭

加齢に伴い咽頭腔の面積は拡大し，咽頭壁の厚みも薄くなることがわかっている．これにより，嚥下時に咽頭腔を狭める距離が広がり，嚥下に際して，より努力が必

国試によく出る

【加齢に伴う摂食嚥下器官】
加齢による摂食嚥下器官への影響を理解しよう．

キーワード

【舌圧】
舌が口蓋を押し付ける圧である．舌圧測定器を用いて測定することができる．

キーワード

【う蝕】
いわゆるむし歯のことである．

要となる[5]（**図3-3**）.

（3）喉頭

　加齢に伴い，喉頭周囲の筋力が衰えるため，喉頭蓋に対する喉頭の位置が低下することがわかっている[6,7]（**図3-3**）.嚥下中は，喉頭の前上方への挙上と喉頭蓋の翻転を含む喉頭閉鎖によって気道が防御されるが，加齢に伴う喉頭の低位や喉頭挙上量の低下，筋力低下によって誤嚥のリスクが高まる[8].

（4）感覚機能

　味覚，嗅覚，触覚，固有感覚などの一般的な感覚は加齢とともに変化し，口腔および咽頭の感覚閾値は上昇する[9].感覚閾値の上昇は，嚥下反射惹起の遅れ，気道保護のための咳嗽反射の誘発の遅れなどをもたらす.

❷ 加齢に伴う嚥下機能の変化

　高齢者における嚥下障害は地域住民で22%[10]，外来患者で30%[11]，急性期の入院患者では50%[12] という高確率で存在することが報告されている.その原因としては，上記の加齢に伴う身体的変化に加えて，神経原疾患や頭頸部癌なども影響している可能性がある.言語聴覚士が高齢者の嚥下障害を評価する際は，疾患による影響だけでなく，加齢に伴う身体的変化の影響も踏まえる必要がある.

❸ 加齢に伴う機能変化に関連する用語

　加齢により嚥下機能が低下することは前述した通りである.超高齢社会が進展するわが国において，**オーラルフレイル**，**口腔機能低下症**，**老嚥** など新しい概念が提唱されている.いずれも別々の用語であるが，症状や状態は重なり合っているところも多い.これらは口腔機能や嚥下機能に関する用語であるが，**フレイル**，**サルコペニア** を含めて解説する.

（1）フレイル

　加齢に伴う様々な臓器機能変化や予備能低下によって外的なストレスに対する脆弱性が亢進した状態であり，健常な状態と要介護状態の中間に位置する[8].

（2）サルコペニア

　サルコペニアは転倒，骨折，身体機能低下などの健康障害のリスクが高まった進行性で全身性の骨格筋疾患であり，筋量減少，筋力低下，身体機能低下から構成される症候群である.原因は多岐にわたるが，加齢が原因（他に要因がないもの）を「一次性サルコペニア」，加齢以外に原因があるものを「二次性サルコペニア」という.

　二次性サルコペニアの要因として，低活動（運動不足，廃用など），疾患（侵襲，慢性臓器不全，炎症性疾患，内分泌疾患，悪液質など），低栄養がある.この二次性サルコペニアは高齢者でなくても生じる可能性がある[13].

（3）オーラルフレイル

　口腔（オーラル）とフレイル（虚弱）を合成した造語として，オーラルフレイルという概念が提唱されている.滑舌の低下や食べこぼし，わずかなむせ，噛めない食品が増えてきたなど**口腔機能の軽微な低下**を指す[14].オーラルフレイルがある場合，身体的フレイルや要介護認定，死亡リスクも高まることが示されている[15].

3.　高齢者の身体変化と摂食嚥下　　41

(4) 口腔機能低下症

　口腔機能低下症は加齢だけでなく，疾患や障害など様々な要因によって，口腔の機能が複合的に低下している**疾患**と定義されている．2018年には病名として保険収載され，歯科診療での診断が可能となった．診断には次の7項目の検査が用いられる．①口腔衛生状態不良，②口腔乾燥，③咬合力低下，④舌口唇運動機能低下，⑤低舌圧，⑥咀嚼機能低下，⑦嚥下機能低下である．7項目のうち3項目以上が該当すると口腔機能低下症と診断される[14]．

(5) 老嚥

　老嚥（presbyphagia）とは，老人性嚥下機能低下の略語で[16]，加齢による嚥下機能の低下であり，嚥下のフレイルと考えられる．老嚥には明確な診断基準はなく，評価の方法も確立していないのが現状である．**嚥下障害**ではないが，嚥下障害になる前段階のため，早期に発見することで，嚥下障害を予防することが重要である[8]．

文献

1) Utanohara Y, et al.：Standard values of maximum tongue pressure taken using newly developed disposable tongue pressure measurement device. *Dysphagia*, **23**：286-290, 2008.
2) Robbins J, et al.：Age-Related Differences in Pressures Generated During Isometric Presses and Swallows by Healthy Adults. *Dysphagia*, **31**：90-96, 2016.
3) Namasivayam AM, et al.：The effect of tongue strength on meal consumption in long term care. *Clin Nutr*, **35**：1078-1083, 2016.
4) 竹村佳代子・他：咀嚼能力関連因子と食行動との関係　吹田研究．日本咀嚼学会雑誌，**23**：81-89, 2013.
5) Molfenter SM, et al.：Age-Related Changes in Pharyngeal Lumen Size：A Retrospective MRI Analysis. *Dysphagia*, **30**：321-327, 2015.
6) Leonard R, et al.：Structural displacements affecting pharyngeal constriction in nondysphagic elderly and nonelderly adults. *Dysphagia*, **19**：133-141, 2004.
7) Feng X, et al.：Aging-related geniohyoid muscle atrophy is related to aspiration status in healthy older adults. *J Gerontol A Biol Sci Med Sci*, **68**：853-860, 2013.
8) 藤本篤士・他編：老化と摂食嚥下障害　「口から食べる」を多職種で支えるための視点．医歯薬出版，2017.
9) Smith CH, et al.：Oral and oropharyngeal perceptions of fluid viscosity across the age span. *Dysphagia*, **21**：209-217, 2006.
10) Jardine M, et al.：Self-reported Swallowing and Nutrition Status in Community-Living Older Adults. *Dysphagia*, **36**：198-206, 2021.
11) Tagliaferri S, et al.：The risk of dysphagia is associated with malnutrition and poor functional outcomes in a large population of outpatient older individuals. *Clin Nutr*, **38**：2684-2689, 2019.
12) Melgaard D, et al.：The Prevalence of Oropharyngeal Dysphagia in Acute Geriatric Patients. *Geriatrics* (Basel), **3**：15, 2018.
13) 吉村芳弘：サルコペニア虎の巻　診療のコツをとことん理解する．中外医学社，2021.
14) 福岡達之：サルコペニアの摂食嚥下障害，老嚥，オーラルフレイル　加齢による口腔機能および嚥下機能の低下とその対策　老嚥，オーラルフレイル，口腔機能低下症の理解．言語聴覚研究，**17**：36-44, 2020.
15) Tanaka T, et al.：Oral Frailty as a Risk Factor for Physical Frailty and Mortality in Community-Dwelling Elderly. *J Gerontol A Biol Sci Med Sci*, **73**：1661-1667, 2018.
16) 倉智雅子：【摂食嚥下障害リハビリテーション ABC】老嚥（presbyphagia）. *MEDICAL REHABILITATION*, **212**：199-204, 2017.

（矢野実郎）

✅ 確認Check! ☐ ☐ ☐

- 哺乳しやすい乳児の口腔の構造を述べてみよう．⇒36頁
- 哺乳反射を4つ挙げてみよう．⇒39頁
- 加齢に伴う摂食嚥下器官の変化の特徴を述べてみよう．⇒40頁

第4章 摂食嚥下の評価

学習の
ねらい

- 日常で見られる摂食嚥下障害を疑う症状や徴候について理解する．
- 言語聴覚士が臨床の場で実施する様々な摂食嚥下の評価法を理解する．
- 機器を用いた摂食嚥下評価の種類と，それぞれがもつ意義を理解する．

章の概要

- 摂食嚥下の評価において，言語聴覚士の果たすべき役割は大きい．
- 患者の観察や問診，身体所見，摂食嚥下器官の検査・簡易検査を通して，摂食嚥下障害を引き起こしている問題を探っていくことが求められる．
- さらなる病態の究明が必要と判断される場合には，機器を用いた摂食嚥下の精密な検査を医師や関連職種と連携して実施する．

言語聴覚士がかかわる摂食嚥下の評価

機器を用いない検査や情報収集	診療録などからの情報収集，問診，観察，臨床的な評価 摂食嚥下の簡易検査（スクリーニング検査） ・質問紙 ・反復唾液嚥下テスト ・改訂水飲みテスト ・フードテスト　など
機器を使った精密な摂食嚥下検査	言語聴覚士が単独で実施することはできないが，医師や関連職種と連携して行う評価 ・嚥下内視鏡検査（VE） ・嚥下造影検査（VF） ・嚥下圧検査　など

1. 摂食嚥下障害を疑う症状・徴候

1 症状と徴候

キーワード
症状：symptoms
徴候：signs

<u>症状</u>とは，患者自身が自覚した体調の変化である．例えば，頭痛や喉の違和感などである．<u>徴候</u>とは，第三者が観察や計測などにより客観的に捉えた現象である．例えば，発熱や体重減少などである．

摂食嚥下の問題は，様々な症状や徴候として気づかれる（**表4-1**）．患者の症状や徴候から嚥下の病態をある程度推測できれば，ポイントを押さえた評価ができる．

2 口腔期

歯の欠損や咀嚼筋の筋力低下があると，固いものを避け，柔らかい食物を好んで食べるようになる．口唇や頬の筋力低下や感覚障害があると，食物が口腔外に流出しやすい．また，口腔内圧を高めにくいため，食塊移送が困難となる．さらに，舌の運動が障害されると口腔内に食物が残留し（**口腔内残留**），それを除去するために水分で流し込むように食べることが増える．食塊移送を助けるために上を向いて食

表4-1　摂食嚥下障害を疑う症状・徴候

期	摂食嚥下障害を疑う症状・徴候	摂食嚥下病態の例
口腔期	固いものを避ける	歯の欠損，咀嚼筋の筋力低下
	食物の口腔外流出，流涎	口唇の筋力低下，感覚障害
	食物が口に残る	食塊形成および移送障害
	水分で流し込むように食べる	口腔内残留，咽頭残留
	食事姿勢の変化（上を向いて食べる）	食塊移送障害
咽頭期	むせる（食事）	誤嚥
	むせる（食間，夜間）	誤嚥，胃食道逆流
	湿性嗄声	誤嚥，咽頭残留，唾液の咽頭・喉頭貯留
	咽頭違和感，食物残留感	咽頭残留，胃食道逆流
	薬（錠剤）が喉に残る	咽頭残留
	食べ方の変化（複数回嚥下，交互嚥下）	咽頭残留
	飲食物が鼻にまわる	鼻咽腔閉鎖不全
食道期	食物が胸につかえる	食道の通過障害，胃食道逆流
	食物や胃酸が喉に上がってくる	胃食道逆流
	胸やけがする	胃食道逆流
全般	食事時間の延長	疲労，口腔期から食道期の障害
	食事摂取量の減少	疲労，食欲低下，味覚障害

べるなど，食べ方が変化することもある．

3 咽頭期

　食事や飲水時の**むせ**は，誤嚥を強く疑う症状である．また，食間や夜間の**咳嗽**は，唾液や胃食道逆流物の誤嚥を疑う症状である．**湿性嗄声は**，咽頭や喉頭に分泌物や飲食物が貯留することにより生じる．食物が喉に残る感じや錠剤の飲みにくさを訴える場合は，**咽頭残留**を疑う．残留を除去するために，自発的に複数回嚥下や交互嚥下をすることもある．鼻咽腔閉鎖不全があると，飲食物が鼻にまわることがある（**鼻咽腔逆流**）．

4 食道期

　食道の通過障害や**胃食道逆流**があると，食物が胸につかえるように感じることがある．また，食物や胃酸が喉に上がってくるような感じや胸やけも，胃食道逆流の症状である．

5 全般

　食べづらさや飲み込みづらさのために，食事に時間がかかるようになる．また，むせによる苦痛のために，食事や飲水を控えがちになり，食事や水分の摂取量が減少する．

6 合併症

　摂食嚥下障害には様々な**合併症**が生じる．**湿性咳嗽**，喀痰の増加，発熱や倦怠感

⚙ 国試によく出る

【摂食嚥下障害と合併症】
摂食嚥下障害を疑う症状・徴候を理解しよう．合併症の主な症状も頭に入れておこう．

などは，誤嚥性肺炎の主な症状である．また，体重減少や**低栄養**，脱水の原因が，実は摂食嚥下障害であることもある．

2. 評価の流れ

摂食嚥下障害の評価は，①情報収集，②問診，③観察・臨床評価，④スクリーニング検査の順で行う（**図4-1**）．摂食嚥下障害を疑う場合には，医師または歯科医師が**嚥下内視鏡検査**や**嚥下造影検査**などの精密検査を行う．

評価を行うことで，摂食嚥下障害の有無と程度を判定し，摂食嚥下の病態を理解し，残存機能を把握できる．評価結果をまとめ，疾患の治療状況や予後，患者の生活や社会参加の状況，背景因子，患者や家族の希望と統合する．そのうえで，多職種が共同で，リハビリテーション治療の適応判断とリスクアセスメント，目標を設定し，治療計画を立案する．一定期間リハビリテーションを実施した後には，再評価をして治療効果を判定し，必要に応じて方針を見直す．

> **キーワード**
>
> **【嚥下内視鏡検査】**
> video endoscopic evaluation of swallowing：VE
> **【嚥下造影検査】**
> video fluoroscopic examination of swallowing：VF

3. 情報収集

情報収集は，患者の状況を把握し，評価を安全に行ううえで欠かせないステップである．患者や家族に会う前に，医師の処方箋および診療録，他職種の記録，検査記録などで必要な情報を確認する（**表4-2**）．言語聴覚士が限られた時間で行う評価には限界がある．事前に幅広い情報を得ることで，患者の状況やリスクへの理解が深まる．

■1 健康状態（医学的情報）

①治療の状況

治療に関する情報は，摂食嚥下機能の障害や残存機能に密接にかかわり，機能回復を見通すうえで欠かせない．摂食嚥下機能に関連する既往歴や併存症も把握しておく．特に誤嚥性肺炎の既往は重要である．摂食嚥下障害に関連のある手術の記録も確認する．

②全身状態

リハビリテーション介入に伴うリスクにかかわるため，特に慎重に確認する．日々のバイタルサインの変化，評価時の感染症対策の必要性や，検査食などへのアレルギーの有無も確認する．

③薬剤

治療薬の中でも，特に覚醒度，食欲，嚥下機能，口腔乾燥などに影響を及ぼす薬剤は，投与内容や服薬内容を確認する．

④呼吸

人工換気や酸素療法の状況，気管切開の有無，気管カニューレの有無と種類を確認する．

⑤栄養

非経口栄養（経静脈・経腸），投与エネルギー量，**体重減少率**，Body Mass Index

> **つながる知識**
>
> **【体重減少率】**
> 低栄養の指標は，1か月で5％，3か月で7.5％，6か月で10％以上の体重減少．

46　第4章／摂食嚥下の評価

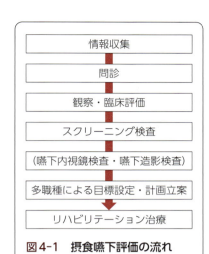

図4-1 摂食嚥下評価の流れ

表4-2 情報収集の例

項目		収集する情報
健康状態（医学的情報）	基本情報	年齢，性別，身長，体重
	治療の状況	診断名，現病歴，既往歴（肺炎の既往），併存症，治療内容と経過，予後，手術記録
	全身状態	意識レベル，バイタルサイン（体温，血圧，脈拍），安静度，感染症，アレルギー
	薬剤	投与内容，服薬内容
	呼吸	人工換気，酸素療法，気管切開，気管カニューレの種類
	栄養	非経口栄養（経静脈・経腸），投与エネルギー量，体重減少率，Body Mass Index（BMI）など
	血液・生化学検査	炎症指標と基準値：白血球数（WBC，3,300～8,600/μL），C反応性蛋白（CRP，0.30 mg/dL以下）など
	画像検査	頭部CT・MRI，胸部エックス線検査・CTなど
生活機能	看護	摂食状況，服薬方法，吸引頻度
	生活	ADL，睡眠，排便
病前の生活や社会参加の状況・背景	住居	自宅，施設
	家族・介護者	家族構成，キーパーソン，家族の健康状態，サポート体制，調理担当者
	病前生活	ADL，外出習慣，運動習慣，趣味
	食事	食事回数，摂取量，摂食介助，むせの有無，避けている食材，嗜好の変化
	職業	職場での食事環境，外食の機会
	社会活動	地域活動，対人交流
	経済状況	収入，社会保障制度（生活保護制度など）の利用状況
	社会福祉制度	介護保険，各種障害者医療制度の利用状況

（BMI）などを確認しておく．

⑥検査所見

血液・生化学検査では，炎症や栄養の指標などを確認しておく．頭部疾患では頭部CTやMRIなどの画像所見を，また，誤嚥性肺炎など呼吸器疾患では，胸部エックス線検査やCT画像の所見も確認する．

2 生活機能

看護記録から，患者の現在のADLや生活状況を把握する．特に摂食状況，服薬方法，吸引の頻度は重要な情報である．また，患者の状態に日内・日間変動があるかどうかも確認する．

3 病前の生活や社会参加の状況・背景

病前の生活や社会参加の状況，環境や患者の個人因子は，リハビリテーション治療の目標設定に大きくかかわる．居宅の状況，家族構成，家族のサポート体制を把握する．病前のADLや摂食状況，職業，社会活動，経済状況，社会福祉制度の利用状況などについても確認する．

> つながる知識
> 【病前の生活・背景】
> 理解しておくと，のちの問診も進めやすい．

4. 問診

　　患者と家族，介護者の主訴を聴取する．事前の情報収集で不足している事項についても確認し，患者の生活や社会参加の状況を把握する（**表4-2**参照）．さらに患者の食に関する希望や目標を聴取し，リハビリテーション治療への期待や意欲の程度も確認する．

5. 観察・臨床検査

ここが重要

【身体所見】
すべての身体所見を短時間で網羅するのは難しいと感じるかもしれない．しかし，実際には，問診をしながら観察できる項目も多い．

1 身体所見（表4-3）

①全身状態

　　経口摂取の可否を判断するうえでも，またリハビリテーション治療におけるリスク管理のうえでも重要である．評価時の意識レベルとバイタルサインを確認する．

②呼吸機能

　　安静時呼吸数（正常：12～20回/分）や呼吸パターン（腹式，胸式）を評価する．酸素化不良が疑われる場合には，**経皮的動脈血酸素飽和度（SpO_2）を計測する**．喀痰がある場合には排痰するように促し，喀出力をみておく．咳嗽力は，強く咳をするように指示し，強い咳ができるどうかで判断する．

③栄養状態・脱水

　　るい痩，褥瘡の有無，皮膚や口腔内の乾燥の有無を観察する．

④姿勢

　　食事の姿勢が適切に保たれるかをみる．頸部の可動域や座位バランス，耐久性を観察する．

⑤認知機能・高次脳機能

　　食への意欲があるか，食べるための注意機能が保たれているか，口腔顔面に失行がないかどうかを確認する．また，認知機能は，直接訓練における嚥下手技を習得するためにも必要な機能である．

⑥コミュニケーション

　　教示理解の程度，苦痛や要望を訴えるための表出能力を確認する．

表4-3　主な身体所見

項目	観察・評価
全身状態	意識レベル，バイタルサイン（体温，血圧，脈拍）
呼吸機能	安静時呼吸数，呼吸パターン，経皮的動脈血酸素飽和度，喀痰の量と性状，排痰の可否，咳嗽力
栄養状態・脱水	栄養状態（るい痩，褥瘡の有無），脱水（皮膚や口腔内の乾燥）
姿勢	頸部可動域，座位バランスおよび座位耐久性
認知機能・高次脳機能	意欲，注意，失行
コミュニケーション	教示理解の可否，表出能力（音声，筆談など）
発声・構音機能	嗄声，開鼻声，構音障害，発話明瞭度
口腔の状態	衛生状態，口腔粘膜の乾燥，歯（残存歯），義歯の適合状態
嚥下機能	唾液嚥下の可否，流涎，唾液によるむせ，むせたときの咳嗽力，湿性嗄声の有無

⑦発声・構音機能

嗄声および構音障害の有無と程度を評価する．嗄声は声帯の障害を反映し，誤嚥や咳嗽力，喀出力ともかかわる．構音障害は口腔器官の形態や運動を反映し，主に口腔期の障害と密接にかかわる．開鼻声は軟口蓋挙上不全を示唆する所見である．

⑧口腔の状態

口腔の衛生状態は誤嚥性肺炎のリスクにかかわる．食物残渣や舌苔の有無，口腔粘膜の乾燥の程度を観察する．また，咀嚼に不可欠な歯や義歯の有無と適合状態についても記載する．

⑨嚥下機能

評価中，自発的に唾液を嚥下しているか，流涎，唾液によるむせ，むせたときの咳嗽力，湿性嗄声の有無などが観察のポイントである．

② 摂食嚥下器官の検査

摂食嚥下器官の検査では，食物を口に取り込み，食物の位置や性状を感じて咀嚼し，効果的に嚥下するための機能を評価する．まず，各器官の形態と安静時の状態を観察する．次に，運動範囲と必要に応じて交互反復運動を評価する．感覚の評価，特に温痛覚や味覚は，患者の訴えから判断することも多い．評価項目の概要は**表4-4**にまとめた．ここではポイントのみ解説する．重要なのは，運動の可否や感覚障害の有無を確認して終わるのではなく，症状の背後にある病態を考えることである．続くスクリーニング検査で配慮すべき点がわかり，また適切な介入アプローチの選択にもつながる．手技に習熟し，患者の負担とならないよう，短時間で終えられるように配慮する．

①下顎

常に開口し，下顎挙上を保てない場合は，顎関節の異常，閉口筋の麻痺や筋力低下を疑う．開口時の偏位は，**上下切歯の左右へのずれ**に注目して判断する．一側の三叉神経麻痺では，**下顎は麻痺側に偏位**する．最大**開口量**は，患者に最大開口させ，上下顎の切歯間に検者の第一関節部が何本分挿入できるかで判断する．意識障害や認知症などで患者が検者の指を噛む恐れがある場合や，顎関節脱臼の既往がある場合には行わない．

②口唇

安静時の口角下垂や口唇閉鎖の様子を観察する．口に空気を含んで頰を膨らませたときに，頰を押して空気が漏れないかをみることで，筋力も簡易に評価する．感覚障害が疑われる場合には，患者を閉眼させて細い綿棒などで口唇周囲に触れ，自覚を問う．

③舌

安静時に萎縮や不随意運動の有無を確認する．舌尖挙上は，口を開けたまま舌の先を上顎につけるよう指示する．舌の後退は，口を開けたまま舌を引き込むように指示する．感覚障害が疑われる場合には，口唇同様の手順で舌を刺激し，患者の自覚を問う．舌前方2/3の味覚は，顔面神経の分枝である鼓索神経が，また後方1/3は舌咽神経が支配している．味覚障害を疑う場合，精密な味覚検査もあるが，臨床では患者の訴えを聴取して，味覚障害の有無と程度（減衰，消失）を判断する．

つながる知識

【開口量】
3横指以上が正常，開口測定器を用いる場合は，40mm未満で開口制限ありと判定する．

---

5. 観察・臨床検査　49

表4-4　主な評価項目と判定方法

器官	形態・運動・感覚	評価項目	判定方法	神経支配
下顎	形態	異常	なし・あり	—
	安静時	挙上を保持	可・不可	三叉神経（V3）
	開口時	偏位 最大開口量	なし・あり（右・左） 正常：3横指以上	
口唇	形態	異常	なし・あり	—
	安静時	口角下垂 閉鎖	なし・あり（右・左） 可・不可	顔面神経
	運動	突出 横引き	十分・不十分・不可（右・左） 十分・不十分・不可（右・左）	
	触覚	上唇 下唇	正常・低下・消失 正常・低下・消失	三叉神経（V2） 三叉神経（V3）
舌	形態	異常	なし・あり	—
	安静時	萎縮 不随意運動	なし・あり なし・あり	舌下神経
	運動	挺出 側方 舌尖挙上 後退	十分・不十分・不可 偏位　あり・なし（右・左） 十分・不十分・不可（右・左） 十分・不十分・不可 十分・不十分・不可	
	交互反復運動速度	突出-後退 左右	良好・低下 良好・低下	
	触覚	前方2/3 後方1/3	正常・低下・消失 正常・低下・消失	三叉神経（V3） 舌咽神経
	味覚	前方2/3 後方1/3	正常・減衰・消失（甘味，塩味， 酸味，苦味）	顔面神経 舌咽神経
硬口蓋	形態	異常	なし・あり	—
軟口蓋	形態	異常	なし・あり	—
	安静時	不随意運動	なし・あり	舌咽・迷走神経
	運動	挙上 左右差	十分・不十分・不可 なし・あり	
	運動・感覚	軟口蓋反射	なし・あり（右・左）	
咽頭	運動	カーテン徴候	なし・あり（右・左）	
	運動・感覚	咽頭反射	なし・あり（右・左）	

④軟口蓋

　軟口蓋と咽頭の運動および体性感覚は，いずれも舌咽神経と迷走神経によって支配されている．軟口蓋は舌圧子で舌を押し下げ，ペンライトを用いて観察する．軟口蓋の運動は，「あ」発声時の挙上の程度で判断する．一側の麻痺では，麻痺側の軟口蓋挙上が不十分で，口蓋弓のラインが緩やかにみえる．持続発声よりも，短い「あ」の発声を数回繰り返させると観察しやすい．

　軟口蓋の感覚は，運動と区別して評価することはできず，感覚入力に対する反射の有無により，運動と一体で評価する．細い綿棒などで軟口蓋を外側から正中に向けて軽くこすり，**軟口蓋反射**（palatal reflex）の有無を観察する．検査は左右に分けて行う．正常では両側の軟口蓋が挙上するが，一側の麻痺ではどちら側の口蓋を

刺激しても軟口蓋が**健側に引かれる**．偽性球麻痺では軟口蓋反射は消失する[1]．

⑤咽頭

「あ」発声時に咽頭後壁に注目する．一側の麻痺では，上咽頭収縮筋が健側のみ収縮するため咽頭後壁が**健側に引かれる**（カーテン徴候）．感覚は，軟口蓋同様，運動と一体の評価となる．細い綿棒などで一側の咽頭後壁を刺激し，**咽頭反射**（pharyngeal reflex）（⇒**94頁**【咽頭反射 vs 絞扼反射】）を確認する．検査は左右に分けて行う．刺激による咽頭収縮がみられるが，強い**催吐反射**（gag reflex）を生じることもある．咽頭反射は健常人でも消失することがあるので，必ずしも病的とはいえないことに注意する．

> ✏ **つながる知識**
> 【カーテン徴候】
> 咽頭後壁が引かれて再び元に戻る様子がカーテンのそれに似ているところから，カーテン徴候といわれる．

---

6. 簡易検査

> 💡 **国試によく出る**
> 【簡易検査】
> 目的や手技，判定方法を頭に入れておこう．

簡易検査（スクリーニング検査）は，摂食嚥下障害が疑われる患者を早期に発見し，経口摂取の可否を判断するために行う．嚥下内視鏡検査や嚥下造影検査などの精査の必要性についても判断する．

1 質問紙

(1) Eating Assessment Tool (EAT-10)

米国で開発された摂食嚥下障害のスクリーニング質問紙である．摂食嚥下障害に関連する10の質問に対して患者の自覚症状を問い，合計点が3点以上で摂食嚥下障害を疑う．日本語翻訳版もある[2]．

(2) 摂食嚥下障害の質問紙

日本で開発された摂食嚥下障害のスクリーニング質問紙である．摂食嚥下障害に関連する15の質問に対して，患者または患者の家族に3段階（例：A.しばしば，B.ときどき，C.なし）で評価を求める．合計点が8点以上で摂食嚥下障害を疑う（**図4-2**）[3]．

2 唾液による検査

(1) 反復唾液嚥下テスト (The Repetitive Saliva Swallowing Test : RSST)[4]

①目的

唾液を随意的に嚥下する能力を評価する．

②適応

検査に水や食物を用いないため，検査中の誤嚥リスクは低い．ただし，意識障害や重度の認知機能障害があると実施できない．

③実施手順

中指を患者の喉頭隆起に，人差し指を舌骨に置く（**図4-3**）．そのまま，30秒間に何度も繰り返し空嚥下をするように指示し，嚥下した回数を数える．嚥下時に喉頭隆起が検者の指腹を越えて戻れば1回と判定する．**30秒間に3回未満の場合に**摂食嚥下障害が疑われる．基本は座位で行うが，難しい場合はリクライニング位（⇒**101，102頁**）で行ってもよい．口腔乾燥がある場合には，あらかじめ含嗽させる，人工唾液を使うなどしてもよい．

質問紙　スコア評価式

氏名		年　月　日
年齢　　　歳	身長　　　cm	体重　　　kg
回答者　本人・配偶者・(　　　)		

あなたの嚥下（飲み込み、食べ物を口から食べて胃まで運ぶこと）の状態について評価します。
以下の質問について、ここ2、3年から最近の状態で該当する項目（A、B、C）にチェック（☑）してください。

	A（4点）	B（1点）	C（0点）
1. 肺炎と診断されたことがありますか？	□ 繰り返す	□ 一度だけ	□ なし
2. やせてきましたか？	□ 明らかに	□ わずかに	□ なし
3. 物が飲み込みにくいと感じることがありますか？	□ しばしば	□ ときどき	□ なし
4. 食事中にむせることがありますか？	□ しばしば	□ ときどき	□ なし
5. お茶を飲むときにむせることがありますか？	□ しばしば	□ ときどき	□ なし
6. 食事中や食後、それ以外の時にものどがゴロゴロ（痰がからんだ感じ）することがありますか？	□ しばしば	□ ときどき	□ なし
7. のどに食べ物が残る感じがすることがありますか？	□ しばしば	□ ときどき	□ なし
8. 食べるのが遅くなりましたか？	□ たいへん	□ わずかに	□ なし
9. 硬いものが食べにくくなりましたか？	□ たいへん	□ わずかに	□ なし
10. 口から食べ物がこぼれることがありますか？	□ しばしば	□ ときどき	□ なし
11. 口の中に食べ物が残ることがありますか？	□ しばしば	□ ときどき	□ なし
12. 食物や酸っぱい液が胃からのどに戻ってくることがありますか？	□ しばしば	□ ときどき	□ なし
13. 胸に食べ物が残ったり、つまった感じがすることがありますか？	□ しばしば	□ ときどき	□ なし
14. 夜、咳で眠れなかったり、目覚めることがありますか？	□ しばしば	□ ときどき	□ なし
15. 声がかすれてきましたか？（がらがら声、かすれ声など）	□ たいへん	□ わずかに	□ なし
計算方法（Aの数×4点）＋（Bの数×1点）＋（Cの数×0点）	＿＿個×4＝＿＿点	＿＿個×1＝＿＿点	＿＿個×0＝**0点**
合計（A+B+C）			点

結果（点数）	評価
8点以上	摂食嚥下障害の疑いがあります。医師や歯科医師に相談してください。
4点以上	オーラルフレイルの疑いがあります。かかりつけ医に相談しましょう。

出典）中野雅徳、藤島一郎・他：スコア化による聖隷式嚥下質問紙評価法の検討．
日摂食嚥下リハ会誌、24（3）：240-246, 2020.
引用元）日医工株式会社ホームページ

図4-2　摂食嚥下障害の質問紙（聖隷式嚥下質問紙）

3 飲食物を用いる検査

　飲食物を用いる検査は、全身状態、呼吸状態が安定しており、意識レベルがJCS1桁以上、認知機能がある程度保たれており教示に従える、かつ口腔衛生が良好である場合に実施する．誤嚥に備えて吸引器を準備する．また、食物アレルギーの有無や、内部疾患などによる食事・飲水制限の有無も確認しておく．いずれの検査も、不顕性誤嚥は検出できないことに注意する．

(1) 改訂水飲みテスト（Modified Water Swallowing Test：MWST）[5]

　少量の冷水を嚥下させ、むせや呼吸変化をみる．主に咽頭期嚥下障害の検査であ

> 💡 **国試によく出る**
> 【不顕性誤嚥】
> スクリーニング検査はベッドサイドでも簡便に行えるが、不顕性誤嚥は検出できないことに注意しよう．

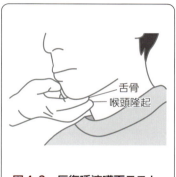

図4-3 反復唾液嚥下テスト

表4-5 改訂水飲みテスト

方法	・冷水3 mLを口腔底に注ぎ，嚥下を指示する． ・判定が4以上であれば，最大で，さらにテストを2回繰り返す． ・最も悪い点を評価点とする．
判定基準	1. 嚥下なし，むせる and/or 呼吸切迫 2. 嚥下あり，呼吸切迫 3. 嚥下あり，呼吸良好，むせる and/or 湿性嗄声 4. 嚥下あり，呼吸良好，むせなし 5. 4に加え，反復嚥下が30秒以内に2回可能

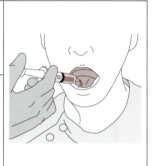

表4-6 水飲みテスト

方法	・常温の水30 mLをコップに入れて患者に渡し，普段通りに飲むよう指示する． ・嚥下開始から終了までの時間を計測し，嚥下回数とむせの有無を観察する． ・下記プロフィール2または3の場合，2回目を施行 プロフィール2の場合：1回で飲むように指示 プロフィール3の場合：2回に分けて飲むように指示
プロフィール	1. 1回でむせなく飲むことができる 2. 2回以上に分けるが，むせなく飲むことができる 3. 1回で飲むことができるが，むせることがある 4. 2回以上に分けて飲むにもかかわらず，むせることがある 5. むせることがしばしばで，全量飲むことが困難である
判定基準	プロフィール1：かつ5秒以内に飲む．正常 プロフィール1：かつ5秒以上で飲む．嚥下障害の疑い プロフィール2：嚥下障害の疑い プロフィール3〜5：異常

表4-7 フードテスト

方法	・ティースプーン1杯（約4 g）のプリンを嚥下させる． ・嚥下後に口腔内を観察し，残留の有無，位置，量を確認する．
判定基準	1. 嚥下なし，むせる and/or 呼吸切迫 2. 嚥下あり，呼吸切迫 3. 嚥下あり，呼吸良好，むせる and/or 湿性嗄声，口腔内残留中等度 4. 嚥下あり，呼吸良好，むせなし，口腔内残留ほぼなし 5. 4に加え，反復嚥下が30秒以内に2回可能

る（表4-5）．咽頭に直接水が流れ込まないように，舌背ではなく口腔底に水を注ぐ．

(2) 水飲みテスト（Water Swallowing Test：WST）[6]

改訂水飲みテストで問題がなければ，水飲みテストを行うことを検討する．実施方法には様々あるが，わが国で用いられる方法は表4-6に示す通りである．

(3) その他の水飲みテスト

水飲みテストは各国で様々な方法で実施されている．最も誤嚥を検出しやすいとされる方法は，患者に90〜100 mLの水を連続嚥下させ，むせや咳払いなどの反応もしくは声質の変化を認めたときに陽性と判定する方法である[7]．また，より安全に行うために，まず少量の水（1〜5 mL）を患者に1回で嚥下させ，むせや咳払いなどの反応もしくは声質の変化がなければ，続いて90 mLの水を連続嚥下させること

6. 簡易検査 53

つながる知識
【フードテスト】
臨床では嚥下訓練用のゼリーを用いて評価することも多い.

も提唱されている[7].

(4) フードテスト[5]

口腔期および咽頭期嚥下障害の検査である. プリンを嚥下したときの, むせ, 呼吸状態, 口腔内残留の程度を判定する（**表 4-7**）.

7. 摂食状況

1 観察

食事をしている患者の場合は, 摂食状況を評価する. 摂食嚥下障害を疑う症状・徴候（**表 4-1 参照⇒ 45 頁**）に注目して観察する. 食への意欲, 患者の嗜好, 食事中の注意, 姿勢, 補食, 呼吸変化, 疲労, 食事時間, 摂取量, 介助の必要性なども確認する. むせる状況（特定の飲食物でむせるか, 嚥下中/嚥下後, 食事の開始時/後半にむせるか, など）に注目し, むせる原因を探る. むせた際の咳嗽力もみておく.

2 摂食状況の指標

指標を用いると, 患者の摂食状況をスコア化できる. 簡便な指標なので, 言語聴覚士以外の職種でもつけやすい. 経時的な変化を捉えることも容易である.

(1) Functional Oral Intake Scale : FOIS[8, 9]

米国で開発された評価方法で, Level 1「経口摂取なし」から Level 7「正常」の7 段階で評価する（**表 4-8**）.

(2) 摂食嚥下状況のレベル（Food Intake level Scale : FILS）[10]

日本で開発された評価方法で, Level 1「嚥下訓練を行っていない」から Level 10「摂食・嚥下障害に関する問題なし（正常）」の 10 段階で評価する（**表 4-9**）.

表4-8 Functional Oral Intake Scale（FOIS）

Level 1	経口摂取なし
Level 2	補助栄養に依存. 少量の経口摂取を試みるのみ
Level 3	補助栄養に依存しているが, 継続的に食品や飲料を経口摂取している
Level 4	すべての栄養・水分を経口摂取. 1種類の食形態のみ
Level 5	すべての栄養・水分を経口摂取. 複数の食形態. ただし, 特別な準備や代償法が必要
Level 6	すべての栄養・水分を経口摂取. 複数の食形態. 特別な準備や代償法は不要だが, 特定の食物は食べられない
Level 7	正常

表4-9 摂食嚥下状況のレベル

経口摂取なし	Lv.1	嚥下訓練を行っていない
	Lv.2	食物を用いない嚥下訓練を行っている
	Lv.3	ごく少量の食物を用いた嚥下訓練を行っている
経口摂取と代替栄養	Lv.4	1食分未満の嚥下食を経口摂取しているが代替栄養が主体
	Lv.5	1〜2食の嚥下食を経口摂取しているが代替栄養が主体
	Lv.6	3食の嚥下食経口摂取が主体で不足分の代替栄養を行っている
経口摂取のみ	Lv.7	3食の嚥下食を経口摂取している, 代替栄養は行っていない
	Lv.8	特別食べにくいものを除いて3食経口摂取している
	Lv.9	食物の制限はなく, 3食を経口摂取している
	Lv.10	摂食・嚥下障害に関する問題なし（正常）

54　第4章／摂食嚥下の評価

8. その他の検査

> **ここが重要**
> 【咳テスト】
> 特に呼吸器疾患をもつ患者では,急変に対応できるような環境で行う.実施時のエアロゾル感染対策にも留意する.

(1) 咳テスト[11]
目的:不顕性誤嚥のリスク患者をスクリーニングする.
方法:1%濃度のクエン酸生理食塩水を超音波ネブライザから1分間噴霧し,患者に口から吸引させる.1分間で咳が5回以上であれば正常と判定する.簡易咳テストでは,メッシュ式ネブライザから噴霧し,患者が咳をするまでの秒数を計測する.30秒間に1回でも咳があれば,その時点で正常と判定する.

(2) 舌圧検査
目的:舌の筋力を間接的に測定する.
方法:専用の舌圧測定器を用いる.プローブを患者の口腔内に挿入し,舌と口蓋で押しつぶし続けるよう指示し,最大舌圧を測定する(図4-4).最大舌圧の平均値は70歳以上の高齢者で32.9 kPa[12],嚥下障害にかかわるような舌の機能低下が疑われるのは20 kPa未満とされる.

(3) 頸部聴診法[13](図4-5)
目的:嚥下音および呼吸音を聴取することで,主に咽頭期嚥下障害を判定する.
方法:あらかじめ口腔,咽頭や喉頭内の貯留物を除去しておく.また,嚥下反射が惹起されることを確認しておく.聴診器の接触子を頸部に接触させ,自発呼吸の

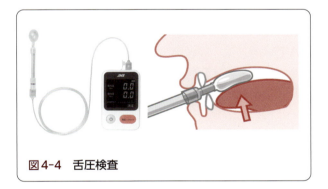

図4-4 舌圧検査

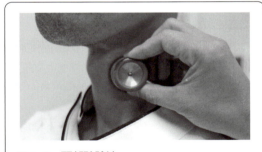

図4-5 頸部聴診法

表4-10 頸部聴診法の評価基準

	聴診音	疑われる嚥下障害
嚥下音	長い	舌による送り込みの障害
	弱い	咽頭収縮の減弱
	複数回	喉頭挙上障害,食道入口部の弛緩障害など
	泡立ち音(bubbling sound)	誤嚥
	むせに伴う喀出音	誤嚥
	嚥下音の合間の呼吸音	呼吸・嚥下パターンのずれ,喉頭侵入,誤嚥
呼吸音	湿性音(wet sound) 嗽音(gargling sound) 液体振動音	誤嚥,喉頭侵入,咽頭部の液体貯留
	むせに伴う喀出音	誤嚥
	喘鳴様	誤嚥

呼吸音を聴取する．次に検査食を患者に嚥下させ，嚥下音と，嚥下後の呼吸音を聴診する．嚥下前後の呼気音を比較する（**表 4-10**）．

文献

1) 岩田　誠：神経症候学を学ぶ人のために　第 1 版第 9 刷．医学書院，2018.
2) 若林秀隆，栢下　淳：摂食嚥下障害スクリーニング質問紙票 EAT-10 の日本語版作成と信頼性・妥当性の検証．静脈経腸栄養，**29**(3)：871-876, 2014.
3) 大熊るり・他：摂食・嚥下障害スクリーニングのための質問紙の開発．日摂食嚥下リハ会誌，**6**(1)：3-8, 2002.
4) 小口和代・他：機能的嚥下障害スクリーニングテスト「反復唾液嚥下テスト」(the Repetitive Saliva Swallowing Test：RSST) の検討 (1)　正常値の検討．リハ医，**37**(6)：375-382, 2000.
5) 戸原　玄・他：Videofluorography を用いない摂食・嚥下障害評価フローチャート．日摂食嚥下リハ会誌，**6**(2)：196-206, 2002.
6) 窪田俊夫：脳血管障害における麻痺性嚥下障害スクリーニングテストとその臨床応用について．総合リハ，**10**(2)：271-276, 1982.
7) Brodsky MB：Screening Accuracy for Aspiration Using Bedside Water Swallow Tests：A Systematic Review and Meta-Analysis. *Chest*, **150**(1)：148-163, 2016.
8) 公益社団法人 日本歯科医師会：歯科診療所におけるオーラルフレイル対応マニュアル 2019 年版.
9) Crary MA：Initial psychometric assessment of a functional oral intake scale for dysphagia in stroke patients. *Arch Phys Med Rehabil*, **86**(8)：1516-1520, 2005.
10) Kunieda K, et al.：Reliability and validity of a tool to measure the severity of dysphagia：the Food Intake LEVEL Scale. *J Pain Symptom Manage*, **46**(2)：201-206, 2013.
11) 若杉葉子・他：不顕性誤嚥のスクリーニング検査における咳テストの有用性に関する検討．日摂食嚥下リハ会誌，**12**(2)：109-117, 2008.
12) Utanohara Y：Standard values of maximum tongue pressure taken using newly developed disposable tongue pressure measurement device. *Dysphagia*, **23**(3)：286-290, 2008.
13) 高橋浩二：摂食・嚥下障害の評価法　頸部聴診法．*Bone*, **17**(4)：351-356, 2003.

（兼岡麻子）

9.　機器を用いた摂食嚥下の検査

1 嚥下機能検査について

　嚥下機能評価として，フィジカルアセスメントや簡易検査，臨床的摂食嚥下検査（clinical swallowing test）に続いて，検査機器を用いて嚥下運動に直接かかわる部位の検査を行う．

　本稿では，嚥下機能評価の検査として**内視鏡検査**（喉頭内視鏡検査，嚥下内視鏡検査），**嚥下造影検査**，**嚥下圧検査**，**嚥下 CT 検査**，**筋電図検査**，**超音波検査**について説明する．

2 内視鏡検査

＜ポイント＞[1]

- ・嚥下内視鏡検査とは，経鼻的に内視鏡を用いて実施する嚥下機能検査である．
- ・検査食（色素水含む）を用いない場合は，喉頭内視鏡検査という．
- ・嚥下中の咽頭および喉頭の動きを観察する．
- ・内視鏡と光源（とモニター）があれば繰り返し検査可能で，実施場所を選ばない．
- ・放射線被曝がない．
- ・嚥下中の誤嚥は観察できない．
- ・食物を用いた検査が可能
- ・嚥下内視鏡検査所見の評価基準：兵頭スコア[2,3]
- ・準備期・口腔期・食道期の嚥下障害は評価できない．

> 📖 **ここが重要**
>
> **【嚥下内視鏡検査】**
> 通常，食道期の嚥下機能評価はできない．

56　第 4 章／摂食嚥下の評価

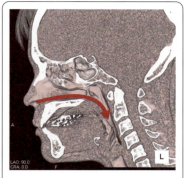

図4-6 鼻腔から咽頭の側面図と内視鏡挿入ルート

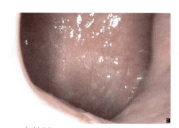

a：安静時　　　　　　　　b：嚥下時．鼻咽腔閉鎖が確認できる．

図4-7 上咽頭の内視鏡検査所見

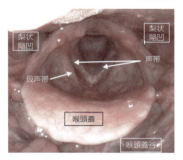

図4-8 下咽頭の内視鏡検査所見（正常）

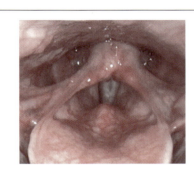

図4-9 声帯の内視鏡検査所見（発声時）

(1) 内視鏡の種類

内視鏡には軟性内視鏡と硬性内視鏡があり，嚥下機能評価には軟性内視鏡を一般的に使用する．上部消化管内視鏡検査で使用する軟性内視鏡は直径6〜10mm程度の太い内視鏡だが，嚥下機能検査で使用する内視鏡は3mm程度のものが一般的である．軟性内視鏡はファイバースコープや電子スコープともいい，声帯運動評価など嚥下以外の喉頭の器質的・機能的評価を行う場合には，喉頭内視鏡検査という．嚥下機能を軟性内視鏡を用いて評価することを，嚥下内視鏡検査という．ここでは喉頭内視鏡検査も含め，嚥下内視鏡検査として説明する．

(2) 内視鏡検査の方法

嚥下機能評価をするための内視鏡は，口からではなく鼻腔から挿入し，上咽頭・中咽頭・下咽頭・喉頭の順で観察する（図4-6）．鼻孔からカメラを挿入したらゆっくり内視鏡を奥に進め，中鼻道または総鼻道を通すようにすると挿入しやすい．上咽頭部位では鼻咽腔閉鎖機能を確認する（図4-7）．中咽頭部位では，咽頭扁桃や舌根扁桃肥大がないか，その他腫瘍性病変や潰瘍などの粘膜病変の有無を確認する．舌を出し入れすることで舌根部や喉頭蓋谷を観察しやすくなる．続いて，下咽頭に唾液や分泌物の貯留がないか，嚥下時の咽頭収縮（ホワイトアウト）の有無を確認する（図4-8）．高齢者の場合，頸椎変形による咽頭後壁の突出をみることがあるが，咽頭後壁の突出のみで嚥下機能障害を呈することは稀である．さらに，声帯運動状況や喉頭感覚の確認を行う（図4-9）．喉頭感覚の確認は重要で，内視鏡先端で

> 【ここが重要】
> 【喉頭感覚の確認】
> 嚥下内視鏡検査では喉頭感覚の評価を忘れてはならない．

喉頭に触れることで，気道を防御するような咳反射や喉頭を絞扼するような所見を認める．内視鏡検査は，喉頭の感覚を確認できる最も有用な検査である．

(3) 評価基準

嚥下内視鏡検査所見のスコア評価基準として近年よく使用されている「兵頭スコア」[2]を表4-11に記す．評価基準に沿って検査結果を評価するが，まずはじめに，咽頭・喉頭の構造の確認や運動機能，感覚を確認する．次に，いろいろな種類の検査食を使って，嚥下機能を評価する．

(4) 検査食を用いる前の評価項目

①咽喉頭の器質的・機能的異常の確認

- ・鼻咽腔閉鎖
- ・腫瘍性病変
- ・頸椎による咽頭後壁の突出
- ・声帯可動性
- ・咽頭収縮（ホワイトアウトが生じるか？）
- ・咽頭貯留（喉頭蓋谷，梨状陥凹）
- ・喉頭流入（侵入）（唾液など）

②喉頭感覚の確認（気道防御反射）

解剖学的異常や機能的異常，感覚異常がないかを確認した後，検査食を用いて嚥下状況を確認する．検査食を用いた嚥下状態の観察では，舌根から下咽頭全体を観察できる位置に内視鏡を固定し，実際の嚥下機能を評価する．検査食として，着色水，とろみ着色水，ゼリー，プリンなどを使用する．他にも，試してみたい食物を検査食として用いることも可能である．検査の際には，一口量として，はじめは3mL程度を目安とし，5mLやそれより多い量で検査することもできる．誤嚥の危険が極めて高い場合には1mLから検査すると安全である．色素水の色素は咽頭粘膜の色調（桃色から赤色調）と比較してコントラストがよいもの（青色や紫色，緑色）がよい．嚥下する際の咽頭収縮によって一時的に内視鏡の視野が覆われ観察不能となるホワイトアウトと呼ばれるタイミングがあるが，その間に生じる誤嚥は内視鏡検査では確認できない．嚥下時の誤嚥の確認には，後述する嚥下造影検査が必要である．

(5) 検査食を嚥下した際に観察する項目

- ・早期咽頭流入
- ・嚥下反射惹起のタイミング
- ・咽頭残留・誤嚥
- ・（複数回）嚥下後のクリアランス
- ・誤嚥後の喀出状況

※液体嚥下では特に，ホワイトアウト時の誤嚥の可能性を考慮する．

📖✍ ここが重要

【兵頭スコア】
「兵頭スコア」の各項目の評価方法について，理解しよう．

表4-11　嚥下内視鏡検査所見のスコア評価基準

①喉頭蓋谷や梨状陥凹の唾液貯留
- 0：唾液貯留がない
- 1：軽度唾液貯留あり
- 2：中等度の唾液貯留があるが，喉頭腔への流入はない
- 3：唾液貯留が高度で，吸気時に喉頭腔へ流入する

②声門閉鎖反射や咳反射の惹起性
- 0：喉頭蓋や披裂部に少し触れるだけで容易に反射が惹起される
- 1：反射は惹起されるが弱い
- 2：反射が惹起されないことがある
- 3：反射の惹起が極めて不良

③嚥下反射の惹起性
- 0：着色水の咽頭流入がわずかに観察できるのみ
- 1：着色水が喉頭蓋谷に達するのが観察できる
- 2：着色水が梨状陥凹に達するのが観察できる
- 3：着色水が梨状陥凹に達してもしばらくは嚥下反射が起きない

④着色水嚥下による咽頭クリアランス
- 0：嚥下後に着色水残留なし
- 1：着色水残留が軽度あるが，2～3回の空嚥下でwash outされる
- 2：着色水残留があり，複数回嚥下を行ってもwash outされない
- 3：着色水残留が高度で，喉頭腔に流入する

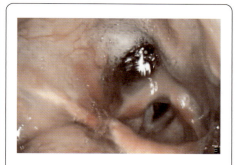
図4-10 嚥下内視鏡検査所見：咽頭残留

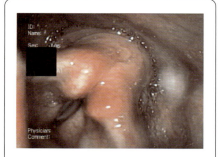
図4-11 嚥下内視鏡検査所見：喉頭流入（侵入）

　実際の検査では，検査食（または着色水など）を口腔内に保持するように指示する．その際，咽頭へ着色水が流入するかどうかを観察し，嚥下を指示する前に着色水が流入する場合は，「早期咽頭流入あり」と評価する．次に，口腔内に保持した着色水を嚥下する際の，嚥下反射の惹起するタイミングを観察する．正常の場合，着色水が咽頭に流入するとほぼ同時に嚥下反射が生じ，着色水の流入をほとんど観察することなくホワイトアウトになり，嚥下が終了すると咽喉頭が確認できる．着色水の喉頭蓋谷から梨状陥凹への流入が観察される場合，「嚥下反射惹起遅延あり」と判断する．

　嚥下運動終了後に，喉頭蓋谷や梨状陥凹に着色水が残留していた場合に「咽頭残留あり」とし，その部位や程度を観察する（図4-10）．咽頭残留が観察された場合，残留感を自覚しているかどうか，追加の空嚥下によってどの程度貯留が軽減するのかを確認することも重要である．さらに，喉頭内への着色水の流入の有無を観察する．着色水流入が声門上までにとどまる場合には「喉頭流入（侵入）（図4-11）」，声門を越えて気管内に流入する場合を「気管流入（誤嚥）」と判定する．嚥下反射が高度に障害されている場合には，嚥下反射惹起前に喉頭流入や気管流入が観察されることがある．

　嚥下後にも喉頭腔や気管内を確認し，喉頭流入や誤嚥の有無を観察する．気道の感覚が低下している場合は，誤嚥してもむせが生じないことがあり，不顕性誤嚥の評価は重要である．不顕性誤嚥があり，誤嚥したものを自己喀出できない場合には，適切な食事形態，一口量，摂食姿勢や摂食の工夫などを検討しなければならない．

　嚥下内視鏡検査での嚥下機能評価として，早期咽頭流入，嚥下反射の惹起遅延，咽頭残留，喉頭流入・誤嚥が観察された場合には嚥下機能の異常が示唆される．

(6) 嚥下内視鏡検査で十分評価できない項目
・準備・口腔期
・鼻咽腔閉鎖機能と誤嚥の同時評価
・食道入口部の開大状況
・ホワイトアウト中の誤嚥の有無
・食道期の嚥下障害

>  国試によく出る
> 【嚥下内視鏡検査と嚥下造影検査】
> 嚥下内視鏡検査や嚥下造影検査で評価できることとできないことの知識の整理が重要である．

3 嚥下造影検査

＜ポイント＞

- 嚥下造影検査はエックス線透視下に，嚥下にかかわる構造の評価と嚥下機能の評価を行う検査（診断のための検査）[4]である．
- 造影剤を嚥下することにより，誤嚥（嚥下前誤嚥，嚥下中誤嚥，嚥下後誤嚥）や喉頭流入（侵入）の有無，咽頭残留の有無を確認できる[4]．
- 「摂食嚥下の5期」すべてについて，嚥下障害の病態を詳細に評価することが可能
- 適切な食品物性の検証や安全な摂食姿勢・摂食方法の調整にも有効[4]
- 嚥下造影検査での評価スケールとして，喉頭流入（侵入）・気管流入の重症度スケール（penetration-aspiration scale）[5]がある．

(1) 検査の目的

嚥下造影検査では，①口腔・咽頭・喉頭・食道の器質的・機能的異常の有無の観察・確認，②口腔内の嚥下状況の確認，③誤嚥状況や咽頭残留の確認など診断的な目的以外に，造影剤を嚥下した際に観察される所見をもとに，リハビリテーション方法を工夫するなど治療的側面からの観察目的もある．

(2) 評価

嚥下内視鏡検査と同様に，まずはじめに，口腔・咽頭・喉頭や頸部の構造を確認する．次に，造影剤やいろいろな種類の検査食を使って，嚥下機能を評価する（図4-12）．嚥下内視鏡検査では観察できない誤嚥の程度の評価や，食道入口部開大状況の観察が可能である．評価方法についての詳細は学会の基準[4,6]を参照されたい．

(3) 検査に使用する造影剤

嚥下造影検査は，造影剤を嚥下させ，実際の嚥下状況を観察する検査で，使用する造影剤には，非イオン性ヨード系造影剤，イオン性ヨード系造影剤，硫酸バリウムがある．一般的に消化管エックス線造影剤として使用されるのが硫酸バリウムで，ヨードアレルギーがある場合，硫酸バリウムしか使用できない．バリウム顆粒は水に溶けないため，組織内に入っても吸収されることなく，誤嚥した場合に肺組織内に残存する．そのため，誤嚥の危険がある患者には硫酸バリウムの使用を極力避けたほうがよい．非イオン性ヨード系造影剤は，肺障害性が最も低く，可溶性であり気道に入っても吸収されるため組織内に残存しない．しかし，浸透圧がやや高いので，肺組織に多量に流入すると炎症や肺水腫が生じ得るため注意が必要である．また，保険診療適用外である．イオン性ヨード系造影剤は，組織内に入っても吸収されることから，消化管穿孔を確認する検査で使用されることが多いが，浸透圧が高いため肺組織に流入した場合，肺水腫から急性呼吸障害を生じることがあるため，誤嚥する危険のある人には絶対に使用してはならない[7-9]．

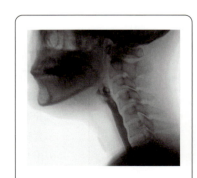

図4-12　正常嚥下像

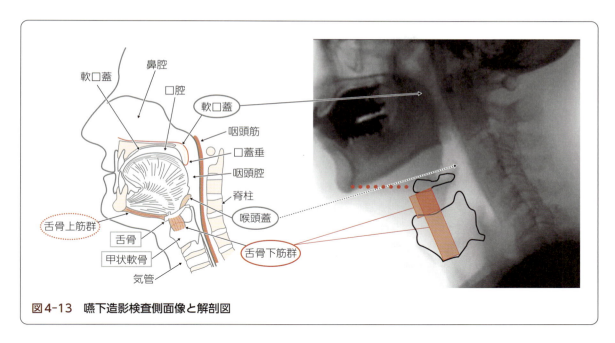

図4-13 嚥下造影検査側面像と解剖図

表4-12 解剖学的な確認

口腔・顔面	歯の状態，欠損や癒合，形成不全などの異常
頸椎	椎体変形や骨棘形成，靱帯骨化などの異常，弯曲の異常（通常は前弯），手術によるプレート留置，椎前部の結合組織肥厚など
舌骨・甲状軟骨	舌骨や甲状軟骨の下垂
咽頭・喉頭腔	欠損など解剖学的異常
気管	気管カニューレ留置，解剖学的異常

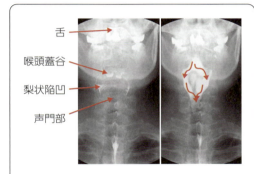

図4-14 嚥下造影検査正面像
造影剤が通過すると白く写る．

(4) 検査の流れ

①姿勢や撮影位置の調節

患者の嚥下機能や体形に応じて，検査の姿勢を調整する．撮影する位置（口腔，咽喉頭，食道）や方向（側面像，正面像，斜位像）も評価したい部位に応じて調整する．

②解剖の評価，空嚥下での評価

まず，解剖学的な異常の有無を確認する（表4-12）．側面像（図4-13）と正面像（図4-14）の解剖を理解しておく必要がある．喉頭挙上や喉頭蓋反転，咽頭収縮状況などについて，造影剤を嚥下させる前に，空嚥下（つばのみ）で確認する．

③造影剤・検査食での検査

検査では以下のことを記録する．
- 使用した造影剤（種類，濃度，とろみの程度）
- 検査食（種類，形態，一口量など）

- 摂食方法：自立摂取か介助摂食か
- 頸部回旋法，頸部突出法など，用いた手技
- 撮影方向：正面・側面・斜位（第1，第2）

※上記以外でも，特別な条件や注意すべき事項があれば記録する．

(5) 準備・口腔期に確認する項目 [4]

①側面像

- 口唇閉鎖
- 下顎の開閉：開閉口の確認
- 食物の取り込み：口唇閉鎖，口唇からの食物のこぼれ
- 咀嚼・押しつぶし：下顎と舌の動き
- 造影剤や食物摂食中の口唇からの漏出
- 口腔内保持：命令嚥下の際の液体またはペーストの咽頭流入
- 食塊形成：主に舌の運動により口腔内で食塊を形成する能力
- 咽頭への送り込み：舌の運動により食塊を咽頭へ送り込む能力
- 口腔残留：前庭部・口腔底・舌背部の嚥下後の口腔残留

②正面像

- 解剖学的な左右差の有無

(6) 咽頭期に確認する項目

①側面像

- 舌根部の動き：嚥下時に舌根が咽頭後壁に接する状態
- 舌骨の動き：嚥下時の舌骨の運動
- 喉頭挙上運動：嚥下時の喉頭挙上距離，挙上持続時間
- 嚥下反射惹起時間：嚥下反射が惹起されるまでの時間
  （咀嚼中に食塊が梨状陥凹に達している場合，咀嚼終了時からの時間を評価）
- 咽頭収縮：咽頭前壁と後壁との接触状態
- 口腔への逆流：嚥下時の食塊の口腔内への逆流
- 鼻咽腔への逆流：嚥下時の咽頭内圧上昇による食塊の鼻咽腔への逆流
- 食道入口部の開大：嚥下時の食道入口部の開大状態
- 食道入口部の通過：食道入口部を通過する食塊の量
- 喉頭蓋の動き：喉頭蓋の反転（後屈）運動
- 喉頭流入（侵入）：食物が喉頭に入るが声門を越えない状態
- 誤嚥：食物が声門を越えて気管に侵入した状態
- 反射的なむせ：誤嚥時の反射的なむせの有無を評価
- 誤嚥物の喀出：反射的なむせまたは意図的な咳によって喀出可能か否かを評価
- 喉頭蓋谷残留：嚥下後の喉頭蓋谷の残留
- 梨状陥凹残留：嚥下後の梨状陥凹の残留

②正面像

- 喉頭閉鎖：声帯・仮声帯の閉鎖状態を観察
- 食塊の通過経路：梨状陥凹を通過する状態を評価
- 喉頭蓋谷残留：残留の左右差，程度

(7) 食道期に確認する項目
①側面像（頸部食道以外は側面では観察困難）
②正面像
・形態学的異常（変形・蛇行・狭窄）
・食道蠕動
・食道残留
・食道内逆流
・胃食道逆流
③斜位像
・食道残留
・食道内逆流
・胃食道逆流

　嚥下造影検査によって，嚥下反射惹起状況や誤嚥のタイミングが評価できる．誤嚥の分類として，Logemannの分類[10]と平野の分類[11]がよく知られている．Logemannの分類は咽頭期の嚥下運動を指標として，嚥下前，嚥下中，嚥下後の誤嚥に分類される．一方，平野の分類では，喉頭挙上運動を指標として，喉頭挙上期型誤嚥，喉頭下降期型誤嚥，混合型誤嚥，嚥下運動不全型誤嚥に分類され，両者を比較すると図4-15のようになる．

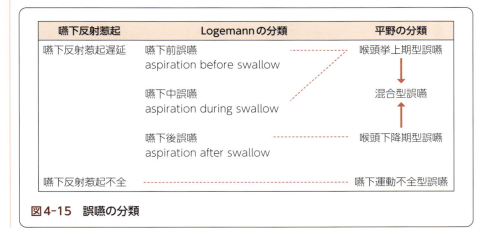

図4-15　誤嚥の分類

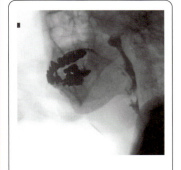

図4-16　咽頭鼻腔逆流

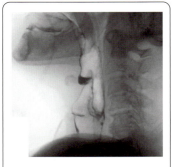

図4-17　誤嚥

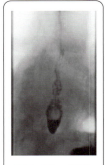

図4-18　食道蠕動運動障害

(8) 症例画像

嚥下造影検査の症例画像を提示する．
- 咽頭鼻腔逆流（図 4-16）
- 誤嚥（図 4-17）
- 食道蠕動運動障害（図 4-18）

4 嚥下圧検査

<ポイント>
- 嚥下圧検査は，測定用プローブを鼻から食道まで挿入し，軟口蓋，咽頭，食道入口部，頸部食道など各所の圧の値や圧発生のタイミング，食道入口部弛緩の状況やタイミングなどを観察する．
- 嚥下機能に関して嚥下造影検査や嚥下内視鏡検査では得られない詳細な評価を必要とする場合に行う．
- 嚥下障害への手術の術式選択のために有用である．
- 食道用測定プローブを用いた場合，食道期の嚥下機能評価が可能である．

(1) 評価

嚥下内視鏡検査などで異常を認める場合や，異常がなくても嚥下困難感などの症状が続く場合には，詳細な評価が必要と判断される．嚥下造影検査と嚥下内視鏡検査は一般的によく用いられている信頼性の高い検査法だが，嚥下造影検査は喉頭感覚や声帯運動の評価が十分にはできないという問題点があり，嚥下内視鏡検査は，口腔機能の評価が不可能であることや咽頭収縮時の誤嚥が評価できないなどの問題点がある．さらに両検査とも，嚥下時の収縮力を客観的に評価することができない．

嚥下圧検査は，患者の嚥下時の圧変化を，軟口蓋レベル，舌根レベル，下咽頭レベル，食道入口部レベルなど各部位を同時に，嚥下動作ごとに客観的に評価する方法である．現在臨床で汎用されている検査機器は高解像度マノメトリー（high resolution manometry：HRM）で，1cmごとに配置された全周性センサーで嚥下時の圧を測定することが可能である．1回ごとの嚥下運動を測定することが可能で，複数回の嚥下運動から複数か所の嚥下圧を測定することができる．正常値は測定系により異なるため，各測定系別に確認設定する必要があることに注意が必要である．嚥下圧検査を嚥下造影検査と同時に行う場合，HRMF（high resolution manofluorography）と表現することもある[1,12]．

(2) HRM検査で評価できること

- 嚥下の一連の動作で生じる内腔の圧力
  軟口蓋部，中下咽頭部，上部食道括約筋（upper esophageal sphincter：UES）部，頸部食道部など
- 食道入口部の圧変化や開大状況
  安静時UES圧（静止圧），嚥下時UES圧，嚥下時UES開大時間，嚥下後UES圧
- 嚥下によって上咽頭から頸部食道までに生じる圧の伝播状況
- 咽頭から食道における嚥下時の協調運動

つながる知識
【プローブ】
嚥下圧検査のためのプローブには，1cm感覚で圧センサーがついており，咽頭収縮時にセンターに咽頭壁が接触することで，圧力が測定される．

つながる知識
【上部食道括約筋（UES）】
UESは安静時は軽く収縮しており，安静時のUES静止圧が計測できる．一方で，嚥下時には輪状咽頭筋が弛緩することでUES圧が低下し（食道入口部が開大し），食塊の食道通過を容易にする．

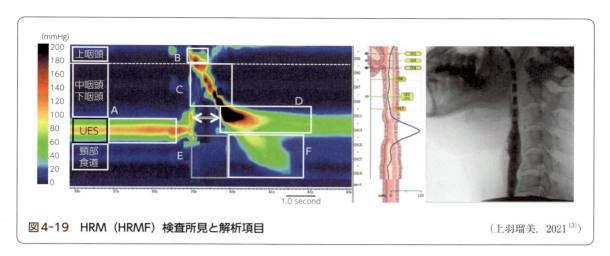

図4-19 HRM（HRMF）検査所見と解析項目　　　　　　　　　　　　　　　　（上羽瑠美，2021[13]）

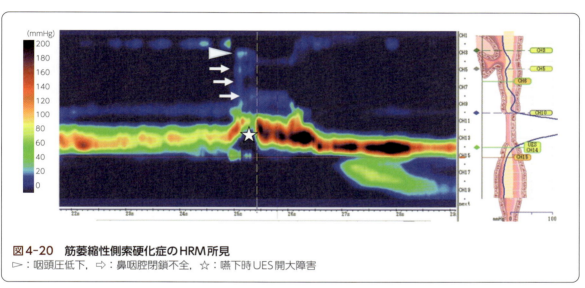

図4-20 筋萎縮性側索硬化症のHRM所見
▷：咽頭圧低下，⇨：鼻咽腔閉鎖不全，☆：嚥下時UES開大障害

(3) HRM（またはHRMF）の解析方法[13]
- 嚥下圧は，色（青から黒にかけて圧が高くなる）で示す圧トポグラフィーと，嚥下圧原波形で表される（図4-19）．
- 圧トポグラフィーは，縦軸が前鼻孔からの距離，横軸が経過時間，色による圧力表示によって示される．

(4) 嚥下圧検査の適応となる症例
　嚥下圧検査の適応となる症例を以下に挙げる．嚥下造影検査で食道入口部の食塊通過が不良な患者の場合でも，HRM（HRMF）を行うと，嚥下時のUES開大が保たれている症例を経験することが多く，食道入口部通過障害＝嚥下時UES弛緩障害と決めつけるのは望ましくない．
　①筋力低下が疑われる症例（例：筋萎縮性側索硬化症，図4-20）
　②鼻咽腔閉鎖不全が疑われる（図4-20の⇨）症例
　③食道入口部通過障害がある（図4-20の☆）症例

9．機器を用いた摂食嚥下の検査　65

④部位別に嚥下圧の状況を確認したい症例
⑤嚥下の一連の動作における協調運動障害が疑われる症例

5 嚥下CT検査

<ポイント>[14-18]

- **嚥下CT検査**は，ダイナミック（動的）な三次元的評価が可能な嚥下機能検査である．
- 嚥下動態の正確な定量評価と三次元動態描出が可能
- 嚥下関連諸器官（骨組織，気道，軟組織）の動態を同時に観察することが可能
- 嚥下時の声門閉鎖を確認できる．
- 画像処理方法によって，仮想空間（virtual reality：VR（⇒ 69頁））での表示が可能[19,20]

> **つながる知識**
> 【嚥下CT検査など】
> 嚥下CT検査や嚥下圧検査，筋電図検査や超音波検査は，一般的にはあまり普及していない．

嚥下CTは，動的な三次元的評価が可能な嚥下機能検査である．特定の320列面検出器型CT（320-ADCT）のみで撮影することができる．320-ADCTは，体軸方向に最大160 mm範囲を評価することが可能で，口腔，咽頭，喉頭，頸部食道の三次元画像を収集する．連続画像を作成することで，嚥下動態を立体的に画像化する．320-ADCTは嚥下機能改善手術のプランニング目的の術前評価，頭頸部腫瘍術後など構造変化を伴う患者評価に適している検査と考えられる[19]．

(1) 嚥下CTで評価できること[14-20]

- 嚥下中の関連組織の構造変化の三次元的観察（図4-21）

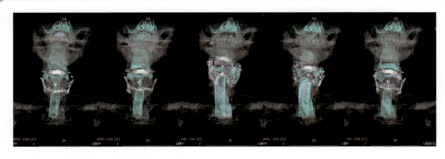

図4-21　嚥下中の構造変化
左混合性喉頭麻痺の患者の嚥下CT．正面からの観察．健側（右）の喉頭挙上に比して左側の挙上が弱く，左下咽頭の収縮が弱い．

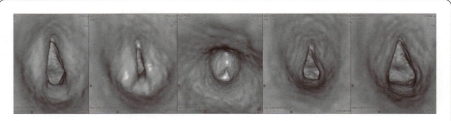

図4-22　嚥下中の声帯運動
声門下から見た嚥下時の声帯運動．嚥下時に声帯が閉鎖しているのがわかる．

上咽頭，中咽頭，下咽頭，頸部食道，喉頭（特に声門など）
- 三次元画像を再構成し，多方向から嚥下中の構造変化が評価できる．
- 嚥下時の声帯運動を声門下から確認できる（バーチャル内視鏡画像）（図4-22）
- 鼻咽腔閉鎖（軟口蓋と咽頭後壁の接触）や咽頭収縮，食道入口部開大の状況把握（図4-21）
- 頸椎変形の状況や喉頭挙上時の舌骨の高さの違いなど，骨性組織の描出が容易
- 嚥下に伴う筋肉長の変化（起始－停止の部位確認）の評価

6 嚥下筋電図検査

<ポイント>
- 筋電図検査は，嚥下に関与する筋の活動様式を調べるために行う．
- 嚥下に関与する筋の筋活動性やタイミングを定量的に解析できる（図4-23）．
- 画像検査では得ることのできない神経・筋の病態の解析が可能
- 筋電図検査には主に針筋電図検査（図4-24）と表面筋電図検査がある．
- 針電極は局所的な複合活動電位を評価し，表面電極はほぼ筋線維全体の活動を評価する．
- 表面筋電図では，前頸部の複数箇所に同時に多数の電極を貼り付けて筋電図電圧の分布を計測できる．

　嚥下運動は，多数の筋が適切なタイミングで筋収縮と弛緩を行うことで成り立つ．特に，咽頭期における舌骨上・下筋群や上・中・下咽頭収縮筋の筋活動様式は，嚥下障害の病態を診断するうえで重要である．嚥下運動に関与する筋群の活動様式を臨床的に評価する方法として，筋電図検査がある．嚥下筋電図検査で対象となる運動と関連する筋を表4-13に示す．

　針電極を用いて行う筋電図検査は針を刺入する方法であり，日常的に行われる嚥下機能検査法ではない．

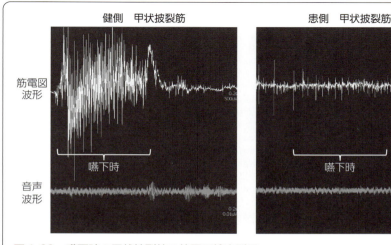

図4-23　嚥下時の甲状披裂筋の筋電図検査所見
健側では嚥下時に筋活動を認めるが，患側の筋活動は弱い．

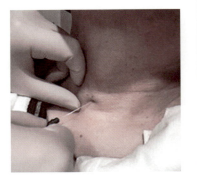

図4-24 針筋電図検査

表4-13 嚥下筋電図検査で対象となる運動と関連する筋

対象となる運動		関連する筋
舌運動		オトガイ舌筋
喉頭挙上	舌骨の動き	オトガイ舌骨筋
	甲状軟骨の動き	甲状舌骨筋
声門閉鎖		甲状披裂筋
咽頭収縮		甲状咽頭筋
食道入口部の弛緩・収縮		輪状咽頭筋

7 超音波検査の嚥下評価活用

<ポイント>

・超音波検査は筋，軟部組織の描出に優れ，被曝の危険がなく，機器さえあればすぐに実施できる検査方法
・超音波検査では，プローブの接触部位の評価は可能だが，食塊の移動と嚥下運動を全体として捉えることはできない．
・甲状軟骨に対してプローブを縦断方向に当てた視野では，気管内の描出が可能であり，摂食物が気管流入した場合に高エコー域となる．
・喉頭蓋谷と梨状陥凹の咽頭残留物を評価する場合，横断方向にプローブを当てると，誤嚥物が高エコー域として観察できる．

文献

1) 上羽瑠美：見える！わかる！摂食嚥下のすべて　第2版．学研メディカル秀潤社，2022．
2) 兵頭政光・他：嚥下内視鏡検査におけるスコア評価基準（試案）の作成とその臨床的意義．日耳鼻会報，113(8)：670-678, 2010．
3) 日本耳鼻咽喉科学会編：嚥下障害診療ガイドライン 2018 年版．金原出版，2018．
4) 日本摂食嚥下リハビリテーション学会医療検討委員会：嚥下造影の検査法（詳細版）日本摂食嚥下リハビリテーション学会医療検討委員会 2014 年度版．日摂食嚥下リハ会誌，18(2)：166-186, 2014．
5) Rosenbek JC, et al.：A penetration-aspiration scale. Dysphagia, 11(2)：93-98, 1996．
6) 日本耳鼻咽喉科学会編：嚥下障害診療ガイドライン 2018 年版．金原出版，2018．
7) Ueha R, et al.：Acute inflammatory response to contrast agent aspiration and its mechanisms in the rat lung. Laryngoscope, 129(7)：1533-1538, 2018．
8) Ueha R, et al.：Chronic inflammatory response in the rat lung to commonly used contrast agents for videofluoroscopy. Laryngoscope Investig. 4(3)：335-340, 2019．
9) Ueha R, et al.：The effects of barium concentration levels on the pulmonary inflammatory response in a rat model of aspiration. Eur Arch Otorhinolaryngol. 277(1)：189-196, 2000．
10) Logemann LA：Dysphagia：evaluation and treatment. Folia Phoniatr Logop, 47(3)：140-164, 1995．
11) 平野　実・他：誤嚥の臨床的分類とその意義—主として嚥下の動的障害について—．日気色会報，31：285-290, 1980．
12) Ueha R, et al.：High Resolution Manofluorographic Study in Patients with Multiple System Atrophy：Possible Early Detection of Upper Esophageal Sphincter and Proximal Esophageal Abnormality. Front Med, 5：286, 2018．
13) 上羽瑠美：高解像度内圧計と多列面検出器型 CT による最新の嚥下機能検査法と病態評価について．口腔・咽頭科，34(1)：11-20, 2021．
14) Ueha R, et al.：Sleep-induced glottis closure in multiple system atrophy evaluated by four-dimensional computed tomography. Front Med, 7：132, 2020．
15) Inamoto Y, et al.：Evaluation of swallowing using 320-detector-row multislice CT. Part II：kinematic analysis of laryngeal closure during normal swallowing. Dysphagia, 26：209-217, 2011．
16) Inamoto Y, et al.：The effect of bolus viscosity on laryngeal closure in swallowing：kinematic analysis using 320-row area detector CT. Dysphagia, 28：33-42, 2013．
17) Fujii N, et al.：Evaluation of swallowing using 320-detector-row multislice CT. Part I：single- and multiphase volume scanning

for three-dimensional morphological and kinematic analysis. *Dysphagia*, **26**：99-107, 2011.
18) Kataoka T, et al.：Clicking sensation on swallowing. *JAMA Otolaryngol Head Neck Surg*, **147**(8)：762-763, 2021.
19) 上羽瑠美・他：嚥下 CT を用いた嚥下機能検査の VR 化への試み．嚥下医学，**10**(2)：201-208, 2021.
20) Suto A, et al.：Swallowing computed tomography and virtual reality as novel imaging modalities for the diagnosis of clicking larynx：two case reports. *Auris Nasus Larynx*, **50**(3)：468-472, 2023.

（上羽瑠美）

✓ 確認 Check! ☐ ☐ ☐

- 日常で見られる摂食嚥下障害を疑うべき症状や徴候について述べてみよう．⇒ 44 頁
- 言語聴覚士が臨床の場で実施する簡単な検査を 3 つ挙げてみよう．⇒ 51〜55 頁
- 機器を用いた摂食嚥下検査法を 6 種類挙げてみよう．⇒ 56 頁

Column

嚥下のバーチャルリアリティー（virtual reality：VR）[1,2]

　嚥下 CT 画像を用いて，さらに立体構造を理解しやすくするため，仮想空間や専用モニター上に立体画像を表示させる方法が嚥下バーチャルリアリティーである．VR ヘッドセットを装着すると，ヘッドマウントディスプレイを通してダイナミックな立体画像が確認できる（**図 1**）．今後，嚥下 CT と嚥下 VR の医療・教育応用が期待される．

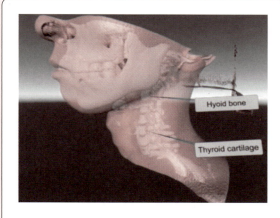

図 1　VR 画像

文献
1) 上羽瑠美・他：嚥下 CT を用いた嚥下機能検査の VR 化への試み．嚥下医学，**10**(2)：201-208, 2021.
2) Suto A, et al.：Swallowing computed tomography and virtual reality as novel imaging modalities for the diagnosis of clicking larynx：two case reports. *Auris Nasus Larynx*, **50**(3)：468-472, 2023.

（上羽瑠美）

第5章 摂食嚥下障害

学習のねらい
- 摂食嚥下障害の原因疾患を理解できる．
- 摂食嚥下障害の合併症を理解できる．
- 摂食嚥下障害の合併症への対策を理解できる．

章の概要

- 摂食嚥下障害は様々な原因で起こる．
- 小児期の摂食嚥下障害では，誤嚥や窒息などを防ぎ，必要な栄養を安全に摂取することに加えて，成長に合わせた心身の発育を促すことを念頭に置いた比較的長期間のリハビリテーションが必要となる．
- 全年齢を通して，摂食嚥下障害の原因に基づき，障害された機能が改善できるものか，不変なのか，経時的に低下していく可能性があるのかによって治療のゴールを設定し，対策を立てることが求められる．
- 摂食嚥下障害の合併症があり，経口摂取量の減少や誤嚥性肺炎などを生じると，慢性炎症による消耗や筋力低下をきたし，さらに摂食嚥下機能の低下を招くという悪循環を引き起こす．
- 摂食嚥下障害の原因に対する治療と摂食嚥下障害の合併症の防止を両立させることが，治療を成功に導く鍵となる．

摂食嚥下障害の原因

解剖学的問題	口腔，咽・喉頭，食道にわたる解剖学的異常
生理学的問題	中枢神経障害，末梢神経障害，神経接合部疾患・筋疾患
その他の問題	心因性障害，認知症，薬の有害事象，低栄養による筋力低下など

1. 原因疾患

1 小児の摂食嚥下障害（表5-1）

つながる知識
【摂食嚥下機能の発達】
摂食嚥下の運動は，新生児期の反射的な哺乳パターンに始まり成人型の摂食嚥下パターンに変化する．その過程で口腔の形態や舌の動きも変化する．したがって，形態，機能の両面から嚥下機能を評価し，発達段階に合わせた対策を考えることが求められる．

小児の疾患に伴う摂食嚥下障害は，胎生期に障害が生じる先天性の問題，周産期を含め出生後に障害が生じる後天性の問題，神経・筋以外の心理・行動上の問題などに分けられる．小児では，疾患の特徴と発達の関係が大きく影響する．発達の遅れを認める疾患で経口摂取をゴールに設定できる場合は，障害のない児が摂食嚥下機能を獲得していくのと同様の過程をたどらせることを基本とした発達支援アプローチを行うが，発達の遅れの程度により支援期間は長期に及ぶこともある．できるだけ早期から発達支援アプローチを開始することが望ましいが，全身状態不良やその他の要因により早期に発達支援を開始できず，ある程度年齢が高くなってから行う治療は，対症療法や代償的手段の導入が中心となることもある．保護者から聴取した摂食嚥下障害の問題で医療機関を受診する理由は，「噛まない，丸飲みする」「舌が出る」「むせる，誤嚥する」「口から食べさせたい，栄養チューブを抜きたい」などが多い．

表5-1 小児の摂食嚥下障害の原因疾患

解剖学的問題 （先天性・後天性）	・口唇裂・口蓋裂 ・巨舌，無舌，小舌症 ・小顎症（ピエールロバンシークエンス，トリーチャーコリンズ症候群，クルーゾン症候群，ゴールデンハー症候群など） ・咽頭腫瘍，炎症，膿瘍など ・食道閉鎖，狭窄など
中枢神経系の問題 （先天性）	脳形成不全，ダウン症候群，プラダー・ウィリー症候群，アーノルド・キアリ奇形，脊髄空洞症，メビウス症候群，骨形成不全，ウェルドニッヒ・ホフマン病，筋緊張性ジストロフィー，筋ジストロフィー，先天性ミオパチー，先天性代謝異常症
中枢神経系の問題 （周産期・後天性）	脳性麻痺，子宮内感染症，核黄疸，低酸素脳症，脳血管障害，脳炎後遺症，頭部外傷など
心理・行動上の問題	自閉スペクトラム症，コステロ症候群，コルネリア・デランゲ症候群

表5-2 成人の摂食嚥下障害の原因疾患

解剖学的問題	口腔・咽喉頭・食道の腫瘍，炎症，手術後 プランマー・ビンソン症候群 変形性頸椎症，びまん性特発性骨増殖症 甲状腺腫による圧迫
生理学的問題	中枢神経障害 　脳血管障害 　変性疾患（パーキンソン病，脊髄小脳変性症，筋萎縮性側索硬化症，ウィルソン病など） 　炎症性疾患（多発性硬化症，脳炎，急性灰白髄炎など） 　中枢神経系腫瘍 　外傷性脳損傷 　中毒性疾患 　脊髄空洞症，脊髄瘻など 末梢神経障害 　多発脳神経炎，ニューロパチー，脳神経腫瘍，外傷など 神経筋接合部疾患・筋疾患 　重症筋無力症，筋ジストロフィー，多発性筋炎，代謝性筋疾患，アミロイドーシス
その他の問題	認知症，心因性障害（うつ，摂食障害，転換性障害），加齢，ポリファーマシー，低栄養，廃用症候群，サルコペニア

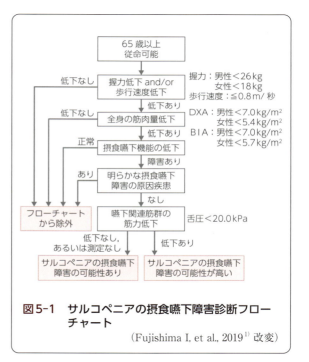

図5-1 サルコペニアの摂食嚥下障害診断フローチャート

(Fujishima I, et al., 2019[1] 改変)

2 成人の摂食嚥下障害（表5-2）

　成人の摂食嚥下障害は様々な原因によって起こる．脳血管障害やパーキンソン病などの中枢神経障害に基づく摂食嚥下障害が多く，口腔・咽頭・食道の腫瘍やその術後の摂食嚥下障害が続く．また近年では，加齢に伴う摂食嚥下障害が注目されており，その要因の一つとして，高齢期にみられる骨格筋量の低下，筋力もしくは身体機能の低下と定義される**サルコペニア**が指摘されている．

　全身のサルコペニアと摂食嚥下障害があり，明らかに摂食嚥下障害を引き起こす疾患はないが，舌圧が低下している例を「サルコペニアの摂食嚥下障害」と診断するフローチャートが発表されている（**図5-1**）[1]．

1．原因疾患 71

2. 摂食嚥下障害の合併症

1 誤嚥性肺炎

誤嚥性肺炎は嚥下性肺疾患に含まれる病態の一つである（図 5-2）．摂食嚥下障害ならびに誤嚥が証明された，あるいは強く疑われた症例に生じた肺炎を誤嚥性肺炎と診断する．虚弱や ADL の低下も背景となり，高齢者に多く発症する．

(1) 疫学

肺炎は 2023 年の日本人の死因の第 5 位，誤嚥性肺炎は 6 位であり，その多くを高齢者が占める．2008 年の報告では，市中肺炎で入院した患者のうち 6 割近くが誤嚥性肺炎であった[2]．誤嚥性肺炎の要因となる摂食嚥下障害に対する評価や治療が広く認識された 2021 年における東北地方での調査でも入院肺炎症例の 38.4％が誤嚥性肺炎であり，依然として高率である[3]．

(2) 診断

誤嚥性肺炎は日本呼吸器学会の「医療・介護関連肺炎診療ガイドライン」[4]や「成人市中肺炎診療ガイドライン」[5]に定義が述べられている．①摂食嚥下障害の原因となる基礎疾患や常用薬があり，②摂食嚥下障害を疑わせる臨床症状がある，③誤嚥が証明された，あるいは強く疑われた場合に診断される．誤嚥は食事中にのみ生じるわけではなく，就寝中に唾液を誤嚥する場合も含む．高齢者や基礎疾患がある場合には，咳反射の低下，粘液線毛運動の低下によって誤嚥した唾液の排除が低下しており，誤嚥量の増大と免疫能の低下とが相まって誤嚥性肺炎の原因となる．

(3) 原因菌

口腔内常在菌は嫌気性菌が主であり，誤嚥性肺炎の原因菌として *Peptostreptococcus* 属，*Prevotella* 属，*Fusobacterium* 属などの頻度が高い．好気性菌では黄色ブドウ球菌が最も多く，その他にはクレブシエラ，エンテロバクター，肺炎球菌，緑膿

> **つながる知識**
> 【日本人の死因】
> 2023 年の日本人の死因は
> 1 位：悪性新生物
> 2 位：心疾患
> 3 位：老衰
> 4 位：脳血管疾患
> 5 位：肺炎
> 6 位：誤嚥性肺炎
> 7 位：不慮の事故
> となっている．
> 2016 年から肺炎と誤嚥性肺炎を分けて集計するようになったが，それ以前は合算されており 2011 年に脳血管疾患を抜いて死因の 3 位となったことは高齢化にまつわるトピックスとして大きく取り上げられた．

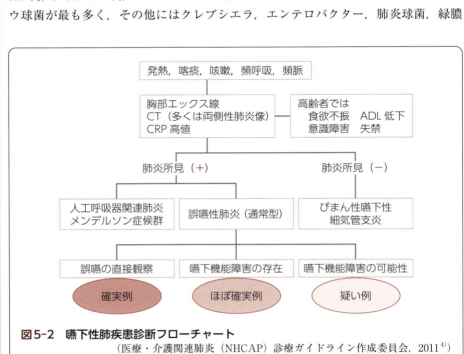

図 5-2　嚥下性肺疾患診断フローチャート
（医療・介護関連肺炎（NHCAP）診療ガイドライン作成委員会，2011[4]）

表5-3　NHCAPにおける誤嚥性肺炎の治療方針

1. 抗菌薬治療（口腔内常在菌，嫌気性菌に有効な薬剤を優先する）
2. 肺炎球菌ワクチン接種は可能であれば実施
   （重症化を防ぐためにインフルエンザワクチンの接種が望ましい）
3. 口腔ケアを行う．
4. 摂食・嚥下リハビリテーションを行う．
5. 嚥下機能を改善させる薬物療法を考慮（ACE阻害薬，シロスタゾールなど）
6. 意識レベルを高める努力（鎮静薬，睡眠薬の減量，中止など）
7. 嚥下困難を生ずる薬剤の減量，中止
8. 栄養状態の改善を図る（ただし，胃瘻自体に肺炎予防のエビデンスはない）
9. 就寝時の体位は頭位（上半身）の軽度挙上が望ましい．

（医療・介護関連肺炎（NHCAP）診療ガイドライン作成委員会，2011[4] 改変）

菌がある．

（4）症状

　肺炎の症状は，発熱，咳嗽，喀痰，呼吸困難，胸痛などが挙げられる．特に37.8℃以上の発熱，頻呼吸，頻脈などは肺炎を疑う重要な症状である．ただし高齢者ではこれらの症状がなくても，食欲がない，元気がない，ぼんやりしている，失禁などの症状が肺炎によって生じている場合があり，普段と違う様子があれば肺炎も考慮に入れて検査を行う．誤嚥性肺炎は誤嚥の発生から数時間～数日で発症するといわれているが，毒性が弱い嫌気性菌が原因の場合にはより緩徐に発症することがある．

（5）治療と評価

　抗菌薬治療は，口腔内常在菌や嫌気性菌に対して有効な薬剤によって治療を開始し，原因菌が特定したら有効性の高い薬剤に変更する．肺炎が改善しても，反復する誤嚥によって再度悪化する可能性があり，摂食嚥下機能の評価を並行して行うことが必要である（**表5-3**）．

　摂食嚥下機能評価にはベッドサイドでの臨床的評価から嚥下内視鏡検査，嚥下造影検査まで種々のものがある．これらの評価によって，まずは誤嚥の有無を判断し，可能な限り誤嚥を防ぐための対策を立てる．

（6）摂食嚥下リハビリテーション

　そして全身状態の改善に合わせて摂食嚥下リハビリテーションを実施し，摂食嚥下機能の向上を図る．摂食嚥下リハビリテーションでは，舌運動や喉頭挙上を強化するためのレジスタンストレーニングや，誤嚥を軽減させるための代償的手段として姿勢調整や食形態の調整を実施する．低栄養状態でのレジスタンストレーニングの効果は限定的であり，栄養量を確保できるよう経口摂取の確立まで経管栄養を併用することも必要な選択肢である．

（7）口腔ケア

　健常者の唾液中には約10^8個/mLの菌が常在しているが，歯周病や口腔内が不衛生の状態があると10^{11}個/mLまで増加する．口腔ケアは口腔内の細菌量を減少させることから誤嚥性肺炎の治療として有効であるとともに，口腔内の感覚を保ち，摂食嚥下機能にもよい影響を及ぼす．

（8）服薬の中止や減量

　嚥下機能を低下させる内服薬の中止も検討が必要である．抗精神病薬，抗不安薬，

2. 摂食嚥下障害の合併症　73

睡眠薬（ベンゾジアゼピン系，非ベンゾジアゼピン系），抗けいれん薬，抗コリン薬，抗うつ薬などが挙げられる．特に抗精神病薬であるリスペリドンや胃薬あるいは抗うつ薬として用いられるスルピリドは薬剤性パーキンソニズムによる摂食嚥下障害を起こす頻度が高い．これらの内服がある場合には，処方理由を確認し，中止や減量ができるかを検討する．

一方で，降圧薬のACE阻害薬や抗血小板薬のシロスタゾールには肺炎予防効果が報告されており，同効別薬剤を内服している場合には積極的に変更を考慮する．

2 脱水

(1) 体液量の把握

体液には，栄養素や老廃物の輸送，体温調節や組織構造の維持，脳の機能を含む多くの細胞レベルの機能を支え身体の恒常性（ホメオスターシス）を維持する役割がある．体液量は成人で体重の60％，乳幼児で70〜80％，高齢者で50％を占める．高齢者で体液量が少ない要因は，①水分保持をする役割のある筋肉の量が，加齢に伴い減少する，②咀嚼能力，嚥下機能，食欲の低下などにより食事摂取量および飲水量が減少する，③腎臓の濃縮能力の低下，④頻尿やむくみに対する危惧から水分摂取を控える，⑤口渇感の低下により水分摂取量が減少することなどが考えられている．体液分布は細胞内液と細胞外液に大きく分けられ，脱水が生じ細胞外液を喪失した場合には細胞内液から体液が移動して補正する．成人では細胞内液40％と細胞外液20％であるが，高齢者では30％と20％であり，細胞内液が少なく補正の限界が早い．

(2) 脱水症

脱水症は，疾病の初期，悪化したときや治癒過程など様々な時期に，食事摂取量の不足，発汗，下痢，嘔吐，多尿や出血などの原因により生じる．高齢者における脱水症では，頻脈，発熱，筋力低下，脳血流減少や電解質異常による認知機能低下，せん妄など，起立性低血圧によるふらつきからの転倒，消化管への血流減少からの食欲不振，消化不良，便秘など，尿量減少からの尿路感染症などが要因となる．

(3) 診断

体液量の評価には様々な臨床指標や検査所見が用いられるが，いずれも単独では感度も特異度も高くない．したがって多くの指標を組み合わせて診断する．体液量評価の参考となる指標を**表5-4**に示す．

①皮膚，粘膜の乾燥所見

皮膚ツルゴール低下は加齢によっても認められるため，高齢者でみる場合は皮下組織の少ない前胸部での観察が推奨される．口腔粘膜の乾燥は常時口を開けている患者では適さず，腋窩乾燥はるい瘦患者においては指標とならない．

②毛細血管再充満時間

患者の中指の先を心臓の高さに置き，約5秒間圧迫する．圧迫解除後に指の充血が戻るまでの時間を計測する．成人では2〜3秒，高齢者では4秒以内が正常であり，延長は体液量欠乏の指標となる．

③体重変化

体重は体液量の指標として有用である．食事摂取量に変化がない場合，体重変化

表5-4 体液量評価の参考となる指標

	脱水の指標
身体所見	皮膚ツルゴールの低下（前胸部），腋窩乾燥，舌・口腔粘膜乾燥，脱力，意識障害，眼球陥没，毛細血管再充満時間＞4秒（中指）
バイタルサイン	頻脈（＞100回／分），収縮期血圧低下（＜80 mmHg），起立性低血圧
循環モニタリング	中心静脈圧＜5 cmH$_2$O，下大静脈径の虚脱，動脈圧モニターにて呼気時の動脈圧のベースラインから5 mmHg以下の低下
検査所見	相対的な血液ヘマトクリット，アルブミン，BUN，浸透圧の増加，BUN/Cr比＞20，尿浸透圧＞500 mOsm/L，尿比重＞1.020，尿中Na排泄率＜1％，尿クロール濃度低下
in・outチェック	経口摂取量（食事，水分），輸液量，尿量

は体液量の変化を反映すると考えることができる．体重全体の変化量は体液変化量と非水分体重変化量の和となる．食事摂取や栄養輸液がない場合，易化作用により非水分体重は1日に約0.3 kgずつ減っていくといわれている．脱水症の程度は健康時と比べた体重減少率で示される．体重減少が3～5％を軽度，6～9％を中等度，10％以上を重度と診断する．また，健康時の体重が不明な場合には1週間以内に4％以上の急激な体重減少がある場合に脱水症と診断される．

④バイタルサインの変化

体液が体重の3％程度減少すると，交感神経系およびレニン・アンジオテンシン系などの働きにより末梢血管の収縮および心拍数の上昇をもたらし，心拍出量を維持する．さらに体液量喪失が多くなると，起立性低血圧が生じ，さらに進行すると仰臥位でも血圧の維持が図れず，脳血流が低下し意識障害などの中枢神経症状をきたす．糖尿病患者や末梢神経障害のある患者でみられる起立性低血圧では脈拍の上昇を伴わず，体液量減少による起立性低血圧との鑑別点となる．

⑤尿量

有効循環血液量が減少すると，腎臓における尿の産生量が減少し尿量減少につながる．尿量減少と体液量減少はイコールではないが，他の体液評価の指標と合わせて確認すべき指標である．乏尿は1日尿量400 mL以下と定義される．

中枢性尿崩症や腎性尿崩症では多尿となる．不適切な水喪失により体液減少につながるため尿量減少だけでなく，多尿にも注意が必要である．

（4）対応

①水分摂取の工夫

高齢者の1日必要水分量（mL）は体重（kg）当たり25～30 mLで計算される．水分は一度に大量に飲むのではなく，食事や服薬，間食の時間，好みの飲料，温度，量などに配慮し，目につく環境に飲み物を用意するなど，必要水分量を自然に摂取できるような工夫も必要である．水分摂取が進まない場合は，あんかけにする，汁物や果物を献立に加えるなど食事に含まれる水分を増やすことで対応する．摂食嚥下障害がある場合にはゼリー状にする，とろみを付加するなど形態の調整の他，摂食姿勢などを守る必要がある．食事介助をする場合は，水分が少ないものや味が濃いものの次に水分を促すなど，食べる順番を考え水分摂取を効率的に促す．

②水分補給時の注意

　飲料の内容では，アルコール飲料と高蛋白質の飲料には利尿作用があり，水分補給には適さない．脱水症状の副作用がある内服薬があるかを確認することも必要である．尿量増加の原因となるものとして利尿薬や糖尿病治療薬のSGLT2阻害薬，下剤内服による下痢の持続，食欲低下・経口摂取量減少につながるものとして認知症患者における鎮静薬の効果過剰，NSAIDs内服に伴う胃粘膜障害，ジギタリス製剤や抗てんかん薬の血中濃度過剰などが挙げられる．

　脱水が進行しており，経口摂取が困難な場合には点滴による治療が必要である．

③ 低栄養

(1) 低栄養による影響と対応

　摂食嚥下障害があると，栄養摂取の制限から低栄養を生じる．また，低栄養があると全身の筋肉量が減少してサルコペニアの状態をきたし，摂食嚥下障害を引き起こすともいわれている．さらに誤嚥性肺炎を発症すると，疾患による侵襲や消耗により消費エネルギーが増大して低栄養が進行し，摂食嚥下機能や呼吸機能がより低下するという悪循環をきたす．運動には筋蛋白合成作用があることが知られているが，同時に筋損傷や異化反応の亢進も起こるため，運動療法単独では筋量の増加は認められない．骨格筋量を増大させるためには適切な栄養療法にレジスタンス運動を組み合わせることが効果的である．高齢者では特に体蛋白質の消費が加速しないように早期に栄養療法を検討し，適切な運動負荷により全身状態の向上を図る必要がある．

(2) 低栄養の評価

①リスク判断

　厚生労働省発表の低栄養状態のリスクを判断するための基準を**表5-5**に示す．すべての項目が低リスクに該当する場合には，「低リスク」と判断する．高リスクに1つでも該当する項目があれば「高リスク」と判断し，それ以外の場合は「中リスク」と判断する．

②栄養スクリーニング

　栄養スクリーニング値は，栄養評価の必要な対象を同定するために行う．栄養ス

表5-5　低栄養状態のリスクを判断するための基準

リスク分類	低リスク	中リスク	高リスク
BMI	18.5〜29.9	18.5未満	
体重減少率	変化なし 減少3%未満	1か月に3〜5%未満 3か月に3〜7.5%未満 6か月に3〜10%未満	1か月に5%以上 3か月に7.5%以上 6か月に10%以上
血清アルブミン値	3.6 g/dL以上	3.0〜3.5 g/dL	3.0 g/dL未満
食事摂取量	76〜100%	75%	
栄養補給法		経腸栄養法 静脈栄養法	左記同様
褥創			褥創あり

〔厚生労働省：栄養スクリーニング・アセスメント・モニタリング（施設）（様式例）〕

> **キーワード**
>
> SGA：subjective global assessment
> NRS2002：Nutrition Risk Screening 2002
> MNA®-SF：Mini Nutritional Assessment-Short Form
> PNI：prognostic nutritional index
> GNRI：Geriatric Nutritional Risk Index
> CONUT：controlling nutritional status

クリーニングの方法には，主観的包括的評価（SGA）[6]，栄養リスク・スクリーニング2002（NRS2002）[7]，簡易栄養状態評価表（MNA®-SF）[8]，予後予測栄養指標（PNI）[9]，高齢者栄養リスク指標（GNRI）[10]，CONUT[11] などがある．

SGA（**表5-6**）：A項目の病歴（体重変化，食物摂取量の変化，消化器症状，機能制限，疾患と栄養要求量）とB項目の身体所見（皮下脂肪，筋肉，浮腫）から被験者の栄養状態を主観で捉え，栄養状態良好，中等度低栄養，高度低栄養の3段階で評価する．

NRS2002（**表5-7**）：ヨーロッパ臨床栄養代謝学会（ESPEN）が2002年に開発したツール．2段階のスクリーニングからなり，1段階目のスクリーニング（BMI低

表5-6　主観的包括的評価（SGA）

1．病歴（患者の記録）	1）体重変化：過去6か月，過去2週間 2）通常と比較した食物摂取量の変化 3）消化器症状（2週間以上持続） 4）機能制限（就労の制限，歩行可否，寝たきり） 5）栄養要求量に関係する疾患
2．身体症状	1）皮下脂肪の喪失（上腕三頭筋，胸部） 2）筋肉の喪失（大腿四頭筋，三角筋） 3）浮腫（くるぶし，仙骨部） 4）腹水
3．主観的評価	A：良好 B：中等度低栄養（または低栄養疑い） C：高度低栄養

(Detsky AS, et al., 1987[6] 改変)

表5-7　NRS2002

初期スクリーニング

1．BMI＜20.5
2．最近3か月以内に体重減少がある
3．最近1週間以内に食事摂取量の減少がある　　　→　1つでも該当すれば最終スクリーニングに進む
4．重篤な疾患を有している（集中治療など）

最終スクリーニング

スコア	栄養障害の重症度	疾病または外傷の重症度
0	栄養状態正常	正常な栄養必要量
1	3か月で5％を超える体重減少，または過去1週間で通常の必要量の50〜75％に満たない食事摂取量	大腿骨近位部骨折 急性合併症のある慢性患者（例：肝硬変，COPD） 慢性透析，糖尿病，腫瘍
2	2か月で5％を超える体重減少， またはBMI 18.5〜20.5および全身状態の悪化， もしくは過去1週間で通常の必要量の25〜50％に満たない食事摂取量	腹部大手術，脳卒中，重度肺炎，造血器腫瘍
3	1か月で5％を超える体重減少（3か月で15％超の体重減少）， またはBMI 18.5未満，および全身状態の悪化， または過去1週間で通常の必要量の0〜25％の食事摂取量	頭部損傷，骨髄移植，集中治療患者（APACHE＞10）

合計スコア＝栄養＋疾患重症度スコア（70歳以上の場合は合計スコアに1を加える）
スコア≧3：栄養上のリスクがあり栄養プランを開始する
スコア＜3：週1回，患者のスクリーニングを繰り返し，患者が大手術を受けることになっている場合は，栄養リスクを回避するために予防的栄養ケアプランを使用する

(Kondrup J, et al., 2003[7] 改変)

表5-8　MNA®-SF

		0	1	2	3
A	過去3か月間で食欲不振，消化器系の問題，咀嚼・嚥下困難などで食事量が減少したか？	著しい食事量の減少があった	中等度の食事量の減少があった	食事量の減少なし	
B	過去3か月間で体重の減少があったか？	3kg以上の減少があった	わからない	1〜3kgの減少があった	体重減少なし
C	自力で歩けるか？	寝たきりまたは車椅子を常時使用	ベッドや車椅子を離れられるが，歩いて外出はできない	自由に歩いて外出できる	
D	過去3か月間で精神的ストレスや急性疾患を経験したか？	はい		いいえ	
E	神経・精神的問題の有無	強度の認知症またはうつ状態	中程度の認知症	精神的問題なし	
F	BMI	19未満	19〜21未満	21〜23未満	23以上
	ふくらはぎ周囲径（BMIが測定できない場合のみ）	31cm未満			31cm以上

12-14ポイント：栄養状態良好
8-11ポイント：低栄養の恐れあり（At risk）
0- 7ポイント：低栄養

（Kaiser MJ, et al., 2009[8] 改変）

表5-9　PNI

PNI＝[10×Alb（g/dL）]＋[0.005×総リンパ球数（/mm³）]

[判定] PNI≦40：重度の栄養障害あり（腸管切除・吻合禁忌）

（小野寺時夫，1986[9] 改変）

表5-10　GNRI

GNRI＝[14.89×Alb（g/dL）]＋[41.7×（現体重（kg）/理想体重（kg））]

[判定]
82未満：重度栄養リスク
82〜92未満：中等度栄養リスク
92〜98未満：軽度栄養リスク
98以上：栄養リスクなし

（Bouillanne O, et al., 2005[10] 改変）

値，体重減少，経口摂取量減少，重症疾患）の中で1つ以上当てはまるものがあれば，2段階目に進む．2段階目では栄養状態と基礎疾患の重症度の2項目をそれぞれ点数化し，栄養療法の要否を判断する．

　MNA®-SF（表5-8）：65歳以上の高齢者を対象とし，5分以内で完了可能な質問で構成される．食事量，体重減少，歩行状況，精神的ストレスや急性疾患の有無，神経・精神的問題の有無，BMIの6項目について調査し，合計点が7点以下は低栄養，8〜11点は低栄養の恐れあり，12点以上は栄養状態良好と判定する．

　PNI（表5-9）：血清アルブミン（Alb）値とリンパ球数の2項目だけで計算する．成人大腸癌術後の生命予後の予測指標として日本で開発され，現在では手術対象の小児にも用いられている．

　GNRI（表5-10）：理想体重比（ideal body weight：%IBW）と血清アルブミン値を用いた65歳以上の高齢者を対象とした栄養評価法．

　CONUT（表5-11）：血清アルブミン値，総リンパ球数，総コレステロール値を用いて低栄養リスクを判定する．血液・生化学データのみを用いるため簡便かつ客

表5-11 CONUT

	A：良好	B：軽度不良	C：中等度不良	D：重度不良
血清アルブミン（Alb）（g/dL）	3.5以上	3.0〜3.49	2.5〜2.99	2.5未満
①スコア	0	2	4	6
総リンパ球数（/μL）	1,600以上	1,200〜1,599	800〜1,199	800未満
②スコア	0	1	2	3
総コレステロール（mg/dL）	180以上	140〜179	100〜139	100未満
③スコア	0	1	2	3
①〜③スコア合計点	0〜1	2〜4	5〜8	>8

（J Ignacio de Ulíbarri, et al., 2005[11] 改変）

<スクリーニング>
低栄養リスクの判定
（妥当性が検証済みのスクリーニングツールを使用）

<診断的アセスメント>
表現型基準（phenotypic）

意図しない体重減少
「6か月で5%以上」または「6か月以上で10%以上」

低BMI（kg/m³）：アジア人の場合
「70歳未満でBMI<18.5」または「70歳以上でBMI<20」

筋肉量減少：身体組成による測定
「DXA：男性<7.0kg/m², 女性<5.4kg/m²」
「BIA：男性<7.0kg/m², 女性<5.7kg/m²」

病因基準（etiologic）

食事摂取量の減少または消化吸収能の低下
「エネルギー必要量の50%以下が1週間以上」
または
「食事摂取量低下が2週間以上」
または
「慢性的な消化器症状による食物の消化吸収障害」

疾病によるストレスまたは炎症の程度
「急性疾患や外傷による炎症」
または
「慢性疾患による炎症」

表現型1項目以上
病因1項目以上

→ 低栄養

<重症度判定>

	中等度	重度
体重減少	6か月以内に5〜10% または 6か月以上で10〜20%	6か月以内に>10% または 6か月以上で>20%
低BMI（kg/m³）	70歳未満：BMI<20 70歳以上：BMI<22	70歳未満：BMI<18.5 70歳以上：BMI<20
筋肉量減少	軽度〜中等度	重度

<病因分類>

・慢性疾患で炎症を伴う低栄養
・急性疾患または外傷による高度の炎症を伴う低栄養
・炎症はわずか、あるいは認めない慢性疾患による低栄養
・炎症はなく飢餓による低栄養

運動療法の内容や強度を考える際に炎症の有無を考慮する.

図5-3 GLIM基準

（Cederholm T, et al., 2019[12] 改変）

観的に評価できる.

(3) 低栄養の診断方法（Global Leadership Initiative on Malnutrition：GLIM基準）[12]（図5-3）

　スクリーニングとアセスメント・診断の2段階で行われる. 1段階目のスクリーニングは従来から使用されている精度検証済みのツールの使用が推奨されており,

2. 摂食嚥下障害の合併症　79

高齢者では MNA®-SF がよく用いられる．２段階目のアセスメント・診断では，現症の３項目（意図しない体重減少，低 BMI，筋肉量減少）と病因の２項目（食事摂取量減少/消化吸収能力低下，疾患による負荷/炎症の関与）を評価し，それぞれの項目から１項目以上該当する場合を低栄養と診断する．そして最後に重症度評価として，現症のデータから「中等度低栄養」または「重度の低栄養状態」を判定する．

(4) 低栄養の治療

栄養療法のゴールは体重，筋肉量，体脂肪率などの改善だけでなく，筋力，身体機能，日常生活活動や社会参加の向上が含まれる．低栄養は退院後の高齢者の生活に大きく影響を与えるため，入院中に不適切な栄養管理とならないように意識して取り組むべき課題である．体重を１kg 増加させるためのエネルギー蓄積量は，高齢者で 8,800〜22,600 kcal が必要とされている．１か月に体重を１kg 増やすためには，１日当たり 300〜750 kcal の栄養を追加する必要がある．サルコペニア，フレイル対策に重要な栄養素は蛋白質である．「日本人の食事摂取基準（2020 年版）」には，サルコペニア，フレイルの予防のために，高齢者ではそれほど身体活動レベルが高くなくても蛋白質の摂取目標量として 1.2〜1.5 g/kg 体重/日が設定された．

一方で，悪性腫瘍などによる終末期，急性炎症による高度侵襲期，リフィーディング症候群では積極的な栄養療法は行わない．

つながる知識

【低栄養を防ぐ工夫】

先行期も含め摂取嚥下障害では摂取エネルギーが不足し，低栄養状態にあることは珍しくない．医原性の低栄養は必要のない安静と絶食から生じるともいわれている．食事に意識が向くように，皿や食具の色，座る向きや部屋の明るさなど環境の工夫により楽しんで食べることへの配慮も必要になる．

文献

1) Fujishima I, et al.：Sarcopenia and dysphagia：Position paper by four professional organizations. *Geriatr Gerontol Int*, **19**(2)：91-97, 2019.
2) Teramoto S, et al.：High incidence of aspiration pneumonia in community- and hospital-acquired pneumonia in hospitalized patients：a multicenter, prospective study in Japan. *J Am Geriatr Soc*, **56**(3)：577-579, 2008.
3) Suzuki J, et al.：Characteristics of aspiration pneumonia patients in acute care hospitals：A multicenter, retrospective survey in Northern Japan. *PLoS One*, **16**(7)：e0254261, 2021.
4) 医療・介護関連肺炎（NHCAP）診療ガイドライン作成委員会：医療・介護関連肺炎（NHCAP）診療ガイドライン．pp1-39，日本呼吸器学会，2011.
5) 日本呼吸器学会呼吸器感染症に関するガイドライン作成委員会：成人市中肺炎診療ガイドライン【ポケット版】．pp1-57，日本呼吸器学会，2002.
6) Detsky AS, et al.：What is subjective global assessment of nutritional status? *JPEN J Parenter Enteral Nutr*, **11**(1)：8-13, 1987.
7) Kondrup J, et al.：ESPEN guidelines for nutrition screening 2002. *Clin Nutr*, **22**(4)：415-421, 2003.
8) Michel J Kaiser, et al.：Validation of the Mini Nutritional Assessment short-form (MNA-SF)：a practical tool for identification of nutritional status. *J Nutr Health Aging*, **13**(9)：782-788, 2009.
9) 小野寺時夫：進行消化器癌に対する抗癌療法と栄養指標．*JJPEN*, **8**(2)：167-174, 1986.
10) Bouillanne O, et al.：Geriatric Nutritional Risk Index：a new index for evaluating at-risk elderly medical patients. *Am J Clin Nutr*, **82**(4)：777-783, 2005.
11) Ignacio de Ulíbarri J, et al.：CONUT：a tool for controlling nutritional status. First validation in a hospital population. *Nutr Hosp*, **20**(1)：38-45, 2005.
12) Cederholm T, et al.：GLIM criteria for the diagnosis of malnutrition - A consensus report from the global clinical nutrition community. *Clin Nutr*, **38**(1)：1-9, 2019.

（柴田斉子）

✓ 確認Check! ☐ ☐ ☐

・誤嚥性肺炎の症状を述べてみよう．⇒73頁
・高齢者の体液量は体重の何％か述べてみよう．⇒74頁
・低栄養に対する栄養療法のゴールを述べてみよう．⇒80頁

第6章 摂食嚥下障害のリハビリテーション

学習のねらい
- 口腔ケアの定義，目的，実施方法，留意点を理解する．
- 言語聴覚士が行う摂食嚥下訓練の手技，手法を理解する．
- 摂食嚥下障害に対する外科的治療，薬物治療，補綴治療を理解する．

章の概要

摂食嚥下障害に対してどのようなリハビリテーションが実施できるのかを口腔ケア，外科的治療，薬物療法，補綴治療の観点から解説した．言語聴覚士が行える手技・手法をはじめ，他職種との連携が欠かせない様々なアプローチが存在する．

摂食嚥下障害に対するリハビリテーションのポイント

口腔ケア	口腔ケアの意義，小児期と老年期の特色，実施方法
摂食嚥下訓練	言語聴覚士の立場から実施できる間接（基礎）訓練と直接（摂食）訓練
外科的治療	嚥下機能改善術，誤嚥防止術，気管切開への対応
薬物療法	嚥下を改善させる内服薬やその他の薬物の利用方法
補綴治療	補綴装置の種類と特徴，適用，期待される効果

1. 口腔ケア

1. 口腔ケアとは

つながる知識
【口腔健康管理】
2016年3月発行の老年歯科医学用語辞典（第2版）[2]では，学術用語として「口腔健康管理」を歯科医療職が行う「口腔衛生管理」と「口腔機能管理」の2つに分けて定義している．さらに，口腔健康管理には，他職種が行う口腔清掃や口腔清拭などの口腔ケアも含まれている．

口腔ケア（oral health care）は，歯科医療領域のみならず看護や介護領域でも広く用いられている．2016年に日本老年歯科医学会は日本歯科医学会と連携し，"口腔ケアは，口腔環境と口腔機能の維持・改善を目的としたすべての行為を指す一般用語"と定義した．この口腔ケアには，広義と狭義の捉え方があり，その内容[1]は次のようになる．

①広義：口腔疾患および機能障害に対する予防，治療，リハビリテーションを目的とする歯科治療から機能訓練までを含むケア
②狭義：口腔疾患および気道感染・肺炎に対する予防を目的とする口腔清掃や口腔保健指導を中心とするケア

歯科疾患や口腔ケアの実施に配慮が必要な摂食嚥下障害者への口腔ケアは，歯科医療者（歯科医師・歯科衛生士）による診査，評価，それらをもとにした口腔ケアの方法の立案が重要である．多職種協働の中でこれらの内容を日常の口腔ケアに展開し，質の高い口腔ケアの実現を目指す．また，摂食嚥下障害者では，入退院や施

設入所など生活の場が変わることも少なくない．そこで，口腔ケアに関するシームレスな連携を行うことは，生活の質，全身状態の維持においても必須である．

現在，口腔ケアの定義や用語は，口腔内の処置を専門とする歯科医師，歯科衛生士をはじめ，医師，看護師，言語聴覚士，理学療法士，作業療法士，管理栄養士，介護職員，さらには家族を含めてその内容の捉え方に多少の違いが生じている場合がある．そこで本項では，「口腔ケア」を口腔環境と口腔機能の維持・改善を目的としたすべての行為と捉え，口腔清掃を中心とした内容を記載する．

2. 口腔ケアの目的

口腔ケアの目的には次のようなものがある．①う蝕や歯周病の予防，②口臭の予防と改善，③全身感染症の予防，④味覚の維持・改善，⑤全身感染症（誤嚥性肺炎，感染性心内膜炎，虚血性心疾患など）の予防，⑥口腔諸器官に対する感覚刺激の導入やマッサージによる摂食嚥下機能の獲得・維持・向上，⑦唾液分泌の促進，と口腔乾燥の改善，⑧発音，構音に関与するリハビリテーションによるコミュニケーション機能の回復，⑨感覚異常の改善，⑩QOL維持・向上，である．

摂食嚥下障害に対する訓練においては，実施前に口腔ケアを行うことが望ましい．これは，訓練によって増加する唾液中の細菌をできるだけ減少させ，万が一唾液を誤嚥してしまった場合の誤嚥性肺炎発症リスクを下げる必要があるためである．歯科医師，歯科衛生士による専門的な口腔ケアは，高齢者の誤嚥性肺炎の発生率を低下させることが報告[3]されている．また，口腔ケアを行うことで，その後の摂食嚥下訓練をスムーズに開始することも目的の一つである．

3. 小児期の口腔ケア

1 口腔の特徴

小児の口腔は，身体の成長とともに歯の萌出がみられ，乳歯から永久歯への交換期を経て永久歯列が完成する．特に，3歳頃までは，歯列（歯並び）や咬合（噛み合わせ）とともに口腔機能が著しく発達する変化の大きな時期である．

乳歯は，永久歯に比べてう蝕（むし歯）になりやすく，その進行も速い．小児が痛みを訴えられない場合，ブラッシングや食事を拒否する，機嫌が悪くなる，などを呈することがある．

一方，障害児は萌出時期や萌出の順序が定型発達児と異なる場合も多い．また，口腔の形態異常（図6-1）や感覚器障害（感覚過敏など）を有する場合があるため，口腔ケア時の観察と実施時の配慮が重要となる．さらに，嚥下障害を有する児で乳歯の交換期にある場合は，抜けた歯を誤飲・誤嚥するリスクがあるため，口腔ケアを行う際に歯の動揺がないかを注意し，発見したら保護者や歯科関係職種に報告をする．

この他，歯が萌出する前からガーゼや口腔ケア用のウェットティッシュで口腔内を拭うことは，口腔衛生への効果，そして口腔内の感覚統合にも期待ができる．

つながる知識
【口腔機能の発達】
小児における口腔の発達段階は，歯無期（7か月頃まで），乳歯列期（7か月頃〜6歳頃まで），混合歯列期（6〜11歳頃まで），永久歯列期（12歳以降）に分類される[4]．

ここが重要
【感覚過敏に対する口腔ケア】
感覚過敏（触覚過敏）によって口腔ケアを拒否する場合，脱感作[5]を口腔ケアの中に組み込む．
指しゃぶりがある児や顔に触れることが困難な障害児に過敏性が残りやすい．早期から触刺激による感覚統合を行うことでう蝕予防のみならず摂食機能の発達も期待できる．

1. 口腔ケア　83

> **キーワード**
>
> 【狭口蓋】
> 口蓋が狭い状態をいう．このような口腔内は食物で舌を押しつぶしたり，食塊形成や移送を困難にしたりする．ダウン症候群，ターナー症候群，アペール症候群などに出現しやすい．

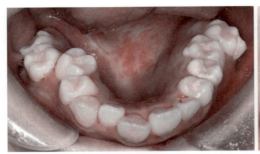 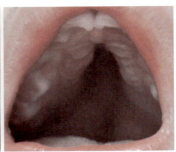

a：歯列不正　　　　　　　　　b：狭口蓋

図6-1　口腔の形態異常

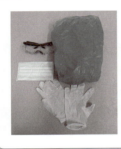

図6-2　感染予防対策に用いるもの
スタンダードプリコーション（標準感染予防策）の考えから，手洗いをしたうえで，手袋，マスク，ゴーグルまたはフェイスマスク，ガウンを着用して実施する．

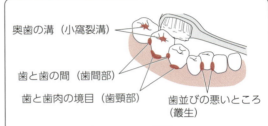

図6-3　汚れが残りやすい部位

2 口腔ケアの実際

(1) 歯ブラシ

- 植毛部は，口腔内で操作しやすい小さなものを選ぶ．
- 保護者の仕上げ磨き用歯ブラシはハンドルが長めのものがよい．
- 自身で磨くときは，ハンドル（把柄部）は握りやすいやや太めを選ぶ．

(2) ブラッシング時のポイント

- ブラッシングの実施に際しては，感染予防に注意して行う（図6-2）．
- 自身で磨けない場合には，介助者による寝かせ磨きで行うことが望ましい．
- 歯ブラシの毛先を歯面に直角に当てて水平方向に往復運動する（スクラッビング法）．歯と歯の間，歯と歯肉（歯ぐき）の境目は特に汚れが残りやすい（図6-3）．この部分に毛先を当てて歯肉を傷つけないよう，細かいストロークで磨く．
- 歯の隙間が狭い部分は，デンタルフロス（ホルダータイプのほうが使いやすい）を用いる．歯間ブラシは，小児の場合あまり用いることはない．
- 可能であればフッ化物配合歯磨剤を用いるほうがう蝕予防効果をさらに期待できる．
- うがいができない場合は，湿らせたスポンジブラシやガーゼ，口腔ケア用のウェットティッシュで，歯や舌，口腔粘膜を拭き取る．

4. 老年期の口腔ケア

1 口腔の特徴

- 口腔周囲筋の筋力低下
- 唾液分泌量の減少（口腔乾燥や服用薬の影響）
- 触覚，温度感覚の低下による味覚の低下
- 歯の喪失による咀嚼能力の低下

これらが単体あるいは複数出現することにより，口腔衛生状態が悪化し口腔内細菌が増殖しやすい環境になる．さらに，嚥下障害を伴うと誤嚥性肺炎のリスクを高めることにもなる．近年，多数の歯を有する高齢者が増加しているが，口腔衛生の自己管理が困難な要介護高齢者では，口腔衛生状態の悪化により残存歯が細菌の温床になるという負の状況が生じている．

2 口腔ケアの実際

ここでは，ブラッシングに何らかの介助が必要な高齢者の口腔ケアの流れを示す．

(1) 姿勢調整

口腔ケア実施中に細菌を多く含んだ唾液を誤嚥しないように<u>姿勢調整</u>することが重要である．姿勢調整は，口腔ケアを受ける対象者と実施者の両者が負担にならないようにすることも大切である．

①座位の場合（図6-4）

- 足底部を床や車椅子のフットレストにつける．
- 頭部は，後屈しすぎないように枕やタオルなどで調整する．
- 実施者は，対象者と同じ目線の高さで行う．

> **つながる知識**
> 【姿勢調整】
> 片麻痺の方の口腔ケアを行うときは，麻痺側に水分や唾液が流れると誤嚥しやすいため，健側を下にして，麻痺側が上になるように姿勢調整をする．

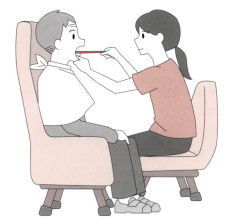 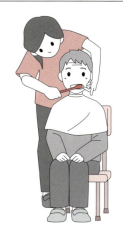

a：前方からの介助　　b：後方からの介助
　　　　　　　　　　頭部を腕で固定して口の中が見える位置に立つ．

図6-4　座位での姿勢調整

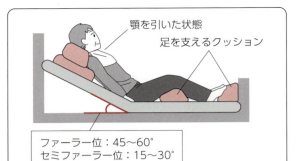

図6-5　ベッド上での姿勢調整
座位が取れない場合は，ファーラー位またはセミファーラー位にして顎を適度に引くことで誤嚥を予防する．

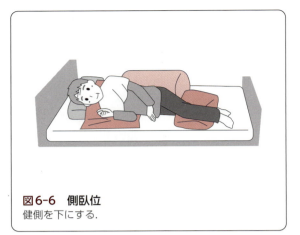

図6-6　側臥位
健側を下にする．

②ベッド上で行う場合

- 上半身を45～60°起こした状態のファーラー位（半座位）もしくは，15～30°起こしたセミファーラー位で実施する（図6-5）．
- 上体を起こすことが困難な場合には，頭部を側方に傾けて唾液や洗口した水が咽頭に流れ込まないようにする．
- 身体がずり下がらないように，下肢を少し挙上したり，膝に枕やクッションを入れたりして調整する．
- 頭部を動かせない場合には側臥位（図6-6）にする．
- 麻痺がある場合には，健側を下に麻痺側を上にする．

(2) 観察・アセスメント

①観察

口腔内に痛みや不快感があると口腔ケアの拒否につながるため，口腔ケアをする前に口内炎，義歯による傷，歯の動揺や粘膜の異常，口唇が乾燥で切れていないかなどを観察する．

②アセスメント

常に歯科医療者が口腔ケアにかかわるとは限らない．口腔ケアにかかわる職種が簡便に口腔のアセスメントを行い，共通認識のもとにその方の口腔衛生状態を良好に維持することが大切である．口腔のアセスメントシートには，目的に合わせていくつかの種類がある．

- 改訂BDR指標（口腔清掃自立度判定基準）[6]：要介護者に対する口腔清掃の自立度を評価するもの．
- OHAT（Oral Health Assessment TOOL）日本語版（OHAT-J）[7]（図6-7）：要介護高齢者を対象に簡便に評価できるように作成されたもの．
- ROAG（Revised Oral Assessment Guide）[8]：がん化学療法患者の口腔内評価用紙として開発されたもの．口腔粘膜障害などの評価に優れている．
- BOAS（Back Oral Assessment Scale）：ICUでの口腔ケア用に開発されたもの．

アセスメント結果から口腔に問題があった場合には，歯科医療者に依頼し連携や移行に努める．そのためには，日頃から口腔に問題が起こったときに相談や依頼が

ORAL HEALTH ASSESSMENT TOOL 日本語版（OHAT-J） *(Chalmers JM, 2005; 松尾, 2016)*

ID:　　　　氏名：　　　　評価日：　　/　　/

項　目	0＝健　全	1＝やや不良	2＝病　的	スコア
口　唇	正常，湿潤，ピンク	乾燥，ひび割れ，口角の発赤	腫脹や腫瘤， 赤色斑，白色斑，潰瘍性出血， 口角からの出血，潰瘍	
舌	正常，湿潤，ピンク	不整，亀裂，発赤，舌苔付着	赤色斑，白色斑，潰瘍，腫脹	
歯肉・粘膜	正常，湿潤，ピンク	乾燥，光沢，粗造，発赤 部分的な(1-6歯分)腫脹 義歯下の一部潰瘍	腫脹，出血(7歯分以上) 歯の動揺，潰瘍 白色斑，発赤，圧痛	
唾　液	湿潤，漿液性	乾燥，べたつく粘膜， 少量の唾液 口渇感若干あり	赤く干からびた状態 唾液はほぼなし，粘性の高い唾液 口渇感あり	
残存歯 □有　□無	歯・歯根の う蝕または破折なし	3本以下の う蝕，歯の破折，残根，咬耗	4本以上のう蝕，歯の破折，残根 非常に強い咬耗 義歯使用無しで3本以下の残存歯	
義　歯 □有　□無	正常 義歯，人工歯の破折なし 普通に装着できる状態	一部位の義歯，人工歯の破折 毎日1-2時間の装着のみ可能	二部位以上の義歯，人工歯の破折 義歯紛失，義歯不適のため未装着 義歯接着剤が必要	
口腔清掃	口腔清掃状態良好 食渣，歯石，プラークなし	1-2部位に 食渣，歯石，プラークあり 若干口臭あり	多くの部位に 食渣，歯石，プラークあり 強い口臭あり	
歯　痛	0　1 疼痛を示す 言動的，身体的な兆候なし	2　3 疼痛を示す言動的な兆候あり： 顔を引きつらせる、口唇を噛む 食事しない、攻撃的になる	4 疼痛を示す身体的な兆候あり： 頬、歯肉の腫脹、歯の破折、潰瘍 歯肉下膿瘍。言動的な徴候もあり	

歯科受診（　要　・　不要　）　再評価予定日　/　/　合計

Japanese Translation: Koichiro Matsuo permitted by The Iowa Geriatric Education Center　*avairable for download: https://www.ohcw-tmd.com/research/*　*revised Sept 1, 2021*

日本語版作成：東京医科歯科大学大学院地域・福祉口腔機能管理学分野　教授　松尾　浩一郎

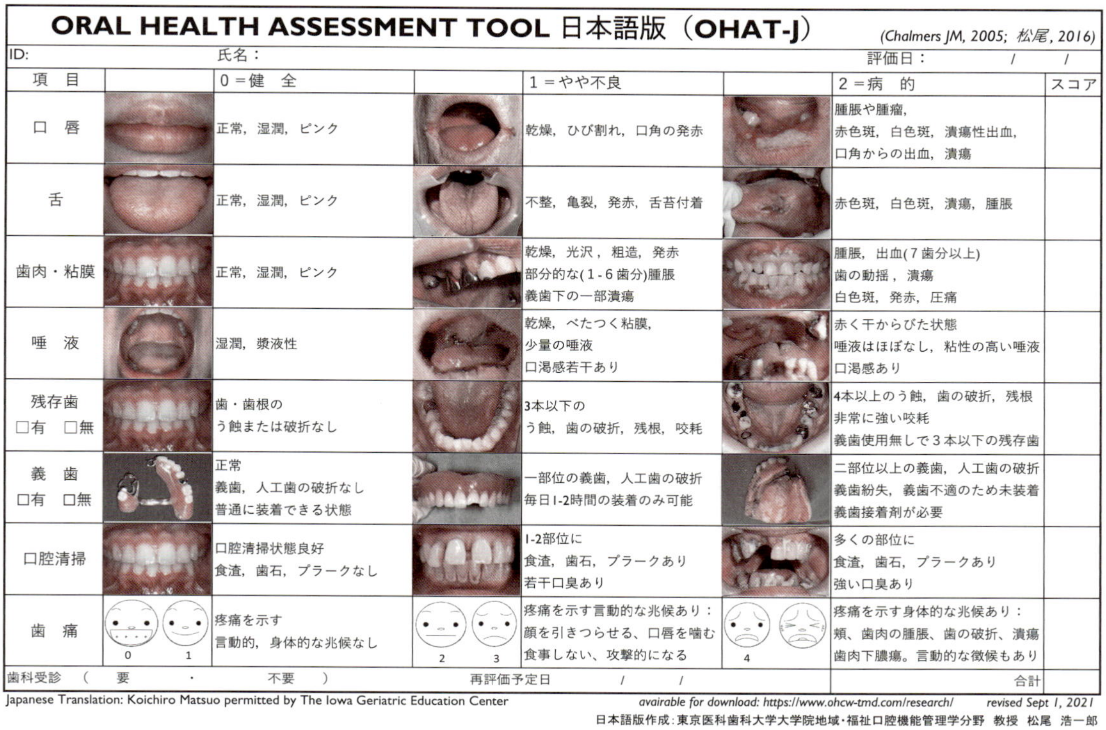

図6-7　OHAT（ORAL HEALTH ASSESSMENT TOOL）日本語版（OHAT-J）
（東京医科歯科大学大学院　地域・福祉口腔機能管理学分野HP　http://www.ohcw-tmd.com/research/ohat.html）

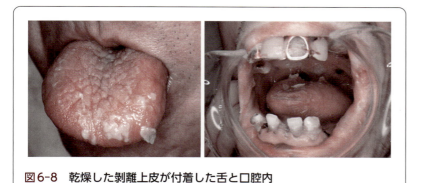

図6-8　乾燥した剥離上皮が付着した舌と口腔内

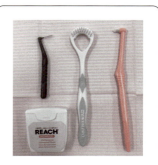

図6-9　補助的清掃用具
〔右からタフトブラシ，舌ブラシ，歯間ブラシ（上），デンタルフロス（下）〕

できる医科歯科連携をつくっておくことが重要である．

(3) 口腔ケアで留意すべきこと

加齢や薬の副作用の他に，経口摂取をしていない者の口腔内は乾燥（**図6-8**）が進み細菌が増殖していることが多い．この他，麻痺がある場合には麻痺側に食物残渣（食べかす）が残留しやすい．

①口唇・口腔粘膜の保湿

口唇の乾燥にはワセリンや保湿剤，粘膜には保湿剤を薄く塗布して保湿する．さ

らに，口腔機能訓練や唾液腺のマッサージなどで唾液の分泌を促し保湿することもできる．

②ブラッシング

図6-3に示した部位に注意しながら歯ブラシを用いて磨く．歯の間の汚れには，デンタルフロスや歯間ブラシを用いる．舌表面に付着する舌苔は，細菌や食べかすなどの塊であるため，歯ブラシまたは舌ブラシを用いて清掃する．デンタルフロスや舌ブラシなどの補助的清掃用具（**図6-9**）は，サイズや使用方法を誤ると歯肉を下げたり，擦過傷をつくったりすることもあるので，使用に際しては注意を払う必要がある．

③うがい，清拭（ふき取り）

ブラッシングが終了したらうがいをする．うがいができない場合には，スポンジブラシやガーゼ，口腔専用のウェットティッシュで清拭して汚れを除去する．うがいや清拭は機械的清掃で口腔内に飛散したバイオフィルム（細菌）を回収する意味で必ず実施する．

④義歯の清掃

義歯にも食べかすやプラーク（歯垢）が付着するので，歯と同様に清掃が必要である．

- ・清掃中に落として破損することを防ぐために，洗面器などに水をはる．
- ・歯ブラシまたは，義歯用ブラシを使って磨く．磨くときは，洗面器などの上で水を流しながら行う．

> **つながる知識**
> **【機械的清掃】**
> 清掃不良の歯や義歯の表面には，微生物が形成するバイオフィルムが形成される．バイオフィルムは，機械的清掃（ブラッシング，歯科専用機器の使用）によって，物理的に除去する．

文献

1) 厚生労働省：e-ヘルスネット．https://www.e-healthnet.mhlw.go.jp/information/dictionary/teeth/yh-010.html
2) 日本老年歯科医学会編：老年歯科医学用語辞典 第2版．医歯薬出版，2016．
3) Yoneyama T, et al.：Oral care and pneumonia. *Lancet*, **354**：515, 1999.
4) 大嶋 隆：小児歯科学概論．最新歯科衛生士教本 小児歯科第2版（（一社）全国歯科衛生士教育協議会監）．pp3-5, 医歯薬出版, 2021.
5) 尾本和彦：摂食機能訓練．食べる機能の障害 その考え方とリハビリテーション（金子芳洋編）．pp89-91, 医歯薬出版, 1987.
6) 厚生労働省：口腔機能の向上マニュアル．2005.
7) 松尾浩一郎，中川量晴：口腔アセスメントシート Oral Health Assessment Tool 日本語版（OHAT-J）の作成と信頼性，妥当性の検討．日障誌，**37**：1-7, 2016.
8) Andersson P, et al.：Inter-rater reliability of an oral assessment guide for elderly patients residing in a rehabilitation ward. *Spec Care Dentist*, **22**(5)：181-186, 2002.

（水上美樹）

---

2. 言語聴覚士が行うリハビリテーションの手技・手法

1. 摂食嚥下訓練の概要

1 間接訓練と直接訓練

摂食嚥下訓練（以下，嚥下訓練）は，リスクの視点から，食物を用いない**間接訓練（基礎訓練）**と食物を用いて行う**直接訓練（摂食訓練）**の2つに分類することができる．急性期や重度の嚥下障害がある場合など，患者の状態によっては間接訓練だけを実施することもあるが，直接訓練を併用することにより嚥下機能を最大限に引き出し改善することができる．間接訓練と直接訓練は，どちらも嚥下障害の診断

> **国試によく出る**
> **【リハビリテーションの手技・手法】**
> 間接訓練と直接訓練のどちらにも使用できる手法を確認しておこう．

と評価に基づき，病態や症状に応じて訓練方法を選択することが重要である．

嚥下訓練を運動学習の視点から捉えると，要素別練習（訓練）と課題指向的練習（訓練）に分けることができる．要素別練習とは，嚥下運動を行う諸器官に対し，可動域拡大，筋力増強，協調性の改善などを図る方法であり，十分な負荷量（強度）と練習量（回数，頻度，期間）を設定することが重要である．一方，課題指向的練習は，改善した嚥下の諸器官を使って，実際に食べる（嚥下する）という目的に向かった課題の練習である．課題指向的練習は運動学習が中心であり，食べるという課題について適切な難易度を設定し，姿勢や食品の調整，嚥下手技などを利用しながら段階的に進める[1]．

2 治療プラン

治療プランの立案は，できるだけ具体的に目標を設定する．目標設定は，①具体的でわかりやすい目標であること，②数値化できること（客観的評価），③達成可能であること，④目標と関連する効果を明確にすること，⑤期間を設定することなどを参考に多職種で検討することが重要である．

治療プランの内容と目標は，嚥下機能の他，全身状態，栄養状態，認知機能，環境要因（介護者，社会支援など）を考慮して決定する．

2. 間接訓練（基礎訓練）[1]

間接訓練の目的は，嚥下の諸器官に対し，可動域拡大や筋力トレーニングなどの運動訓練を行うことで嚥下障害の原因となっている機能障害を改善し，経口摂取能力の向上につなげることである．単一の器官に対する要素的な訓練だけでなく，咀嚼と食塊形成など一連の嚥下運動を考慮した協調的な訓練もある．また，口腔ケアや種々の感覚刺激入力，嚥下に関連する呼吸や頸部・体幹機能に対する訓練など，間接訓練には様々なアプローチ方法がある．軽度から重度の嚥下障害まで広く適応することができるが，一方で意識障害や認知機能の低下，高次脳機能障害などがあり，教示の理解や協力が得られない患者には実施できない訓練もある．個々の訓練法のエビデンスレベルは高くないが，嚥下障害の病態に応じて複数の訓練を組み合わせることで訓練効果を高めることができる．間接訓練は嚥下機能を改善するだけでなく，機能の維持や低下を予防する意義もある．

主な間接訓練は**表6-1**の通りである．

1 口腔器官の訓練

嚥下に関連する主な口腔器官としては，口唇，頰，下顎，舌がある．これらの口腔器官に機能低下が起こると，食物の取り込みや咀嚼・食塊形成，咽頭への送り込みなど，準備期と口腔期の障害を生じる．共通事項として，運動訓練は対象者の能力に応じて他動運動，介助自動運動，自動運動，抵抗運動を行うようにする．筋力トレーニングは**過負荷の原理**に基づいて，十分な抵抗負荷を加えて実施することが重要であるが，負荷量の設定が困難な場合には，各運動の最大努力で3〜5秒の持続時間，1セット5〜10回，1日3〜5セットを目安とする．

つながる知識
【目標設定──SMARTの原則】
Specific（具体的），**M**easurable（測定可能），**A**chievable（達成可能），**R**elevant（目標との関連），**T**ime-bound（期間設定）．

国試によく出る
【訓練法の検討】
嚥下障害の病態や症状から対応する訓練法を考えよう．

キーワード
【過負荷の原理】
身体に一定以上の運動負荷を与えることで，機能が向上するという原理．

表6-1　主な間接訓練（基礎訓練）

1. 口腔器官の訓練	1）顔面筋（口唇，頬）の運動訓練
	2）下顎の運動訓練
	3）舌の運動訓練
	4）咀嚼の運動訓練
2. 発声発語訓練	1）構音訓練
	2）裏声発声法
	3）リーシルバーマン法
3. 咽頭期に対する訓練	1）嚥下反射誘発
	2）舌骨喉頭挙上訓練
	3）鼻咽腔閉鎖訓練
	4）咽頭収縮訓練
	5）喉頭閉鎖訓練
	6）食道入口部拡張訓練
4. 呼吸訓練	1）口すぼめ呼吸，横隔膜呼吸，深呼吸
	2）咳嗽訓練，強制呼出（ハフィング）
	3）呼気筋トレーニング

(1) 顔面筋（口唇，頬）の運動訓練[2]

　口唇の運動は，閉口位の状態から上下の唇の開大・閉鎖と突出を行う．舌圧子やバイトブロックを保持すると下顎の代償運動を抑制することができる（**図6-10**）．頬の運動は，口唇を閉鎖した状態から頬を膨らませる，すぼめる運動を行う．顔面神経麻痺がある患者に対しては，**CI療法**（constraint-induced movement therapy）により，健側の顔面筋の運動を手指で抑制し，麻痺側（患側）を用いて集中的な運動を行う（**図6-11**）[3]．顔面筋に対する運動は，適切な運動を促すためにも鏡を用いて視覚的にフィードバックさせながら行うことが原則である．

　ボタンプル訓練は，前歯と口唇の間に紐を付けたボタンを入れ，治療者が紐を引っ張ってボタンが口腔外へ飛び出さないよう口唇に力を込める**口輪筋の筋力トレーニング**である（**図6-12**）[4]．他にも様々な口唇閉鎖訓練器具（パタカラ，リフトアップなど）を用いた訓練法が考案されている．

> **🖊 つながる知識**
> **【CI療法】**
> 脳卒中片麻痺患者の上肢機能障害に対するリハビリテーション治療法であり，顔面のCI療法はこれを応用した方法である．

(2) 下顎の運動訓練

　下顎は，下制（開口）・挙上（閉口），前方（前進）・後方（後退），側方への運動を行う．下顎の下制は最大開口を促すようにするが，拘縮などにより開口制限がある患者では，開口器を用いて少しずつ開口量を増やすようにする．下顎の挙上は中心咬合位とし，左右の臼歯部でしっかりと噛み，咬筋と側頭筋が収縮していることを触診で確認するとよい．下顎臼歯部に丸めたガーゼやゴムチューブを置き，これらを噛むようにすると，咀嚼筋の等張性収縮を促すことができ，噛んでいる感覚も伝わりやすく有効である．

　下顎の運動に伴い痛みや雑音を認める場合や顎関節症の患者では，訓練の適応について医師，歯科医師に確認する．

90　第6章／摂食嚥下障害のリハビリテーション

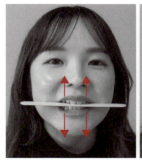 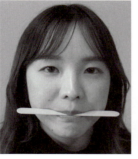 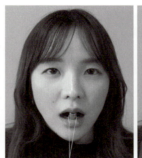 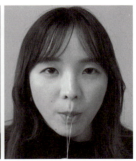

a：舌圧子を用いた口唇の開大・閉鎖　　　b：バイトブロックを用いた口唇の開大・閉鎖

図6-10　口唇の運動
前歯で舌圧子やバイトブロックを保持することで，下顎の代償運動を抑制することができる．

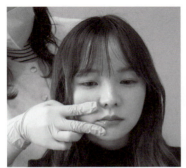 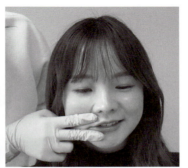

a：健側顔面に指を当てる．　　b：健側顔面の運動を抑制する．

図6-11　顔面のCI療法
健側顔面の運動を抑制し，麻痺側（患側）の運動を促す．

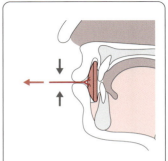

図6-12　ボタンプル訓練
紐を付けたボタン（新潟県歯科保健協会）を口唇と前歯の間に入れ，紐を引く力に抗するように口唇を閉鎖する．

(3) 舌の運動訓練

嚥下過程において舌は咀嚼と食塊形成，口腔から咽頭への送り込みに重要な役割を果たしている．**舌の運動**は，対象とする部位とそれぞれの運動方向を考慮して実施する．

①舌尖挙上[5]

開口位で硬口蓋に置いた綿棒（綿球）に対し，舌尖部を挙上して綿球を押し潰す運動を行う（**図6-13**）．硬口蓋の前方だけでなく，側方や後方など多方向へ舌尖を挙上させる．

②舌の側方移動[5]

咀嚼時に舌は食物を臼歯部に移送したり保持したりするために捻転（側方）運動を行っている．その動きを訓練するため，舌背部に置いた綿棒（綿球）を舌で左右の臼歯部に交互に移送する**綿球移送訓練**を行う（**図6-14**）．舌で綿球を移送する訓練は，舌の側方への運動範囲を拡大するだけでなく，咀嚼時に必要な下顎と舌の協調運動の改善を目的としている．

> **ここが重要**
> 【舌の運動と下顎の抑制】
> 舌の運動訓練において下顎の代償運動がある場合には，下顎の動きを抑制するためにバイトブロックを使用する．

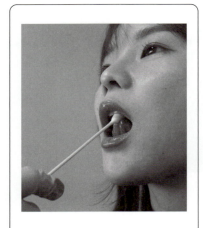

図6-13 舌尖挙上
硬口蓋に綿棒（綿球）を置き，舌尖部で綿球を押し潰す運動である．

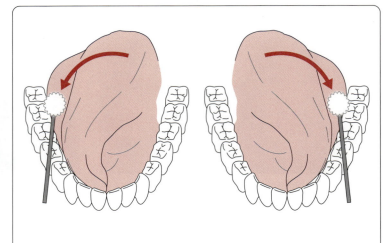

図6-14 綿球移送訓練
舌背の片側に綿球を置き，舌の運動で反対側の臼歯部に綿球を移送する．

③舌後退運動

舌の後下方への運動を強化することで，食塊の咽頭への送り込みや舌根と咽頭壁との接触の改善を図る．前方に突出した舌をガーゼでつかみ，舌を力強く後退させる運動を行う（図6-15）．はじめのうちは軽い抵抗を加えて舌を後退させ，徐々に抵抗の負荷量を上げていく．

④舌背挙上訓練（舌の筋力トレーニング）[5]

口腔内の食塊を咽頭へ送り込む際には，舌と口蓋が強く接触する必要がある．舌の筋力トレーニングは，舌の前方部または後方部を口蓋に対して強く挙上する運動であり，これまでに**最大舌圧や嚥下時舌圧**の改善，誤嚥の減少など多くの効果が報告されている[6]．舌圧子やペコぱんだ®などを用いて舌に十分な負荷を加えて抵抗運動を行わせることが重要である（図6-16）．舌圧測定器がある場合には，負荷量を最大舌圧の60〜80％に設定し，数値をリアルタイムでフィードバックする方法が有効である（図6-17）．

(4) 咀嚼の運動訓練

ガーゼで包んだガムやグミゼリーを用いて咀嚼の運動と唾液の嚥下訓練を行う．ガーゼをしばったデンタルフロスを治療者が操作することで，臼歯部への移送を補助しながら咀嚼運動を行うことができる（図6-18）[7]．食塊形成や送り込みはできないが，咀嚼の際に必要となる顔面筋，下顎，舌の協調運動の訓練になる．

本訓練では咀嚼による刺激性唾液が生じるため，唾液誤嚥に注意が必要である．

2 発声発語訓練[8]

発声発語機能と嚥下機能は，口腔，咽頭，喉頭など共有する器官が多いため，同時に障害されることも少なくない．間接訓練として発声発語訓練を行う意義は，口唇や舌，喉頭の運動機能を向上させることにより嚥下機能の改善を図ることである．

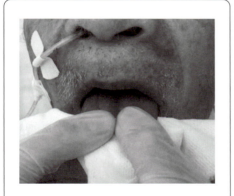

図6-15 舌後退運動
前方に突出した舌をガーゼでつかみ，舌を力強く後退させる運動を行う．

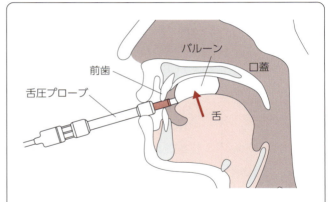

図6-17 舌圧測定器を用いた舌の筋力トレーニング
負荷量を最大舌圧の60〜80％に設定し，数値をリアルタイムでフィードバックする方法が有効である．

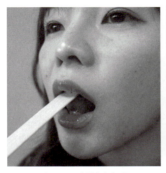

a：舌圧子で抵抗を加える．

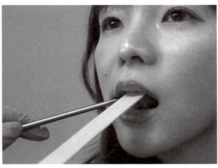

b：バイトブロックを用いて下顎の代償運動を抑制しながら実施する．

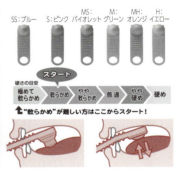

c：ペコぱんだ®を用いる方法

図6-16 舌背挙上訓練

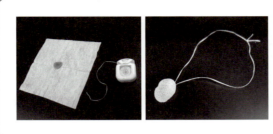

図6-18 グミゼリーを用いた咀嚼の運動訓練
作成方法：ガーゼでグミゼリーを包み，デンタルフロスでしばる．デンタルフロスを結び，ガーゼの不要な箇所をカットする．

(1) 構音訓練

　嚥下過程における口唇閉鎖と舌運動を考慮し，特にバ行パ行，タ行ダ行，カ行ガ行の構音訓練を行う．構音は高速な連続運動であるが，嚥下動作は比較的緩慢で定型的な力強い運動である．そのため，各音の構音動作はゆっくりと大きく，力強い運動を意識させる．

(2) 裏声発声法

高い声（裏声，ファルセット）を出すと喉頭が挙上する．これを利用して，できるだけ高い声や裏声発声を数秒間持続させ，喉頭挙上量を増やす．

YUBA（ゆうば）メソッド[9]など，裏声を活用するボイストレーニングは，嚥下機能を向上させるための訓練としても利用できる．

(3) リーシルバーマン法（LSVT）

パーキンソン病患者を対象として開発された**音声治療法**である．大きな声を出す行為によって発声発語器官全般の機能を高め，声量の増大と発話明瞭度の改善を図る．治療の原則は，①集中的治療による声量の増大，②自己の生成する音声への集中力を高める，③治療効果維持のために発話行動への注意を高める，である．LSVT LOUD®の効果は，音声機能だけでなく，口腔期の舌運動や嚥下反射惹起の改善，口腔・咽頭残留の減少など嚥下機能への波及効果も報告されている[10,11]．LSVT LOUD®を施行するには，LSVT Grobalが主催する認定講習会に参加し認定資格を取得する必要がある．

3 咽頭期に対する訓練

(1) 嚥下反射誘発

嚥下反射が惹起されにくい症例や惹起遅延のある症例に対し，嚥下反射を誘発する訓練を行う．前口蓋弓をはじめとする口腔後方部への温度覚，触圧覚，味覚の感覚刺激入力により嚥下に関連する感覚受容器の感受性を高め，嚥下反射を誘発する．随意的に嚥下運動を開始することが困難な症例，認知症などの影響で嚥下運動が中断してしまう症例に対しても有効な場合がある．以下に紹介する方法は，間接訓練だけでなく，直接訓練にも用いられる．

①冷圧刺激法（thermal tactile stimulation）[12-14]

前口蓋弓冷圧刺激（**図6-19**）は，間接喉頭鏡を用いて**前口蓋弓**に冷刺激と触圧刺激を加える方法である．開口させた状態で，冷やした間接喉頭鏡の背面を前口蓋弓の基部にあてがい，上下に5回程度刺激して嚥下するよう指示する．絞扼反射（gag-reflex，催吐反射）や咬反射がある場合は無理に実施しない．刺激直後の嚥下において，嚥下反射が惹起されるまでの時間が短縮されるという即時効果が報告されているが，長期効果の科学的根拠はない．

②喉のアイスマッサージ[17,18]

前口蓋弓だけでなく，舌後半部，舌根部，軟口蓋，咽頭後壁を撫でたり押したりする冷圧刺激により嚥下反射を誘発する方法である（**図6-20**）．開口した状態で，凍らせた綿棒や氷水につけた綿棒で上記の部位を左右方向へ数回刺激した後，空嚥下を指示する．

冷水を嚥下させる訓練ではないことに注意が必要である．冷刺激に加えて酸味や辛味などの味覚刺激を併用してもよい．

③氷片を用いた嚥下訓練（ice chip protocol）[19]

小さな氷片（約5×7mm，約1mL）を口に入れて嚥下させる．氷片や溶けた冷水が口腔から咽頭の粘膜を刺激することで嚥下反射を誘発することを目的とする．氷片は少量の水に比べて口腔内で操作しやすいため，溶ける前に咽頭へ送り込むこと

つながる知識
【LSVT：Lee Silvermann Voice Treatment】
パーキンソン病の音声治療であるLSVT LOUD®と運動機能の改善を目的としたLSVT BIG®がある．

つながる知識
【惹起 vs 誘発】
嚥下反射の惹起と誘発は同義に使われることもあるが，本書では，摂取物の嚥下に伴って反射が起こる場合を「惹起」，何らかの介入などで意図的に反射を引き起こす場合を「誘発」として区別した．

つながる知識
【咽頭反射 vs 絞扼反射[15]】
咽頭反射（pharyngeal reflex）は，綿棒で咽頭後壁を軽くこすったときに軟口蓋が挙上する反射である．絞扼反射（gag reflex）は，舌圧子などで舌根部や咽頭粘膜に触れたときに咽頭収縮（絞扼）や軟口蓋挙上，舌の後退などが起こる反射である．催吐反射とも呼ばれる．本書ではgag reflexには絞扼反射を使用する．

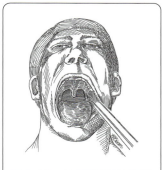

図6-19 前口蓋弓冷圧刺激
間接喉頭鏡を用いて前口蓋弓に冷刺激と触圧刺激を加える．
(道 健一・他監訳, 2000[16])

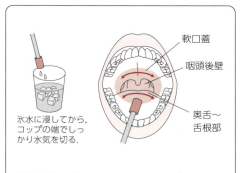

図6-20 喉のアイスマッサージ
開口した状態で，凍らせた綿棒や氷水につけた綿棒で上記の部位を左右方向へ数回刺激した後，空嚥下を指示する．

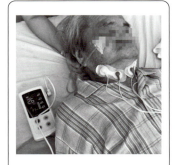

図6-21 干渉波電気刺激
頸部前面に2対の表面電極を貼付し，感覚閾値レベルで干渉波電気刺激を通電する．

ができる．誤嚥した場合でも口腔内が清潔であれば呼吸器への負担は少ないため，誤嚥リスクのある嚥下障害患者に対しても導入しやすい．

④電気刺激療法

嚥下反射誘発に対するその他のアプローチとして，近年，**上喉頭神経**への感覚刺激入力を目的とした経皮的**干渉波電気刺激**（**図6-21**）の有用性が報告されている[20-22]．

嚥下反射の誘発には延髄CPGに存在する嚥下関連ニューロンの活性化が必要であるが，干渉波電気刺激を用いることで感覚入力の加算効果が考えられている．使用に際しては，頸部前面に2対の表面電極を貼付し，感覚閾値レベルで干渉波電気刺激を通電する．冷刺激による唾液の嚥下や，飲食物の嚥下を行う際に併用する．

(2) 舌骨喉頭挙上訓練

嚥下時に舌骨喉頭の挙上量が不足すると，食道入口部開大不全を生じ，咽頭残留や誤嚥の原因となる．そのため，舌骨喉頭挙上に作用する舌骨上筋群（および甲状舌骨筋）は，筋力強化の対象筋として重要である[23,24]．

舌骨上筋群の筋力トレーニングには，頭頸部の屈曲動作に抵抗を加える運動や開口動作を利用する方法，電気刺激によって筋収縮を誘発するものなど様々な方法がある．

①頭部挙上訓練（Shaker exercise, head lift exercise）[25]

仰臥位で肩を床につけたまま，足先を見るように頭部を挙上する（**図6-22**）．頭部挙上訓練には，等尺性運動と等張性運動の2種類の運動が含まれている．

 a. **等尺性運動**：頭部の挙上を1分間保持した後，頭部を下ろして1分間休息する．これを3セット行う．

 b. **等張性運動**：頭部を挙上する・下ろす運動を30回連続して繰り返す．

a, bの運動を1日3回，6週間継続する．頭部挙上時に息を止めないことや血圧の上昇に注意する．頸椎症や気管カニューレなど頭頸部の屈曲に制限のある症例では禁忌である．

> **ここが重要**
> 【等尺性収縮と等張性収縮】
> **等尺性収縮**：関節運動を伴わない静的な筋収縮（筋長は一定）
> **等張性収縮**：関節運動を伴う動的な筋収縮（短縮性収縮，伸張性収縮）

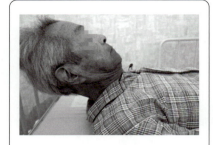
図6-22 頭部挙上訓練（Shaker exercise）
仰臥位で肩を床につけたまま，足先を見るように頭部を挙上する．

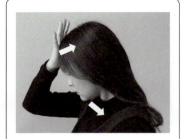
図6-23 嚥下おでこ体操
額に手を当て，患者自身が抵抗を加えながら頭頸部を屈曲する．

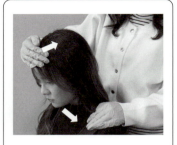
図6-24 徒手的頸部筋力増強訓練
治療者が患者の後方から額に手を当て，抵抗を加えながら頭頸部を屈曲させる．

②嚥下おでこ体操[26]

　額に手を当て，患者自身が抵抗を加えながら頭頸部を屈曲する．頭部挙上訓練と同様に舌骨上筋群に負荷を加える方法であるが，座位で簡便に行えるセルフトレーニングである（図6-23）．
　a. 等尺性運動：ゆっくり5つ数えながら持続して行う．
　b. 等張性運動：1から5まで数を唱えながら，それに合わせて下を向くように力を入れる．

③徒手的頸部筋力増強訓練[27]

　治療者が患者の後方から額に手を当て，抵抗を加えながら頭頸部を屈曲させる（図6-24）．徒手的に加える負荷量は患者の運動能力に応じて調整し，60～80％の筋力が発揮できるようにする．

④chin tuck against resistance（CTAR）[28,29]

　下顎の下面と鎖骨の間でゴムボールを挟み，ゴムボールに対して可能な限り強く顎引きを行う（図6-25）．等尺性運動の持続CTARと等張性運動の反復CTARの2種類の運動方法がある．CTARは頭部挙上訓練と比べて舌骨上筋群の筋活動量が高く，胸鎖乳突筋への負担が少ないことが報告されている．

⑤開口訓練（jaw opening exercise）[30]

　最大限の開口位を指示し，その状態を10秒間保持した後，10秒間休憩する（図6-26）．これを5回1セットとして1日2セット行う．4週間の継続により，舌骨の上方移動距離，食塊の咽頭通過時間，食道入口部開大幅の改善が報告されている．顎関節症や顎関節の脱臼の既往がある患者には禁忌である．

⑥電気刺激療法

　神経筋電気刺激（neuromuscular electrical stimulation：NMES：図6-27）療法は，低周波を中心とする電流で運動神経を刺激して筋収縮を誘発する方法である．嚥下訓練では，電気刺激によって舌骨上・下筋群を強化し，喉頭挙上を改善する目的で使用されることが多い[31,32]．顎下部または甲状舌骨筋直上の皮膚に貼付した表面電極から電気刺激を行う．舌骨上・下筋群の運動訓練や直接訓練と併用する方法がある．

> **つながる知識**
> 【非侵襲的脳刺激法】
> 反復経頭蓋磁気刺激（rTMS）や経頭蓋直流磁気刺激（tDCS）など，非侵襲的に大脳皮質を刺激することで脳の可塑的変化を促し，嚥下機能の改善を図る方法がある．

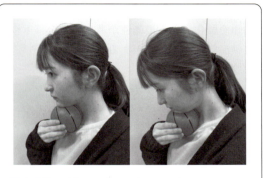

図6-25 chin tuck against resistance (CTAR)
下顎の下面と鎖骨の間でゴムボールを挟み，ゴムボールに対して可能な限り強く顎引きを行う．

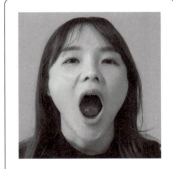

図6-26 開口訓練（jaw opening exercise）
最大限の開口位を指示し，その状態を10秒間保持した後，10秒間休憩する．

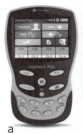 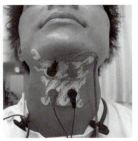 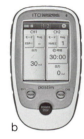 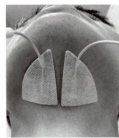 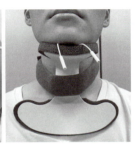

図6-27 神経筋電気刺激（NMES）装置
a：Vitalstim Plusと電極を装着した様子
b：イトーpostimと電極，固定具を装着した様子

⑦磁気刺激法

顎下部からの磁気刺激によって舌骨上筋群を収縮させる方法である[33]．電気刺激と比べて痛みや不快感が少なく，磁束による渦電流によって深部の神経線維を刺激することができる．

(3) 鼻咽腔閉鎖訓練

咽頭期における鼻咽腔閉鎖は，主に軟口蓋の後上方への挙上と上咽頭の収縮によって行われる．嚥下時の鼻咽腔閉鎖の障害により，食塊の鼻咽腔逆流や嚥下圧が低下する可能性がある．鼻咽腔閉鎖に対する訓練法としては，ブローイング訓練やプッシング・プリング訓練，軟口蓋のアイシング，構音訓練，CPAP療法など，発声発語訓練に用いられる方法を利用することができる．ただし，これらの訓練法によって嚥下時の鼻咽腔閉鎖がどの程度改善するかについては不明な点が多い[34]．ここでは，ブローイング訓練とプッシング・プリング訓練について解説する．

①ブローイング訓練

コップに入れた水をストローで泡立つように吹く，ティッシュペーパー・風車・

吹き戻しを吹くなど呼気動作による訓練方法である．高負荷な呼気筋トレーニングにより鼻咽腔閉鎖を強化できる可能性があるが[35]，嚥下機能への効果については不明であり，今後検証していく必要がある．

②プッシング・プリング訓練

力を入れて押す（プッシング），引っ張る（プリング）動作を行う．両手で壁を押す，拳を振り下ろす，胸の前で指をかけて引っ張る，座っている椅子を両手で持ち上げるなどの方法がある．動作に合わせて硬起声発声「イー」「エイー」を促すとよい．プッシング・プリング訓練では，軟口蓋挙上だけでなく声帯の内転運動も起こるため，声門閉鎖を強化する訓練としても利用される[36]．力を入れる動作であるため，高血圧や心疾患のある患者では，医師の指示を仰ぐなど実施には注意が必要である．

(4) 咽頭収縮訓練

咽頭収縮の低下により嚥下圧が不足すると，食塊の咽頭残留や逆流の原因となる．嚥下時の咽頭収縮には，特に舌根と咽頭壁の接触，咽頭収縮筋の連続的な収縮（蠕動様運動）が重要である．

前舌保持嚥下法（tongue-hold swallow）は，咽頭壁の動きを改善し，舌根部と咽頭壁の接触を強化することを目的とした訓練法である[37]．方法は，突出させた舌の前部を上下顎の切歯で軽く挟んで固定し，空嚥下を行う（図6-28）．本方法は，舌の後退運動訓練にもなる可能性が示されている．6〜8回を1セッションとして，1日3セッション，6〜12週間継続する[38]．負荷量の定量化は困難であるが，舌を突出する量が大きいほど高負荷となる．前方で保持した舌が嚥下時に後方（口腔内）へ引かれる場合は，鏡によるフィードバックを行うとよい．前舌保持嚥下法は，tongue holding maneuver，Masako maneuver と呼ばれることもあるが，空嚥下を利用する間接訓練であり，直接訓練に用いてはならない．

(5) 喉頭閉鎖訓練

嚥下時の喉頭閉鎖は，声門の閉鎖（声帯の内転），喉頭前庭の閉鎖（披裂軟骨と喉頭蓋基部の接触），喉頭蓋の反転の順に3つのレベルで行われている[39]．いずれかの運動に障害があると喉頭閉鎖が不完全となり嚥下中の喉頭侵入や誤嚥を生じやすい．

声門の閉鎖と喉頭前庭の閉鎖を促す運動として，鼻咽腔閉鎖訓練で示したプッシング・プリング訓練が適応となる．後述する息こらえ嚥下，強い息こらえ嚥下は声門閉鎖を強化する随意的な嚥下手技であり，空嚥下を利用することで間接訓練としても実施することができる．

(6) 食道入口部拡張訓練[40,41]

バルーン拡張法（バルーン法）は，バルーンカテーテルを用いて食道入口部を拡張し，食塊の通過を改善させる訓練法である（図6-29）．球麻痺や輪状咽頭筋弛緩不全など食道入口部開大不全の症例が対象であるが，適応については嚥下造影検査で判断する必要がある（即時効果）．カテーテルによる粘膜損傷や迷走神経反射の発生に注意が必要であり，医師による評価と指示のもとに実施する．

バルーン法の実施には，12〜16 Fr のバルーンカテーテル（球状バルーン）を使用することが多い．球状バルーンの拡張方法として，以下の3種類の方法がある．

①引き抜き法：バルーンカテーテルの先端を食道内に挿入した後（約25cm），バ

キーワード

【硬起声発声】
息を止めて声門を閉鎖した状態から，強く声を出す方法．

ここが重要

【前舌保持嚥下法】
筋力トレーニングであり，間接訓練として実施する．

国試によく出る

【バルーン法の適応】
バルーン法は，輪状咽頭筋弛緩不全，食道入口部開大不全の患者に適応がある．

つながる知識

【迷走神経反射】
強い疼痛やストレスなどで生じる心拍数の低下や血管拡張による血圧低下などをきたす生理的反応のことである．

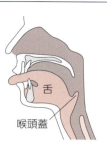

図6-28 前舌保持嚥下法（tongue-hold swallow）
突出させた舌の前部を上下顎の切歯で軽く挟んで固定し，空嚥下を行う．
（Fujiu M, Logemann JA, 1996[37], 倉智雅子，2010[38] 一部改変）

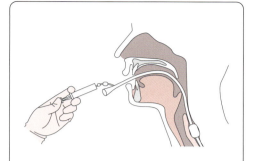

図6-29 球状バルーンによるバルーン拡張法の実施
バルーンカテーテルを用いて食道入口部を拡張し，食塊の通過を改善させる訓練法である．
（聖隷嚥下チーム，2018[40], 北條京子，2020[41]）

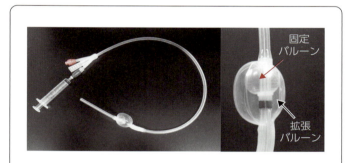

図6-30 食道入口部の拡張用バルーンカテーテル

ルーンに4〜5mLの空気を入れて膨らませ，抵抗がある部位（輪状咽頭筋部の下端）まで引き，そのままカテーテルを口腔まで引き抜く，または嚥下と同時に引き抜く（嚥下同期引き抜き法）．

②**間歇的拡張法**：最も抵抗が強い輪状咽頭部でバルーンに約5mLの空気を入れて20秒ほど拡張した後，空気を抜いて少し引き抜き，再度拡張する．これをカテーテルが抜けるまで繰り返す．

③**バルーン嚥下法**：バルーンを拡張した状態（3〜4mL）で口腔から挿入し，カテーテルが梨状窩に達したところで軽く押しながら嚥下させる．

食道入口部の拡張専用のバルーンカテーテル（筒状バルーン：図6-30）は，先端にある固定バルーンにより輪状咽頭部を捉えたまま拡張バルーンを拡張することができる（ダブルバルーン）．

バルーン法や**間歇的口腔食道栄養法**（intermittent oro-esophageal tube feeding：OE法）ではカテーテル（チューブ）を飲み込むこと自体が嚥下訓練になる[42]．チューブ嚥下訓練として単独で行う場合は，氷水で冷やした12〜16F程度のフィーディングチューブを経口的に挿入して嚥下を繰り返すようにする．嚥下反射の誘発や舌による送り込みなど嚥下運動全体の協調訓練としても有効である．

4 呼吸訓練[43]

嚥下は通常，呼吸周期の呼息時に起こり，呼吸停止（嚥下性無呼吸）の後に呼息で再開することから，呼吸と嚥下の協調によって生理的にも誤嚥を防御している．嚥下と呼吸は密接に関係しており，呼吸機能の障害は嚥下機能に影響を及ぼす．具体的には，**嚥下と呼吸パターンの協調障害，咳嗽力の低下**がある場合には，間接訓練として呼吸訓練が適応となる．呼吸訓練を行うことで嚥下のための呼吸調節の改善，気道分泌物の排出促進，誤嚥による呼吸器感染症の予防などが期待できる．

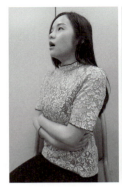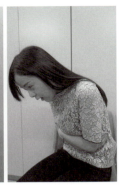

図6-31 ハフィング
最大吸気位の後，大きく開口し，瞬間的に強く「ハッー」と強制的な呼出を行う．

(1) 口すぼめ呼吸，横隔膜呼吸，深呼吸

口すぼめ呼吸は，鼻から吸気を行い，口をすぼめながらゆっくりと呼気を行う呼吸法である．吸気と呼気は1：2〜3の比率とし，呼気量を増大させる[44]．**横隔膜呼吸**は腹式呼吸とも呼ばれ，吸気時に腹部の動きを強調することで横隔膜の運動を増大させる呼吸法である．横隔膜呼吸の実施が困難な患者では深呼吸から開始する．これらの呼吸法は，一回換気量の増加と呼吸数の減少などにより換気効率を改善する効果がある．呼吸数の減少と安定した呼吸は，嚥下と呼吸パターンに好影響をもたらすと考えられるが，間接的にどの程度の効果があるのかはわかっていない．

(2) 咳嗽訓練，強制呼出

咳嗽は，中枢気道（第4から第5気管分岐部より中枢）に貯留した分泌物の排出に有効な方法である．**咳嗽訓練**では，咳嗽の三相を意識させるように段階的に指導する．訓練は，①深吸息運動による最大吸気（吸気相），②息こらえによる声門閉鎖（圧縮相），③腹筋群の収縮と瞬間的な強い呼気（呼気相）に分けて実施するとよい．呼吸機能の低下や喉頭調節の障害により十分な咳嗽ができない場合には，代用手段として**強制呼出（ハフィング）**を訓練する．ハフィングは強制的な呼出により気道を収縮させて分泌物を上気道へ排出する方法であり，嚥下後の咽頭残留物の排出には，咳嗽よりもハフィングのほうが有効といわれている[45]．最大吸気位の後，大きく開口し，瞬間的に強く「ハッー」と強制的な呼出を行う（図6-31）．

(3) 呼気筋トレーニング（EMST）

呼気筋トレーニング（expiratory muscle strength training：EMST）による咳嗽，発声，嚥下機能への有効性が報告されている．EMSTでは，呼気に抵抗を加える呼吸筋訓練用具（EMST 150™）を用いる（図6-32）．ノーズクリップを装着して呼吸筋訓練用具を口にくわえ，深吸気の後，頬が膨らまないように指で押さえながら最大呼気を行う．負荷量は最大呼気筋力の75％に設定し，5回の呼気動作を1セットとして1日5セット，4週間継続する．EMSTの効果として，最大呼気筋力の増

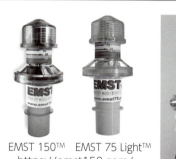
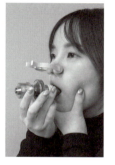

図6-32 呼気筋トレーニング（EMST）

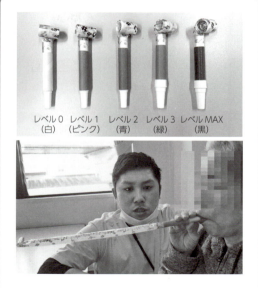

図6-33 吹き戻し
長息生活®を用いるトレーニング

> **ここが重要**
> 【代償的手段（代償法）】
> 嚥下訓練に用いられる姿勢調整，食品調整は代表的な代償法で，嚥下路の形や食塊の流れ方を変えるだけ（嚥下の生理を変えるわけではない）で嚥下を改善することができる．ただし，研究者によって定義が異なるため，用語の使用には注意が必要である．

> **国試によく出る**
> 【姿勢調整】
> 嚥下障害の病態や症状に対処するための姿勢調整を考えよう．

> **つながる知識**
> 【リクライニング位】
> リクライニングとは体幹を後方に傾けることであるが，床面から体幹を上げるギャッジアップと混同して使用されていることが多い．例えば「30°リクライニング位」は本来Aの位置であるが，Bの意味で使われることもある．「リクライニング位」の表現には細心の注意が必要である．

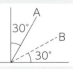

大，咳嗽機能（圧縮相の短縮，咳嗽時最大呼気圧の上昇）の改善，舌骨上筋群の筋活動上昇，喉頭侵入・誤嚥の減少，食道入口部開大径の増加などが報告されている[46-48]．EMST 150™は国内では取り扱いがないが，呼気に抵抗を加える吹き戻し（**図6-33**）などで代用できる．

3. 直接訓練（摂食訓練）

　直接訓練は食物を用いて行う摂食訓練であるため，誤嚥や窒息，肺炎など呼吸器合併症のリスクを伴う．直接訓練を安全に進めるには，嚥下障害の病態に応じて適切な摂食条件を設定し，食物の残留や誤嚥など嚥下障害の症状をコントロールすることが重要である．嚥下訓練には機能の代償を含め，様々な手技・手法があるが，ここでは直接訓練で使用される代表的な<u>代償的手段</u>（<u>姿勢調整</u>，感覚刺激入力，など）と嚥下手技について解説する（**表6-2**）．食品調整・とろみ調整については，第8章「(3) 特別用途食品「えん下困難者用食品」を参照されたい（⇒ **204頁**）．

1 姿勢調整

　食物は口腔から咽頭，食道へと送り込まれる際，重力の影響を受けやすい．体幹の角度や頭頸部の姿勢を調整することで食物が送り込まれる経路や速度を変化させることができる．姿勢調整は嚥下障害の病態や症状に応じて選択し，経口摂食の際の咽頭残留や誤嚥を防止・軽減することを目的としている．

(1) 体幹角度の調整

　体幹を後方へ傾ける<u>リクライニング位</u>では，気管は食道の上に位置する．食物は重力に従って口腔から咽頭後壁をつたって流れるため気管に流入（誤嚥）しにくい．口腔も後方へ傾くため，食物は咽頭へ流れやすくなる．誤嚥がみられる場合や口腔から咽頭への送り込みが不良な場合など適応範囲は広い．体幹角度が低いほど誤嚥

表6-2 直接訓練（摂食訓練）に用いられる主な代償的手段

1. 姿勢調整	1) 体幹角度の調整
	2) 頭頸部姿勢の調整
	3) 一側嚥下
	4) 完全側臥位
2. 感覚刺激入力	1) 冷圧刺激法，喉のアイスマッサージ
	2) 嚥下反射促通手技
	3) K-point刺激
	4) その他の感覚刺激入力
3. その他の代償的手段	1) 一口量の調整，ペーシング
	2) 嚥下の意識化
	3) 複数回嚥下
	4) 交互嚥下
	5) スライス型ゼリー丸飲み法

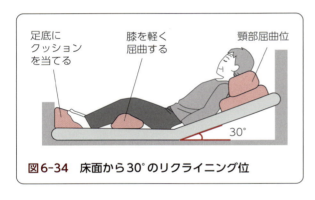

図6-34 床面から30°のリクライニング位

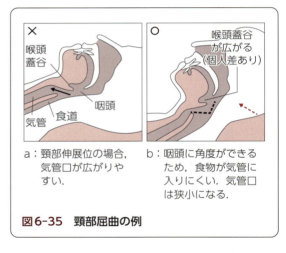

a：頸部伸展位の場合，気管口が広がりやすい．

b：咽頭に角度ができるため，食物が気管に入りにくい．気管口は狭小になる．

図6-35 頸部屈曲の例

が少ないという報告があるが[49]，角度の設定は30°，45°，60°など個々の嚥下障害の状態に応じて最適な角度を検討することが重要である．角度調整のできるベッドやリクライニング車椅子を使用し，股関節と膝関節を軽く屈曲する体位とする（**図6-34**）．リクライニング位は，頭部・頸部の屈曲（「①頭部・頸部の屈曲」）と組み合わせて調整する（**図6-35**）．患者によっては体幹の後傾により舌位が変化して舌根沈下が起こる場合があるため，嚥下状態の変化に注意する[26]．液体や粘性の低い形態では早期咽頭流入が起こりやすいため，口腔保持能力と嚥下反射の惹起性に応じて食品を調整する必要がある．体幹を床面から30°程度上げたリクライニング位では自己摂食は困難なため，嚥下機能の改善に応じて角度を変更していく．

(2) 頭頸部姿勢の調整[50-52]

①頭部・頸部の屈曲

誤嚥の防止や軽減を目的とした使用頻度の高い方法である．頭部屈曲位，頸部屈曲位，複合屈曲位（頭部と頸部の屈曲），頭部伸展頸部屈曲位などの姿勢があり（**図**

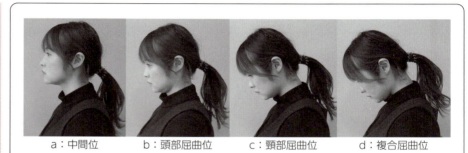

a：中間位　　b：頭部屈曲位　　c：頸部屈曲位　　d：複合屈曲位

図6-36　頭部と頸部の屈曲（chin-down）姿勢の種類

6-36），chin-down や chin-tuck と称されることもある[53]．それぞれ嚥下路の形態や嚥下機能に与える効果は異なるが，個人差の影響もあるため症例ごとに検討する必要がある．頭部の屈曲は上位頸椎の屈曲であるが，顎を引きすぎると舌骨の運動や喉頭蓋の反転を阻害し，かえって嚥下しにくくなるので注意が必要である．臨床的には頸部屈曲位が最も導入しやすく調整も容易である．誤嚥防止の姿勢として，座位およびリクライニング位と併用する．

②頸部の回旋（図6-37）

頸部回旋（head rotation，横向き嚥下，頭部回旋）は，咽頭の形状と食塊の流路を変化させ，咽頭残留の軽減や食道入口部通過の改善を図ることを目的としている[54,55]．頸部を左右どちらか一方に回旋すると，咽頭空間は回旋側で縮小し，反対側の非回旋側は拡大する．そのため食塊は非回旋側の側方経路（lateral food channel）に誘導されやすくなる．また，非回旋側の食道入口部静止圧が低下するため，食塊が通過しやすくなり，食道入口部開大不全を呈する症例では咽頭残留と誤嚥のリスクを軽減することができる．球麻痺や一側の喉頭・咽頭麻痺，頭頸部腫瘍の治療後などにより咽頭残留や食塊通過に左右差を認める症例，食道入口部の通過が不良な症例が適応となる．食塊通過が不良な側（麻痺側）にあらかじめ頸部を回旋して嚥下することで効果が得られる症例が多い（嚥下前頸部回旋）が，個人差があるため両方向への回旋を試して比較することが推奨されている．咽頭残留の除去を目的とした嚥下後頸部回旋では，咽頭残留のない反対側に頸部を回旋して空嚥下を行う．

頬杖位とは，頸部を患側に回旋した状態で，頬杖をつくように健側を上に向けた姿勢のことである（図6-38）[17,56]．頬杖位は座位で実施することができ，頸部回旋嚥下の利点と重力による食塊の誘導が期待できる姿勢である．

③頸部の側屈・伸展[57]

側屈位は，一側の口腔麻痺，咽頭麻痺がある症例に対し，重力により食塊を健側に誘導し誤嚥を防ぐ姿勢である．伸展位は，重力を利用して口腔から咽頭への送り込みを代償する姿勢である．頸部伸展は咽頭期の嚥下には不利な姿勢であるため，嚥下する際に頸部を屈曲できること，咽頭期が良好であることなどが条件であり対象は限定的である．

つながる知識

【残留と貯留（滞留）の違い】
嚥下運動が起こらず食物がとどまっている状態を「貯留（滞留）」，嚥下運動が起こった後に食物が残る場合を「残留」と表現する．

ここが重要

【両方向への回旋】
食塊の優位通過側は必ずしも健側（非麻痺側）とは限らないため，頸部回旋の効果は左右両方向で評価することが重要である．

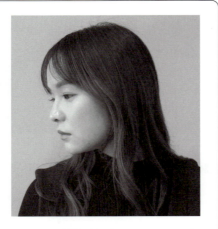

図6-37 頸部回旋（head rotation）
頸部を左右どちらか一方に回旋すると，咽頭空間は回旋側で縮小し，反対側の非回旋側は拡大する．

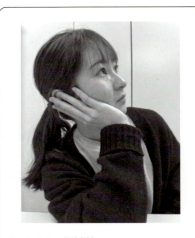

図6-38 頬杖位
頸部を患側に回旋した状態で，頬杖をつくように健側を上に向けた姿勢のことである．

(3) 一側嚥下（リクライニング位＋頸部回旋）[57, 58]

リクライニング位と頸部回旋を組み合わせる複合姿勢である（図6-39）．体幹の健側が下になるよう傾斜させ，頸部は患側に回旋させる．この姿勢は，頭頸部を固定した状態で体幹を回旋する姿勢と表現されることもある．一側嚥下では，頸部の回旋側（患側）が上となり，非回旋側（健側）は下になるため，食塊を lateral food channel に確実に誘導することができる．姿勢調整はベッド上リクライニング位で行うが，複数の枕やクッションを必要とし，セッティングに時間を要すること，嚥下造影検査で確認できた姿勢を再現することが難しいなどの問題点もある．これらの問題や患者の快適性を考慮したリクライニング位と体幹回旋ができる専用の車椅子（SwallowchairⅡ，東名ブレース）も開発されている．

(4) 完全側臥位[59, 60]

側臥位の姿勢をとることで，食塊の流路を側方に誘導し，喉頭侵入や誤嚥を防止することを目的としている（図6-40）．完全側臥位法は，座位やリクライニング位に比べて，咽頭に貯留できる量が多くなること，重力的に喉頭に食塊が流入しにくい姿勢であることから，咽頭収縮低下，嚥下反射の遅延，軽度の声門閉鎖不全がある症例で有効とされている．咽喉頭の機能が不良な側を上にするのが基本であるが，左右差がない場合は健側上肢を上にすると自己摂食の可能性が高まる．

2 感覚刺激入力

口腔および咽頭への感覚刺激は嚥下運動の開始や嚥下反射惹起に重要である．摂食訓練場面では，口腔内に食物が入っても嚥下運動が起こらない，あるいは嚥下運動が中断する症例や咽頭に貯留したまま嚥下反射が惹起されない，嚥下反射が遅延するなどの症例がみられる．感覚刺激入力の目的は，種々の刺激を用いて嚥下運動の開始や嚥下反射の惹起を促し，誤嚥の防止・軽減を図りながら安全に経口摂取を

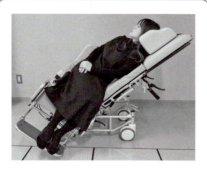

図6-39　一側嚥下
体幹の健側が下になるよう傾斜させ，頸部は患側に回旋させる．
(専用の車椅子：SwallowchairⅡを使うとスムーズな体幹回旋を行うことができる)

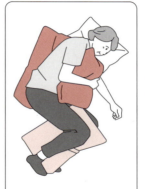

図6-40　完全側臥位
咽喉頭の機能が不良な側を上にするのが基本である．

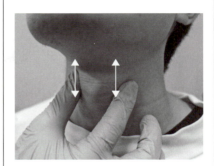

図6-41　嚥下反射促通手技
甲状軟骨の両側に指を添え，下顎下面に向かって指を数回上下させて嚥下を指示する．

進めることである．

(1) 冷圧刺激法，喉のアイスマッサージ

食事中に嚥下運動が中断したり，嚥下反射が惹起されたりしない場合に用いる．方法は「嚥下反射誘発」を参照されたい（⇒ **94 頁**）．注意点として，実施する前に絞扼反射や咬反射，口腔内過敏がないことを確認しておく．

(2) 嚥下反射促通手技[61,62]

喉頭周囲の皮膚や筋群への外的な感覚刺激入力により，嚥下反射や嚥下運動を誘発することを目的とする．甲状軟骨の両側に指を添え，下顎下面に向かって指を数回上下させて嚥下を指示する（**図6-41**）．食物が口腔内または咽頭に貯留したまま嚥下が起こらない場合に本手技を行うと，下顎と舌の運動が起こり，これに続いて嚥下反射が惹起されることがある．

(3) K-point刺激[40,63]

> **ここが重要**
> 【K-point刺激】
> 間接訓練や口腔ケアを実施する際にも利用できる．

開口を促したいときや咀嚼様運動と嚥下反射を誘発する目的で使用する．対象は，顎関節の異常など開口障害がないにもかかわらず口を開けようとしない患者や口腔内に食物を取り込んだ後に送り込み動作や嚥下反射が惹起しない患者である．特に偽性（仮性）球麻痺の患者において効果が報告されており，球麻痺では刺激による効果はないとされている．方法は，臼後三角後縁のやや後方の内側に位置する部位（K-point）を指やスプーン，舌圧子などで軽い触圧刺激を行う（**図6-42**）．刺激後に開口する場合や開口した直後に食物を入れると咀嚼様運動に続いて嚥下反射が誘発されることがある．

(4) その他の感覚刺激入力

冷圧刺激の他，酸味や辛味（カプサイシン，黒コショウなど），メントールなどの味覚・化学刺激によっても嚥下反射が誘発されることが知られている．炭酸水やとろみ炭酸飲料による口腔・咽頭内への刺激が嚥下運動を改善するという報告もある[64,65]．干渉波電気刺激は嚥下反射誘発を目的とした感覚神経に対する刺激入力であり，直接訓練と併用することができる．

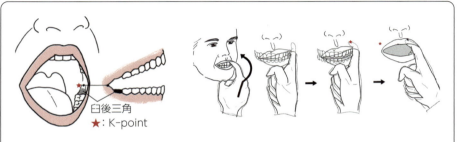

図6-42　K-pointと刺激の方法
臼後三角後縁のやや後方の内側に位置する部位（K-point）を指やスプーン，舌圧子などで軽い触圧刺激を行う．
(Kojima C, et al., 2002[63])

3 その他の代償的手段

(1) 一口量の調整，ペーシング

　最適な一口量は，個々の嚥下能力によって異なる．ごく少量では誤嚥や咽頭残留，窒息のリスクは低いが，口腔内の感覚刺激が少ないために嚥下運動が起こらないこともある．多い量では嚥下後に口腔や咽頭に残留するリスクが高くなるため，咀嚼や送り込みの障害，嚥下圧低下，食道入口部開大不全の症例では注意が必要である．嚥下機能評価に基づき，安全かつスムーズに通過する一口量を症例ごとに検討する．

　ペーシングとは，摂食場面において食物を口に運ぶ間隔を患者自身または介助者が調整することであり，誤嚥や咽頭残留の減少，窒息の防止につながる．食事介助の際，嚥下運動や嚥下反射が起こっていない状態で次々に食物を口に運ぶと，咽頭に貯留している食塊が次の嚥下であふれ出るように誤嚥する危険性がある．一口量と同様にペーシングも嚥下能力に応じて変化するため，摂食場面で評価し調整することが大切である．

(2) 嚥下の意識化（think swallow）

　通常は無意識で行う嚥下を意識化することで嚥下運動を確実に行う方法である．口腔内保持が不良な症例や嚥下のタイミングがずれて誤嚥する症例などに有効である．

(3) 複数回嚥下（反復嚥下）[26]

　咽頭残留を除去する目的で，一回の嚥下後に空嚥下（唾を飲み込む）を指示する．対象は咽頭残留を認める症例で，嚥下造影検査や嚥下内視鏡検査で判断する．指示により空嚥下ができない場合は，空スプーンで舌を刺激するなどで嚥下運動を促す．

(4) 交互嚥下[26]

　咽頭残留を除去する目的で，性状の異なる飲食物を交互に嚥下させる方法である．固形物を嚥下した後にゼリーやとろみ付き飲料を嚥下するなど，固形物と流動食を交互に嚥下させることが多い．

(5) スライス型ゼリー丸飲み法[26,40]

　スライス型にしたゼリー（厚さ3mm程度，2～3g）を丸飲みすることで，咽頭残留および誤嚥を防止する方法である．食塊形成が不良な症例や咽頭残留，食道入口部開大不全がある症例が適応である．スライスゼリーの作成と操作には薄く平たい

スプーンを用いる（図6-43）．舌運動障害により口腔から咽頭への送り込みが不良な場合には，スライスゼリーを奥舌に挿入するようにする．リクライニング位と併用すると，スライスゼリーは咽頭後壁をつたって梨状窩に到達しやすい．注意点としては，スライスゼリーを咀嚼せず丸飲みする方法であるため，指示が入らない症例や口腔内に溜め込む症例は適応外である．

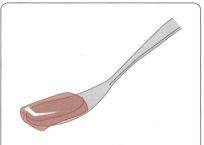

図6-43　スライスゼリー
スライスゼリーの作成と操作には薄く平たいスプーンを用いる．

4. 嚥下手技

嚥下手技（swallow maneuver）は，意識的に特定の嚥下器官の運動を強調したり，タイミングを調整したりしながら嚥下することで，嚥下の生理（嚥下動態）を随意的に操作する嚥下方法である．直接訓練場面において嚥下の遂行を助けるだけでなく，繰り返し用いることで機能訓練（間接訓練）としての効果も期待できる．

(1) 努力嚥下（effortful swallow）[16,66,67]，アンカー強調嚥下[68]

舌の随意的な嚥下手技として，努力嚥下とアンカー強調嚥下がある．

努力嚥下は舌を後上方へ力強く挙上して嚥下する，または意識的にのどに力を入れて強く嚥下することで，舌の後退運動を強化し喉頭蓋谷の残留を減少させる方法である．具体的には「舌を口の天井に強く押し付けて飲み込んでください」「のどの全ての筋肉に力を入れて飲み込んでください」と教示する．嚥下時舌圧の上昇により舌の送り込み運動の改善も期待できる．

アンカー強調嚥下は，努力嚥下に類似した嚥下手技であるが，特に舌の前方部を硬口蓋に強く接触させ，強い接触を最後まで意識して嚥下する．嚥下時の咽頭圧が高まることで咽頭残留の軽減につながる．

努力嚥下およびアンカー強調嚥下は，食物を用いて行う直接訓練だけでなく，唾液を嚥下する間接訓練にも利用できる．

(2) メンデルソン手技（Mendelsohn maneuver）[69,70]

喉頭挙上量と食道入口部開大の改善を目的とした嚥下手技である．嚥下時の舌骨および喉頭の前上方への運動量と食道入口部の開大量が増加し，それぞれの持続時間も延長することが報告されている．嚥下後の咽頭残留と誤嚥が減少することから直接訓練時の手法として有用である．また，本手技の実施中には舌骨上筋群・下筋群の筋活動が増大，延長することや咽頭期嚥下のタイミングや協調性が改善するといった報告もあることから，間接訓練としても有効な方法である．実施の方法は，嚥下時に舌骨喉頭が最大挙上位になった時点でこれを数秒間保持するよう指導する．まずは通常の嚥下で，「飲み込むときに喉仏が上がるのを手で触ってみてください」と教示し喉頭挙上を確認させる．続いて，「のどの筋肉で喉仏を掴んで持ち上げるようにしてみてください」と伝え，数秒間嚥下を止めるよう指示する．

(3) 息こらえ嚥下

息こらえ嚥下（supraglottic swallow）は，息をこらえることで声門閉鎖を確実に

> **つながる知識**
> 【メンデルソン手技のフィードバック】
> メンデルソン手技では，舌骨上筋群の筋活動を表面筋電図の波形で提示しながら運動を習得させるバイオフィードバックも有効である．
> メンデルソン手技はメンデルソン法とも呼ばれる．

し，嚥下中の誤嚥を防止する方法である．嚥下後に呼気や咳を行うことで気道に入りかけた食物を排出する効果もある．声門閉鎖（喉頭閉鎖）の遅延や減弱，嚥下反射の遅延などにより嚥下中の誤嚥を生じる患者，声門上癌術後患者など声門上の閉鎖が得られない患者などが対象である．具体的な方法としては，口に飲食物を入れてから，鼻から息を吸って，息をこらえ，その状態で嚥下を指示し，嚥下直後に口から勢いよく息を吐く，または咳払いをする．空嚥下を用いると間接訓練として嚥下と呼吸のパターン練習になる．口腔内に飲食物を保持できない患者では，息を吸う際に誤嚥のリスクがあるため，空嚥下で実施する．

(4) 強い息こらえ嚥下 [7, 26, 71]

　強い息こらえ嚥下（super-supraglottic swallow）は，強く力んで息をこらえ，声門上部の喉頭前庭の閉鎖をより確実にして嚥下する方法である．強く息をこらえると披裂軟骨が前方に傾斜し喉頭蓋基部に近づくため，喉頭前庭の閉鎖を促進できる．実施方法は，強く息をこらえる以外，前項の「(3) 息こらえ嚥下」に準ずる．

> **✎ つながる知識**
>
> 【(強い) 息こらえ嚥下の指導方法】
> 声門閉鎖の状態を内視鏡でフィードバックする方法や息を止める代わりにハミングしながら嚥下する方法もある．

文献

1) 福岡達之：摂食嚥下リハビリテーションにおける間接訓練の意義と選択方法．総合リハビリテーション，49(1)：53-59，2021．

2) 西尾正輝：高齢者の発話と嚥下の運動機能向上プログラム（MTPSSE）第2巻　可動域拡大運動プログラム．学研メディカル秀潤社，2021．

3) 高倉祐樹，中山剛志：Shaping を考慮した顔面に対する CI セラピーの試み ─病的共同運動をいかに防ぐか─．ディサースリア臨床研究，2：47-55，2012．

4) 舘村　卓・他：ボタン訓練法における訓練具の大きさが引っ張り力と口輪筋活動へ及ぼす影響．日摂食嚥下リハ会誌，6：49-55，2002．

5) 福岡達之：舌筋への次の一手！：舌筋の筋力低下に対する筋力増強訓練．*Monthly book medical rehabilitation*，259：1-8，2021．

6) McKenna VS, et al.：A Systematic Review of Isometric Lingual Strength-Training Programs in Adults With and Without Dysphagia. *Am J Speech Lang Pathol*, 26：524-539, 2017.

7) 倉智雅子編：言語聴覚士のための摂食・嚥下障害学．医歯薬出版，2018．

8) 福岡達之，藤原百合：発声・発語訓練．第4分野 摂食嚥下リハビリテーションの介入 Ⅰ口腔ケア・間接訓練 Ver.3（日本摂食嚥下リハビリテーション学会 e ラーニング対応）．pp92-98，医歯薬出版，2020．

9) 廣瀬　肇，弓場　徹：誤嚥防止のための発声指導：基礎と YUBA メソッドの実践．インテルナ出版，2020．

10) El Sharkawi AE, et al.：Swallowing and voice effects of Lee Silverman Voice Treatment (LSVT®)：a pilot study. *J Neurol Neurosurg Psychiatry*, 72：31-36, 2002.

11) Nozaki S, et al.：Effects of Lee Silverman Voice Treatment (LSVT LOUD) on Swallowing in Patients with Progressive Supranuclear Palsy：A Pilot Study. *Prog Rehabil Med*, 6：20210012, 2021.

12) Logemann JA：Evaluation and Treatment of Swallowing Disorders, 2nd ed. pp211-214, Pro-ed, Texas, 1998.

13) Rosenbek JC, et al.：Comparing treatment intensities of tactile-thermal application. *Dysphagia*, 13：1-9, 1998.

14) Sciortino KF, et al.：Effects of mechanical, cold, gustatory, and combined stimulation to the human anterior faucial pillars. *Dysphagia*, 18：16-26, 2003.

15) 廣瀬　肇　Q9　口蓋反射，咽頭反射，絞扼反射，嚥下反射，嘔吐反射の違いについて（吉田哲二・他編：嚥下障害 Q&A）．医薬ジャーナル社，pp32-33，2001．

16) Logemann JA：Logemann 摂食・嚥下障害 第1版（道　健一，道脇幸博 監訳）．p13, pp170-175，医歯薬出版，2000．

17) 藤島一郎，谷口　洋：脳卒中の摂食嚥下障害 第3版．医歯薬出版，2017．

18) Nakamura T, Fujishima I.：Usefulness of ice massage in triggering the swallow reflex. *J Stroke Cerebrovasc Dis*, 22：378-382, 2013.

19) Pisegna J, Langmore S：The Ice Chip Protocol：A Description of the Protocol and Case Reports. *Perspectives of the ASHA Special Interest Groups*, 3(13)：28-46, 2018.

20) Maeda K, et al.：Interferential current sensory stimulation, through the neck skin, improves airway defense and oral nutrition intake in patients with dysphagia：a double-blind randomized controlled trial. *Clin Interv Aging*, 12：1879-1886, 2017.

21) Umezaki T, et al.：Supportive effect of interferential current stimulation on susceptibility of swallowing in guinea pigs. *Exp Brain Res*, 236：2661-2676, 2018.

22) Hara Y, et al.：Cervical Interferential Current Transcutaneous Electrical Sensory Stimulation for Patients with Dysphagia and Dementia in Nursing Homes. *Clin Interv Aging*, 15：2431-2437, 2021.

23) 福岡達之：特集 摂食嚥下障害と加齢/サルコペニア/低栄養 落ちてしまった「のど」の機能を改善させる訓練法．総合リハビリテーション，50：945-951，2022．

24) 福岡達之：予防的リハビリテーションとしての MTPSSE における舌骨上筋群の運動．ディサースリア臨床研究，11：35-42，2021．

25) Shaker R, et al.：Augmentation of deglutitive upper esophageal sphincter opening in the elderly by exercise. *Am J Physiol*, 272 (Gastrointest Liver Physiol 35)：G1518-G1522, 1997.

26) 日本摂食嚥下リハビリテーション学会医療検討委員会：訓練法のまとめ（2014版）．日摂食嚥下リハ会誌，**18**(1)：55-89, 2014.

27) 杉浦淳子・他：頭頸部腫瘍術後の喉頭挙上不良を伴う嚥下障害例に対する徒手的頸部筋力増強訓練の効果．日摂食嚥下リハ会誌，**12**：69-74, 2008.

28) Yoon WL, et al.：Chin tuck against resistance（CTAR）：new method for enhancing suprahyoid muscle activity using a Shaker レジスタンストレーニング ype exercise. *Dysphagia*, **29**：243-248, 2014.

29) Sze WP, et al.：Evaluating the Training Effects of Two Swallowing Rehabilitation Therapies Using Surface Electromyography--Chin Tuck Against Resistance（CTAR）Exercise and the Shaker Exercise. *Dysphagia*, **31**：195-205, 2016.

30) Wada S, et al.：Jaw-opening exercise for insufficient opening of upper esophageal sphincter. *Arch Phys Med Rehabil*, **93**(11)：1995-1999, 2012.

31) Freed ML, et al.：Electrical stimulation for swallowing disorders caused by stroke. *Respir Care*, **46**：466-474. 2001.

32) Alamer A, et al.：Effectiveness of Neuromuscular Electrical Stimulation on Post-Stroke Dysphagia：A Systematic Review of Randomized Controlled Trials. *Clin Interv Aging*, **15**：1521-1531. 2020.

33) Ogawa M, et al.：Repetitive Peripheral Magnetic Stimulation for Strengthening of the Suprahyoid Muscles：A Randomized Controlled Trial. *Neuromodulation*, **23**：778-783, 2020.

34) 倉智雅子：鼻咽腔閉鎖・咽頭収縮・喉頭閉鎖訓練．第4分野 摂食嚥下リハビリテーションの介入 Ver.3 I 口腔ケア・間接訓練（日本摂食嚥下リハビリテーション学会編），pp84-91, 医歯薬出版，2020.

35) Hutcheson KA, et al.：Expiratory muscle strength training evaluated with simultaneous high-resolution manometry and electromyography. *Laryngoscope*, **127**：797-804, 2017.

36) Yamaguchi H, et al.：Pushing exercise program to correct glottal incompetence. *J Voice*, **7**：250-256, 1993.

37) Fujiu M, Logemann JA：Effect of a tongue-holding maneuver on posterior pharyngeal wall movement during deglutition. *Am J Speech-Lang Pathol*, **5**：23-30, 1996.

38) 倉智雅子：前舌保持嚥下法の EBM．言語聴覚研究，**7**：31-38, 2010.

39) Inamoto Y, et al.：Evaluation of swallowing using 320-detector-row multislice CT. Part II：kinematic analysis of laryngeal closure during normal swallowing. *Dysphagia*, **26**：209-217, 2011.

40) 聖隷嚥下チーム：嚥下障害ポケットマニュアル 第4版．医歯薬出版．2018.

41) 北條京子：咽頭期に対する間接訓練，チューブ嚥下訓練・バルーン拡張法．第4分野 摂食嚥下リハビリテーションの介入 Ver.3 I 口腔ケア・間接訓練（日本摂食嚥下リハビリテーション学会編），pp115-122, 医歯薬出版，2020.

42) 三枝英人・他："直接的"間接的嚥下訓練：フィーディングチューブを用いた嚥下のリハビリテーション．日耳鼻，**101**：1012-1021, 1998.

43) 杉下周平・他編：言語聴覚士のためのパーキンソン病のリハビリテーションガイド ―摂食嚥下障害と発話障害の理解と治療―．協同医書出版，2019.

44) 神津 玲：呼吸および頸部・体幹に対する訓練．第4分野 摂食嚥下リハビリテーションの介入 Ver.3 I 口腔ケア・間接訓練（日本摂食嚥下リハビリテーション学会編），pp123-132, 医歯薬出版，2020.

45) 神津 玲，浅井政治・他：摂食・嚥下障害における理学療法の役割と EBPT．理学療法学，**36**：492-494, 2009.

46) Pitts T, Bolser D, et al.：Impact of expiratory muscle strength training on voluntary cough and swallow function in Parkinson disease. *Chest*, **135**：1301-1308, 2009.

47) Troche MS, Okun MS, et al.：Aspiration and swallowing in Parkinson disease and rehabilitation with EMST：a randomized trial. *Neurology*, **75**：1912-1919, 2010.

48) 福岡達之，杉田由美・他：呼気抵抗負荷トレーニングによる舌骨上筋群の筋力強化に関する検討．日本摂食・嚥下リハビリテーション学会雑誌，**15**：174-182, 2011.

49) 才藤栄一・他：嚥下障害のリハビリテーションにおける videofluorography の応用．リハ医，**23**：121-124, 1986.

50) Shanahan TK, et al.：Chin-down posture effect on aspiration in dysphagic patients. *Arch Phys Med Rehabil*, **74**：736-739, 1993.

51) Welch MV, et al.：Changes in pharyngeal dimensions effected by chin tuck. *Arch Phys Med Rehabil*, **74**：178-181, 1993.

52) 唐帆健造：顎ひき頭位の嚥下機能に及ぼす影響．日気管食道会報，**50**：396-409, 1999.

53) Okada S, et al.：What is the "Chin down" posture? — A questionnaire survey of speech language pathologists in Japan and the United States —. *Dysphagia*, **22**：204-209, 2007.

54) 武原 格・他：嚥下における頸部回旋の運動学的検討．総合リハ，**29**：249-254, 2001.

55) 福岡達之：摂食嚥下臨床における頸部回旋嚥下の機序と臨床活用．言語聴覚研究，**16**：34-39, 2019.

56) 三枝英人・他：喉頭挙上に左右差があることに起因する嚥下障害とその対応．日気管食道会報，**52**：1-9, 2001.

57) 岡田澄子，稲本陽子：体位・頸部姿勢の調整，第4分野 摂食嚥下リハビリテーションの介入 Ver.2 II 直接訓練・食事介助・外科治療（日本摂食嚥下リハビリテーション学会編），pp33-40, 医歯薬出版，2015.

58) 太田喜久夫・他：頸部回旋とリクライニング座位の組み合わせ姿勢が食塊通過経路と誤嚥に与える影響についての検討．*Jpn J Compr Rehabil Sci*, **2**：36-41, 2011.

59) 福村直毅・他：重度嚥下障害患者に対する完全側臥位法による嚥下リハビリテーション ―完全側臥位法の導入が回復期病棟退院時の嚥下機能と ADL に及ぼす効果―．総合リハビリテーション，**40**：1335-1343, 2012.

60) Kaneoka A, et al.：Utility of side-lying posture in a patient with severe dysphagia secondary to oropharyngeal cancer surgery：A single case report. *Advances in Communication and Swallowing*, **25**：29-36, 2022.

61) 小島義次，植村研一：麻痺性嚥下障害に対する嚥下反射促通手技の臨床応用．音声言語，**36**：360-364, 1995.

62) 長谷川和子：嚥下反射促通手技の効果：健常者の場合．聴能言語学研究，**17**：65-71, 2000.

63) Kojima C, et al.：Jaw opening and swallow triggering method for bilateral-brain-damaged patients：K-point stimulation. *Dysphagia*, **17**：273-277, 2002.

64) Nagano A, et al.：Effects of carbonation on swallowing：Systematic review and meta-analysis. *Laryngoscope*, **132**：1924-1933, 2022.

65) Saiki A, et al.：Effects of thickened carbonated cola in older patients with dysphagia. *Sci Rep*, **12**：22151, 2022.

66) Fukuoka T, et al.：Effect of the effortful swallow and the Mendelsohn maneuver on tongue pressure production against the hard palate. *Dysphagia*, **28**：539-547, 2013.

67) Inamoto Y, et al.：Effect of the Effortful Swallow on Pharyngeal Cavity Volume：Kinematic Analysis in Three Dimensions Using 320-Row Area Detector Computed Tomography. *Dysphagia*, **38**：1146, 2023.

68) 大前由紀雄・他：舌前半部によるアンカー機能の嚥下機能におよぼす影響. 耳鼻と臨床, **44**：301-304, 1998.

69) Mendelsohn MS, Martin RE：Airway protection during breath holding. *Ann Otol Rhinol Laryngol*, **102**：941, 1993.

70) Ding R, et al.：Surface electromyographic and electroglottographic studies in normal subjects under two swallow conditions：normal and during the Mendelsohn maneuver. *Dysphagia*, **17**：1-12, 2002.

71) Ohmae Y, et al.：Effects of two breath-holding maneuvers on oropharyngeal swallow. *Ann Otol Rhinol Laryngol*, **105**：123-131, 1996.

（福岡達之）

3. 外科的治療

1 はじめに

　摂食嚥下障害とは，食物を認知・捕食して，食塊を口－咽頭－食道，胃まで到達させる過程の障害である．特に咽頭から食道の食塊輸送機構は不随意にパターン化された運動である．咽頭・食道の**器質的障害**（静的障害ともいう，奇形，腫瘍などによる通過障害，手術や放射線治療後による医原性の組織変性など）や**機能的障害**（動的障害ともいう，脳血管障害による球麻痺と偽性球麻痺，進行性の神経変性疾患など）が重度になるほど，自己努力や他のリハビリテーション代償的手段（食品調整，姿勢調整など）には限界を生じる．咽頭期嚥下障害の結果として誤嚥が高頻度となった場合，気道防御力や呼吸機能が低下した患者では，誤嚥に関連した肺炎を反復し，生活の質（口から食べること，話すこと，安楽に呼吸できること）が脅かされ，生命予後・死因に直結する．

> **✐ つながる知識**
> 【機能訓練や代償的手段の限界を知る】
> いかに優秀な言語聴覚士であってもすべての嚥下障害患者を治せるのではない．言語聴覚士の視点で改善できる摂食嚥下障害の対応に終始せず，他職種ならできる方法（嚥下障害に対する外科的治療など）を知り，患者や医療チームに提案をできるようになろう．

2 外科的治療とは

　外科的治療の一つに手術があるが，手術には，病変を除去して生命予後改善を目的に行う手術と，生活の質の改善を目的に行う手術があり，後者を「**嚥下機能外科**」という．

　手術は，気管食道関連，咽頭期嚥下障害に対する嚥下機能改善手術，誤嚥防止手術に大別される（**表6-3**）．また，嚥下機能改善手術には，鼻咽腔閉鎖不全に対する咽頭弁形成術（開鼻声の治療としても有効）[1,2]，片側咽頭収縮筋麻痺に対する咽頭縫縮術[3]が補助的に併施される場合がある．

(1) 手術の適応

　一般に，嚥下障害者への手術の適応は，主に発症から約6か月間，機能訓練に取り組んでも奏効しなかった症例とされる[4]．手術は侵襲的治療行為であり，周術期合併症やリスクを伴うため，まず非侵襲的な方策を実践する姿勢は当然といえる．一方で，手術にはその他のリハビリテーション手段を展開するための土台づくりとしての役割があり，比較的早期に手術したほうがよい場合もある．例えば大腿骨頸部骨折では，まず観血的整復術や人工骨頭置換術が行われ機能訓練の土台を整えることが一般的である．

　いくつかの成書に散見される「外科的治療はリハビリテーションが奏効しなかったときの最終手段」の表現はおおむね正しいが，前提条件や絶対条件ではない．

表6-3　手術の種類と目的

種類	目的	適応症例	
気管切開術	補助換気（人工呼吸）	急性呼吸不全，慢性呼吸不全	
	上気道狭窄時の気道確保	急性喉頭蓋炎，喉頭癌による上気道狭窄	
	吸痰ルートの確保	頻回かつ持続的な誤嚥，自己排痰困難	
嚥下機能改善手術	音声機能を温存しつつ，嚥下機能を改善または嚥下運動の不足を代償	咽頭弁形成術	鼻咽腔閉鎖不全，開鼻声
		咽頭縫縮術	片側咽頭収縮筋麻痺
		輪状咽頭筋切除（切断）術	輪状咽頭部開大不全
		喉頭挙上術	球麻痺（片側延髄外側梗塞によるワレンベルグ症候群）などによる喉頭挙上不全
		喉頭形成術（声帯内方移動術，声帯内転術）	声帯麻痺
誤嚥防止手術	気道と食道とを分離し，誤嚥を防止	神経変性疾患進行期の嚥下障害，反復性誤嚥性肺炎	

(2) 嚥下障害領域の症例

　声帯麻痺が完全麻痺かつ声帯位が側位（外転位）のため気息性嗄声，誤嚥が著明な症例では，喉頭形成術（声帯内転術）[5,6]を先行して行うことで音声機能，気道防御力が改善して機能訓練の土台を整えられ，以降の機能訓練，社会復帰を促進できることがある．進行性の神経変性疾患（筋萎縮性側索硬化症など）に伴う慢性誤嚥患者では，誤嚥防止手術をある程度早期に行い，誤嚥を完全に防止することで致命的な肺傷害や，呼吸性の過剰な栄養の過剰消耗を回避でき，一定期間少しでも口から食べることを維持できる症例がある[4]．

(3) 気管切開の患者

　管理が不適切な状態では，患者は息苦しくて身体リハビリテーションが困難である（これを，やる気のない患者とみなされていることが時折ある）が，適切な気管孔（時に気管孔形成術を要する）に適切な気管カニューレが装着されれば，ただちに呼吸が安楽になり，発声も可能になり，誤嚥も減り，ほぼ即時的に嚥下・音声・身体活動が劇的に改善することが少なからずある．したがって，気管切開の患者に接したら，すぐに再評価・対応を行うべきである．

(4) 手術の時期

　患者の病態，予後，患者の希望（社会復帰に向けた希望，最優先している価値観，人生観，死生観など）を踏まえて柔軟に，常に個別的に検討されるものである．

(5) 手術の効果

　咽頭期嚥下障害に対する外科的治療（嚥下機能外科）の効果（**図6-44**）は，①食塊輸送力の強化，②気道防御力の強化に大別され，リハビリテーションを補強する手段の一つである[7]．

3 嚥下機能改善手術

　嚥下機能改善手術とは，音声機能を温存しつつ，嚥下機能を改善または嚥下運動の不足を代償する術式の総称である．声帯麻痺に対する喉頭形成術（声帯内転術など）[5,6]は，音声機能の改善が結果的に誤嚥からの気道防御力を高める術式であり嚥

≡ ここが重要

【気管切開の患者】
気管切開患者の管理は方法を誤ると致死的リスクになり得る．一方，最適な気管孔管理やカニューレの選択ができると，一気に患者のリハビリテーションを展開できるチャンスが潜んでいるため，カニューレに強くなろう．

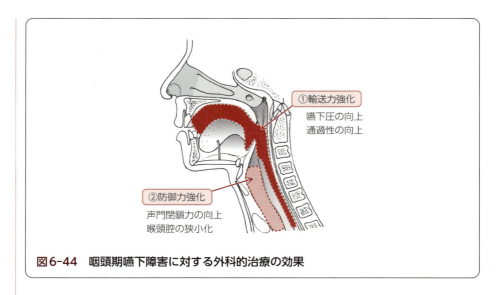

図6-44 咽頭期嚥下障害に対する外科的治療の効果

下機能改善手術に含まれる．嚥下機能改善手術では，必ずしも誤嚥を完全に防げない．

(1) 手術の適応

嚥下機能，全身状態不良（離床困難，重度胃食道逆流，慢性呼吸不全，誤嚥に対してむせなく喀出力も低下など）の患者において，術後も肺炎を反復し，安全な経口摂取は困難，または患者が希望するレベルの経口摂取が制限される場合，手術は適応外となることがある．特に，<u>嚥下反射惹起不能な重度球麻痺</u>（延髄外側症候群）では，術後すぐに何でも食べられるようになるわけではなく，術後きめ細やかな嚥下訓練（棚橋法[8]術後患者に用いる下顎突出嚥下法など）が不可欠であり，その習得には一般に数か月を要する．

術後経口摂取スキル（摂食姿勢や，各種の代償的手段を用いる摂食条件）獲得に必要な理解力の欠如（認知症，高次脳機能障害など）があると，手術適応にしにくい場合がある．術式の多くは全身麻酔下に行われる．対象患者の多くに高齢，脳血管障害者が含まれるため，周術期合併症や術後廃用，せん妄などを生じるリスクが少なからずあり，多職種チームで（嚥下のみならず，心身に対して）集学的リハビリテーションを適時的かつ迅速に展開できるチーム力が不可欠となる．

(2) 患者サポート

症例の手術効果には限界があり，経口摂取のみで必要栄養量を充足するには1食あたり40〜90分かかり，復職や介護サービス利用の繁忙さを鑑みると術後も<u>補助栄養併用</u>が必要なことがある．

患者は，手術をすれば術後早期に食べたいものが食べられるようになる，補助栄養が不要になる，など多くの期待を寄せがちである．術後，どんな食物を，どんな姿勢で，1食あたりどれくらいの時間をかけて，術後何日目から食べられて，どれくらいの入院リハビリテーション期間が必要で，補助栄養離脱の実現性はどうか，などを「術前に」複数回面談を行って，イメージをしっかりつけてもらうことに努めなければならない．同時に，術者をはじめとした医療チームは術後経口摂取再獲

📖 ここが重要

【嚥下反射惹起不能な重度球麻痺】
繊細な外科的治療を担える耳鼻咽喉科医師，術後の機能訓練を最大限に引き出せるST，周術期廃用に早期から対応できるPT，Ns，十分な入院期間を確保できる病院の環境，などが不可欠であり，全国どの医療機関でも受けられる状況にはなっていない．

【補助栄養離脱の是否】
全症例において，口から食べられるようになることだけを目標にすると，嚥下調整食の準備や，長い食事時間など，生活全体でみると過度な負担になることがある．本人の意向を尊重しながら，無理なく楽しく生活が送れるような環境を考えていくことが重要である．

得とフォローアップのための患者サポートを惜しまない姿勢を鮮明に打ち出して臨みたい[9].

(3) 喉頭挙上術

①術式

嚥下機能改善手術の代表的なものに喉頭挙上術がある.術式は,甲状軟骨下顎骨固定術[10],甲状軟骨舌骨下顎骨固定術[8,11],甲状軟骨舌骨固定術[12],に大別される.一般的には全身麻酔下に施行される.甲状軟骨舌骨固定術[12]は局所麻酔下でも施行でき,気管切開術併施不要とされ,加齢性喉頭下垂や喉頭挙上左右差に起因する嚥下障害[13]などに有効であるとされる.甲状軟骨下顎骨固定術[10]と甲状軟骨舌骨下顎骨固定術[11]の術式選択については,成書も参照されたい[7].

②適応症例

筆者が臨床で行う喉頭挙上術は,片側延髄外側梗塞によるワレンベルグ症候群[14]＝球麻痺が最多である.その病態は,1.延髄に存在する嚥下 CPG（central pattern generator[15]）が障害され嚥下反射惹起性が消失か著明低下している.2.咽喉頭鰓運動線維の神経核（延髄擬核）が広範に障害されて上～下咽頭麻痺および声帯麻痺が高度,咽頭期駆出力は極端に低下し,非手術的リハビリテーション手段では代償しきれない状態である.この2つの要因による重度嚥下障害症例では,甲状軟骨下顎骨固定術を施行して舌根部を後方に保持しても片側咽頭麻痺のため有効な咽頭期嚥下駆出力をつくることは困難である.筆者はこのような症例には甲状軟骨舌骨下顎固定術を選択している.

食塊は咽頭期嚥下の駆出力で送り込むのではなく,食塊通過抵抗の減弱（容易性）に重点をおく.下咽頭—食道の境界にある輪状咽頭筋も通過抵抗となるため輪状咽頭筋切除術を併施する.これが棚橋[8]の提唱した随意的上食道口開大術（いわゆる棚橋法）の概念である.食塊を咽頭—食道に通過させるタイミングで下顎を前方突出して食道入口部を受動的に開大させ,嚥下反射を伴わず重力による落とし込みで嚥下する.

筆者は,嚥下反射惹起性が良好に保たれる症例であれば,甲状軟骨下顎骨固定術[10]の適応となる症例があると考える.このような症例に舌骨を下顎骨に固定し前方に牽引してしまうと,咽頭期嚥下中の舌後方運動と中咽頭後壁の接触が困難になり,咽頭期嚥下の駆出圧低下をきたし,咽頭クリアランスは低下する.喉頭挙上術においては,舌骨運動の矯正・代償も検証したうえで術式選択する必要がある.単に喉頭も舌骨も前上方に挙上して固定すればよいのではない.

(4) 輪状咽頭筋切除（切断）術[16,17,19]

嚥下機能改善手術の一つで,輪状咽頭筋弛緩不全による食道入口部通過抵抗を低減させ,食塊の下咽頭クリアランス改善を目的とする術式である.輪状咽頭筋は安静時には持続収縮していて,嚥下時にのみ瞬間的に弛緩し開大し,輪状軟骨後方で食道入口部を括約するように存在する.前方は輪状軟骨,後方は頸椎が位置しており,これらの骨組織の外方からの圧迫も影響を受けることがある.

①食道入口部通過障害の主な原因と効果的な術式

以下の4つに大別できる.

1. 輪状咽頭筋過緊張状態（弛緩不全）

3. 外科的治療　113

2. 輪状咽頭筋変性（線維化，瘢痕化）
3. 骨組織の妨害（斜位喉頭，前縦靱帯骨化症など）
4. 喉頭挙上不全（輪状咽頭筋そのものに大きな問題がないこともある）

1，2については輪状咽頭筋切断術が有効だが，3では骨棘切除を，4では喉頭挙上術を併施しなければ手術効果を得られない．実際の臨床では，喉頭挙上術に併施される割合が多い．

輪状咽頭筋（上部食道括約筋）は，咽頭食道逆流防止の働きがある．輪状咽頭筋切除術について，術前に胃食道逆流―咽喉頭酸逆流の評価が重要である．球麻痺では食道蠕動も少なからず障害されており，高率にこの所見を認める．したがって，術後消化液の逆流・誤嚥により肺炎（肺臓炎）をきたし，死亡例も報告されており，術後管理（上半身挙上，経管栄養管理）がきわめて重要である．術前から重度咽頭期―食道期嚥下障害のため逆流による肺炎高頻度反復例で，周術期を過ぎてもそのリスクを回避しきれないと見込まれる症例には，喉頭蓋管形成術[22]を選択する場合がある．手術アプローチは古典的な頸部外切開[16]，経口的（内視鏡的）[17,18]が一般的だが，近年，局所麻酔下に輪状咽頭筋起始部を剝離して輪状咽頭筋収縮を無力化させる術式[19-21]も行われている．

4 誤嚥防止手術

誤嚥防止手術（図6-45）とは，気道と食道を分離して誤嚥を完全に防止する手術の総称である．気道を閉鎖する部位により声門上喉頭閉鎖（声門上喉頭閉鎖術），声門部喉頭閉鎖（声門閉鎖術[24,25]），声門下喉頭閉鎖（声門下喉頭閉鎖術），気管閉鎖（喉頭気管分離術[26]，気管食道吻合術[27]），および喉頭摘出術（喉頭全摘出術，喉頭中央部切除術[28,29]）がある．それぞれ，侵襲度，麻酔法，術後経口摂取への向き不向きといった差異がある[30]．

(1) 術式

誤嚥防止手術は音声機能を犠牲にして誤嚥を防止する術式とされるが，一部例外[31]がある．喉頭蓋管形成術（Biller法）[22]は喉頭蓋を筒状に縫合し狭窄させ物理的

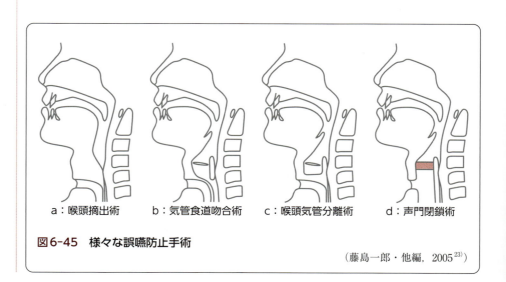

a：喉頭摘出術　　b：気管食道吻合術　　c：喉頭気管分離術　　d：声門閉鎖術

図6-45　様々な誤嚥防止手術

（藤島一郎・他編，2005[23]）

に誤嚥をほぼ防止する一方，声帯は温存され発声可能であり分類上は嚥下機能改善手術である．

(2) 手術の目的

歴史的に，「誤嚥防止手術はあくまで誤嚥防止が目的であり，術後経口摂取について患者に過度な期待を抱かせてはならない」が通説であった．その頃は，術者が手慣れた方法であればどの術式でもよいと考えられていた．無論，誤嚥防止＝経口摂取可能ではなく，意識障害，拒食，口腔咽頭機能廃絶，消化管疾患などにより術後も経口摂取不可能な症例は存在する．

(3) 手術の適応

一方，摂食嚥下の代償的手段（厳密な姿勢設定下での直接訓練や水分トロミ付加など食形態調整）の条件（制限）が，誤嚥防止手術後に緩和または不要となり，本人・家族にとって絶対に誤嚥しない安心感から少しでも術後経口摂取支援を推進したいという声は高まってきた．ただし，一般に急性期〜回復期では，いかに誤嚥が重度であっても余程のこと（前述の進行性の神経変性疾患など）がない限り安易に誤嚥防止手術を選択せず，それ以外の方法で活路を見出すことにまず全力を尽くすべきである．主に慢性期や生活維持期を踏まえた患者の中には「誤嚥さえしなければ安全な経口摂取が可能である」として，例え音声機能を永久に喪失しても誤嚥防止手術を積極的に希望する場合がある．また，患者が住み慣れた地域で暮らすには，安全な食支援体制構築が不可能なため，経口摂取を推進できない場合に，患者が誤嚥防止手術を積極的に希望する場合がある．

近年では，単に誤嚥防止に留まらず，患者が術後経口摂取を希望した際にそのニーズを極力叶えられる術式の選択と工夫がなされている．患者が誤嚥防止手術を希望する時点では誤嚥防止と救命さえできればよく，経口摂取まで希望しなくても，術後に全身状態が安定すると経口摂取意欲やニーズが生まれてくる症例は存在する．したがって，誤嚥防止手術を希望するほぼすべての患者に，将来経口摂取を希望する可能性があることを念頭におく必要がある．

進行性の神経変性疾患では，嚥下機能がある程度残存しているうちに手術すれば一定期間，食のQOLを維持できる．誤嚥の程度，嚥下内視鏡や嚥下造影検査結果から画一的に手術適応が決まるのではなく，本人・家族の術後生活ニーズを踏まえて話し合う臨床倫理[32,33]が大切である（⇒ **117頁**参照）．単に誤嚥が重度という状況回避のために誤嚥防止手術の適応を決定してしまうと，患者にとって無益な延命治療に繋がる危惧がある．

誤嚥防止手術は，手術がゴールではなく，術後が新たな人生の再出発であり，そのための支援とリハビリテーションが必要である．術後患者が後遺障害を受容しどう生きるか，臨床家はそれをよりよく知るために「ひと」と「社会」に広く深い関心をもち，継続的に臨んでいくことが期待されている．

(4) 代替発声法

喉頭全摘出術後または気管食道吻合術後患者の食道発声法，気管食道吻合術患者の気管食道シャント造設によるシャント発声[31]があるが，すべての術後患者に適用（獲得）できるものではない．術後患者に広く適応を検討できるものは，頸部に電気喉頭を当て振動を音源としたもの，または近年，口蓋床にセットしたマイクロフォ

📑🖐 ここが重要

【術後経口摂取支援】
例えば遷延性意識障害のある嚥下障害者では，誤嚥しないことが担保されれば，嗜好に合う飲料を口に含んだり，氷菓を噛んだりする刺激が，脳刺激に有効に作用するのではないか，と期待できることがある．効果は乏しくとも有害ではないため，支持的対応や支援が適する場合がある．

ンから母音を流し口語で発声する機器（voice retriever）などが開発されている．

(5) 永久気管孔

　頸部に形成される永久気管孔が唯一の呼吸路となるため，安定した形状，ニーズに合った気管孔径が不可欠である．できるだけ大きい（拇指頭大）気管孔のほうが気道クリアランス良好で，気管カニューレフリー[2]（気管カニューレ刺激がなく，カニューレ交換のための受診も不要）を目指しやすい．

　人工呼吸器の継続使用が不可欠な症例では，体格（気管直径）に合う気管孔サイズで，かつカニューレ形状が気管走行に合致するよう気管孔を形成する．離断した気管断端尾側を気管孔形成する術式（喉頭摘出術[28,29]，喉頭気管分離術[26]，気管食道吻合術[27]）では気管孔狭窄がしばしば課題となり，気管孔狭窄拡大術の難渋症例がある．筆者が主に行う声門閉鎖術[19,25]では気管孔形成の自由度が高く，高位気管切開となるため腕頭動脈瘻の発生リスクをほぼ回避できる．すでに造設されていた気管切開症例で開窓された気管軟骨の損傷が著しい場合や気管軟弱症を併発している場合は気管カニューレを留置したほうが安全で患者も安楽な場合がある．輪状軟骨全摘出したほうが術後経口摂取のための通過抵抗が低いとして実施されている術式があるが，筆者は術後気管カニューレフリー[2]による生活の質 Quality of Life（QOL）もきわめて重要と考え，輪状軟骨後方の構造を温存している．

(6) 誤嚥防止手術の予後

　誤嚥性肺炎反復例では肺炎死亡リスクが高く，誤嚥防止手術は肺炎死亡リスクを回避できる．筆者の経験してきた高齢者慢性期医療現場では，誤嚥防止手術後患者の死因の全例調査結果として，肺炎死は"ほぼ"なかった．尿路性敗血症，カテーテル敗血症，急死（脳卒中，心筋梗塞）が多かった．

　誤嚥防止手術後にもかかわらず肺炎死した症例は，術前に肺炎を反復しすでに肺膿瘍を呈していた．術後誤嚥は停止しても下気道から膿性痰が多く，気管内吸引の頻度は微減しても引き続き必要で，しばしば肺炎を再燃・再発し，時に致死的である．誤嚥防止手術適応を検討している場合，肺膿瘍に至らぬうちに施行したほうが生命予後はよいといえるだろう．

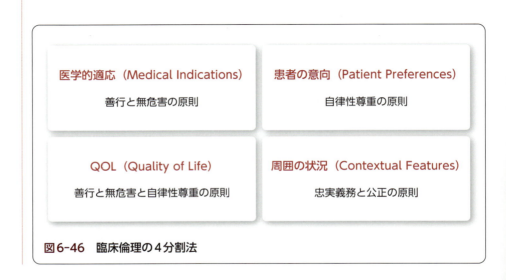

図6-46　臨床倫理の4分割法

(7) 手術の適応と臨床倫理[32,33]

誤嚥防止手術というテーマを患者・家族と話し合うとき,「生きるか,死ぬか」「声を失うか,失わないか」「口から食べるか,食べないか」といった直接的なテーマについて,同意または不同意の観点で進められている場面が散見される.このような問いに対して患者・家族は「決められない」こともしばしばあるため,筆者は直接的テーマから少し離れて,患者の価値観(どこで,どのように生きていきたいか,これから何をしたいか),死生観(どこで,どのように死にたいか)をよく聴くようにしている.

患者の不安に配慮し,主導権(ペース)は医師ではなく患者にあるように話を進めたい.患者・医療者ともに相互理解のうえに意思決定(shared decision making)できるよう,臨床倫理の4分割法(図6-46)[34]を用いた臨床倫理カンファレンスを行うと,倫理的視点が不十分な内容を再検討でき,有用である.全例に行うとよいだろう.

5 気管切開術の適応,気管カニューレの選択

(1) 術前の確認手順

①気管切開が必要な理由(図6-47)を確認する.

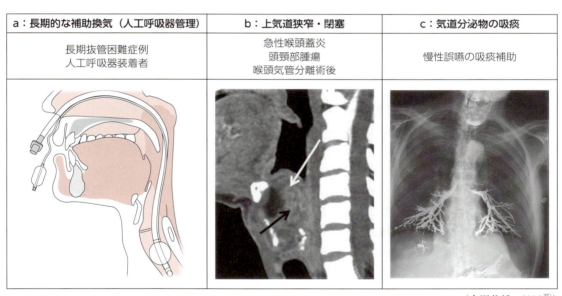

(金沢英哲,2016[35])

図6-47 気管切開術の適応
a. 長期的な補助換気(人工呼吸器管理):急性または慢性呼吸不全に対して中長期的な補助換気が必要な状態のときに施行される.
b. 上気道狭窄・閉塞:両側声帯麻痺(正中位固定),炎症(急性喉頭蓋炎),腫瘍(頭頸部腫瘍),外傷など,上気道狭窄に対する気道確保として施行される.
c. 気道分泌物の吸痰:慢性誤嚥と喀出不能で肺炎を反復している場合など,頻回な気道吸引処置を容易かつ確実に行うために施行される.
以上3つの理由は単独のことも複合的なこともある.

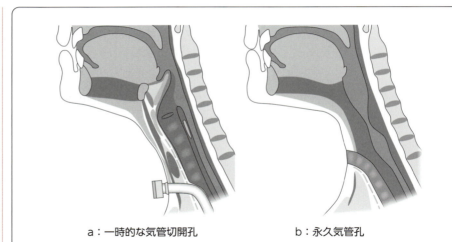

a：一時的な気管切開孔　　　　　b：永久気管孔

図6-48　一時的な気管切開孔と永久気管孔
永久気管孔（気管皮膚瘻）は，気管孔が自然閉鎖しないよう気管孔断端が処理されている．
（金沢英哲，2016[35]）

②気管孔が永久気管孔か，一時的気管切開孔[4]（**図6-48**）か確認する．
③気管カニューレの種類（**図6-49**）を確認する．

以上の確認が患者の呼吸・発声のリハビリテーションを推進するうえでも，医療事故（最悪の場合死亡に至る）予防のうえでも不可欠である．

肉声が出せず，電気喉頭，Voice Retriever，食道発声法，T-Eシャント（気管食道シャント）発声法，筆談などの代償コミュニケーションを行っている場合，言語コミュニケーションはしばしばとりにくく，患者-スタッフ間で誤解や事故の潜在的リスクとなる．喉頭全摘出術既往のある患者が入院した際，入浴介助をした看護師が気管孔に水が入らないようにと気管孔にフィルムを貼り，密閉してしまったため患者は窒息死，当該看護師は業務上過失致死に問われた案件など，類似の事故も発生している．気管孔を体表から観察するのみでは，一般的な気管切開孔と永久気管孔の区別はつきづらい．筆者の医院では，A4サイズのパンフレットをベッドサイドに，カードサイズを胸に掲示して事故予防に役立てている（**図6-50a, b**）．

(2) 気管カニューレの選択に際し留意すべき点

①カフの意義

カフは補助換気（人工呼吸）の際，気道を陽圧に保つために必要なものである．ときどき見かける誤用として，誤嚥を防ぐためにカフエア量を過剰に増量している例がある．カフエアを足してカフと気道粘膜を密着させても，誤嚥自体は防げない[36,37]．逆に気道刺激で分泌物が増え，嚥下しづらくなることもある（**図6-51**）．さらに，いったん誤嚥すると咳をしても呼気流は気管孔から抜ける（声門下圧の低下）[38-40]ため有効に喀出できない（**図6-51**）．

カフエア過剰では，気管粘膜の阻血から気管潰瘍を形成し，気管食道瘻や腕頭動脈瘻（大量喀血により致死的な合併症[41]）をきたし得る．適切なカフ圧は20〜25 mmHg（25〜35 H$_2$O）にすべきとされる[42-44]．カフエア（カフ内の空気）量は，気管直径と挿入されている気管カニューレの径によって異なる．

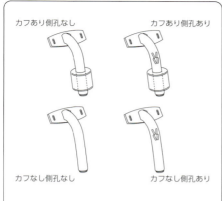

図6-49 気管カニューレの種類
大きく分けて①カフのありorなし，②側孔ありorなし，③複管式or単管式，④吸引ラインありorなし，理論上はこの4つの要素を組み合わせた製品である．

（金沢英哲，2016[35])）

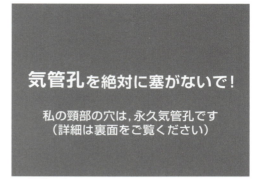

a：標識の表

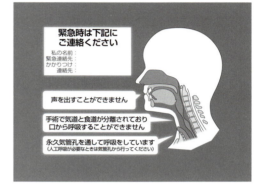

b：標識の裏

図6-50 永久気管孔患者標識
一時的な気管切開では，気管カニューレを抜去すると多くの場合間もなく自然閉鎖する．つまり，万一誤抜去した際に発見対処が遅れると，気管孔狭窄，閉塞による呼吸トラブルを招く恐れが高い．

（金沢英哲，2016[35])）

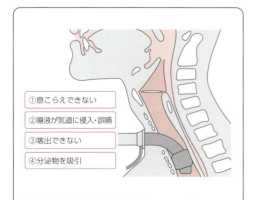

図6-51 カフ付き気管カニューレ
カフ付き気管カニューレは，誤嚥しやすく喀出しにくい．

（金沢英哲，2016[35])）

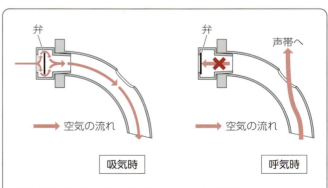

図6-52 スピーチタイプのカニューレの構造
発声用バルブがついていることと側孔が開いていることが特徴で，発声用バルブは一方弁になっているため，空気を吸い込むことはできるが，吐き出すことはできない．カニューレには側孔が開いているため，呼気はその側孔を通って声帯を通り，口は鼻から息を吐き出すことになる．

3. 外科的治療　119

②側孔の意義

側孔は，呼気流を声帯に向けて，発声と喀出を可能にするためにある．スピーチタイプのカニューレ（図6-52）の機構は，呼気時に気管孔が遮断され，呼気流は側孔から喉頭に流れるようにしたものである．

a. 複管式と単管式の意義

通常複管式の外筒には側孔あり（内筒を外せば発声が可能）となし（発声不能）の製品がある．内筒には側孔がない．痰でカニューレ内腔が汚染しやすい場合，内筒のみの洗浄で対応できるため管理しやすい．

b. 吸引ラインの意義

カフ付きカニューレのカフ上に貯留した気道分泌物を吸引除去するための細いチューブである．カフを入れた状態でここから送気すれば，発声が可能である．

(3) スピーチタイプのカニューレの理解と活用

上気道狭窄に対する気管切開術の場合は，呼気の気道抵抗が強く装着できない場合がある．スピーチタイプのカニューレ装用により気管孔からの補助的な吸気と，生理的な呼気が可能な状態となる．患者の呼吸状態が安定したら，可及的早期にスピーチタイプのカニューレに移行する．上気道狭窄，持続的な誤嚥，呼吸筋力低下により十分な呼気・喀出ができない場合は呼吸状態が悪化する．スピーチタイプのカニューレに変更するときは特に慎重な経過観察を要する．SpO_2測定・モニタリングはもちろんのこと，より鋭敏なモニターである呼吸回数の変化に注意する．

> ✎ **つながる知識**
>
> 【スピーチカニューレは製品名】
> 声を出せるタイプのカニューレのことを医療従事者が「スピーチカニューレ」と呼ぶことが多いが，実は特定のメーカーの製品名である．使用の際には一般名でないことに注意が必要である．

文献

1) Schoenborn K：Über eine neue Methode der Staphylorrhaphie. *Verh Dtsch Ges Chir*, **4**：235-239, 1875.
2) 一色信彦：咽頭弁形成手術．*J Jpn Cleft Palate Assoc*, **21**：9-16, 1996.
3) Deneche HJ：Korrektur des Schluckaktes bei einseitiger pharynx-und Larynx Lahmung. *HNO*, **9**：351-353, 1961.
4) 一般社団法人日本耳鼻咽喉科学会編：外科的治療．嚥下障害診療ガイドライン2018年版，第3版．pp29-31, 金原出版, 2018.
5) Isshiki N：Thyroplasty as a new phonosurgical technique. *Acta Otolaryngol*（Stockh）, **78**：451-457, 1974.
6) Isshiki N, et al.：Arytenoid adduction for unilateral vocal cord paralysis. *Arch Otolaryngol*, **104**：555-558, 1978.
7) 金沢英哲：外科的対応．摂食嚥下リハビリテーション，第3版（才藤栄一，植田耕一郎監修，出江紳一・他編）．pp236-243, 医歯薬出版, 2016.
8) 棚橋汀路：嚥下不能症に対する機能回復手術．名大分院年報，**9**：391-398, 1976.
9) 金沢英哲：喉頭挙上術．*JOHNS*, **35**：1354-1357, 2019.
10) Goode RL：Laryngeal suspension in head and neck surgery. *Laryngoscope*, **86**：349-355, 1976.
11) 平野　実：嚥下障害の治療―嚥下の動的障害に対する手術的治療―．耳鼻臨床，**73**(増3)：34, 1976.
12) Denecke HJ：Korrektur des Schluckaktes bei einseitiger Pharynx‐und Larynxl äehmung. *HNO*, **9**：351-353, 1961.
13) 三枝英人・他：喉頭挙上の左右差に起因する嚥下障害に対する手術による対応．耳鼻，**50**：81-87, 2004.
14) Wallenberg A：Acute Bulbäraffection（Embolie der Art. cerebelli. post. inf. sinistr.）*Arch Psychiat Nervenkr*, **27**：504-540, 1895.
15) Umezaki T, et al.：Medullary swallowing‐related neurons in the anesthetized cat. *Neuroreport*, **9**：1793-1798, 1998.
16) Kaplan S：Paralysis of deglutition, a post-poliomyelitis complication treated by section of the cricopharyngeal muscle. *Ann Surg*, **133**：572-573, 1951.
17) Halvorson DJ, Kuhn FA：Transmucosal cricopharyngeal myotomy with the potassium-titanyl-phosphate laser in the treatment of cricopharyngeal dysmotility. *Ann Otol Rhinol Laryngol*, **103**：173-177, 1994.
18) Chitose S, et al.：A new paradigm of endoscopic cricopharyngeal myotomy with CO2 Laser. *Laryngoscope*, **121**：567-570, 2011.
19) 金沢英哲，藤島一郎：声門閉鎖術時に輪状咽頭筋起始部離断術を併施する新たな術式と効果．嚥下医学，**1**：374-378, 2012.
20) Ueha R, et al.：Efects of aspiration prevention surgery on the dynamics of the pharynx and upper esophageal sphincter. *OTO Open*. **5**：2473974X211048505, 2021.
21) Kanazawa H, et al.：Cricopharyngeal muscle origin transection for oropharyngeal dysphagia, a novel surgical technique. *Eur Arch Otorhinolaryngol*, **280**：483-486, 2023.
22) Biller HF：Total glossectomy ‐A technique of reconstruction eliminating laryngectomy‐. *Arch Otolaryngol*, **109**：69-73, 1983.
23) 藤島一郎・他編：ナースのための摂食・嚥下障害ガイドブック．中央法規，pp334-337, 2005.
24) Montgomery WW：Surgery to prevent aspiration. *Arch Otolaryngol*, **101**：679-682, 1975.
25) 鹿野真人・他：長期臥床症例に対する輪状軟骨鉗除を併用する声門閉鎖術．喉頭，**20**：5-12, 2008.
26) Baron BC, et al.：Separation of the larynx and trachea for intractable aspiration. *Laryngoscope*, **90**：1927-1932, 1980.

27) Lindeman RC：Diverting the paralyzed larynx：a reversible procedure for intractable aspiration. *Laryngoscope*, **85**：157-180, 1975.
28) Cannon CR, et al.：Laryngectomy for chronic aspiration. *Am J Otolaryngol*, **3**：145-149, 1982.
29) Kawamoto A, et al.：Central-part laryngectomy is a useful and less invasive surgical procedure for resolution of intractable aspiration. *Eur Arch Otorhinolaryngol*, **271**：1149-1155, 2014.
30) 金沢英哲：嚥下障害に対する対応や最新の治療 誤嚥防止手術. *Medical Practice*, **39**：1063-1067, 2022.
31) Umezaki T, et al.：Tracheoesophageal diversion and puncture operation for intractable aspiration：a case series. *Laryngoscope*, **128**：1791-1794, 2018.
32) 箕岡真子・他：Ⅶ 新たな問題提起. 摂食嚥下障害の倫理（箕岡真子・他／編）. pp145-153, ワールドプランニング, 2014.
33) 金沢英哲：誤嚥防止手術の適応をめぐって――神経難病を中心に. 嚥下医学, **10**：30-38, 2021.
34) Jonsen AR, et al.：Clinical ethics：a practical approach to ethical decisions in clinical medicine. MacMillan Publishing Co., New York, 1982.
35) 金沢英哲：気管切開管理. 摂食嚥下リハビリテーション, 第3版（才藤栄一, 植田耕一郎監修, 出江紳一・他編）. pp259-263, 医歯薬出版, 2016.
36) Körte W：Über einige seltenere Nachkrankheiten, nach der Tracheotomie wegen Diphtheritis. *Arch Klin Chir*, **24**：238, 1879.
37) Bone DK, et al.：Aspiration pneumonia：Prevention of aspiration in patients with tracheostomies. *Ann Thorac Surg*, **18**：30-37, 1974.
38) Dettelbach M, et al.：Effect of the Passy-Muir Valve on aspiration in patients with tracheostomy. *Head and Neck*, **17**：297-302, 1995.
39) Betts RH：Post-tracheostomy aspiration. *N Engl J Med*, **273**：155, 1965.
40) Feldman S, et al.：Disturbance of swallowing after tracheostomy. *Lancet*, **1**：954-955, 1966.
41) Groher ME：Respiratory and Iattrogenic Disorders. Dysphagia：Clinical management in adults and children. Groher ME and Crary MA ed, 1st ed, Mosby Elsevier, Middouri, pp146-151, 2010.
42) Cooper JD, Grillo HC：The evolution of tracheal injury due to ventilator assistance through cuffed tubes：a pathologic study. *Ann Surg*, **169**：334-348, 1969.
43) Nordin U：The trachea and cuff-induced tracheal injury. *Acta otolaryngol*（Stockh）,（Suppl 345）：7-56, 1977.
44) Bernhard WN, et al.：Adjustment of intracuff pressure to prevent aspiration. *Anesthesiology*, **50**：363-366, 1979.

（金沢英哲）

4. 薬物療法[1]

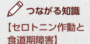

つながる知識
【セロトニン作動と食道期障害】
食道期障害に対しての薬物療法は, セロトニン作動を介した消化管蠕動運動機能改善といえる.

　摂食嚥下障害に対する薬物療法は, 認知症に多く認められる先行期障害, 誤嚥性肺炎発症の主たる原因となる咽頭期障害, また, 消化管運動機能障害に起因する食道期障害に適応となることが多い. 先行期障害は, アルツハイマー型認知症に多く認められ, 抗認知症薬が効果を期待できる. 咽頭期障害の代表疾患である誤嚥性肺炎症のメカニズムは, ドパミン作動性神経系とその下位のサブスタンスP作動神経系の機能低下が, 上気道防御反射（嚥下反射や咳反射感受性）低下に起因する不顕性誤嚥の原因になる. したがって, **サブスタンスPの産生を促進する**, あるいは**放出を促進**する, そして**分解を抑制**する薬物療法が基軸になる. 消化管運動機能障害に起因する誤嚥性肺炎発症につながる食道期障害に関しては, 消化管の蠕動運動を改善する薬や抗便秘薬が適応となる.
　以下, 内服薬とその他に分けて解説する.

1 内服薬（図6-53）

(1) アンギオテンシン変換酵素（ACE）阻害薬

　アンギオテンシン変換酵素（ACE）阻害薬は, 降圧薬の一つである. ACEは, 人体内で血圧を上昇させる物質アンギオテンシンⅡを合成するが, ACE阻害薬はこの酵素の働きを弱めて, 血圧を下げる働きがある. ACE阻害薬は1990年代の発売当初より, "空咳" の副作用が指摘されていた. それは特に, 閉経以降の女性に多く認

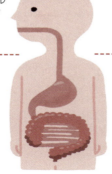

図6-53 摂食嚥下障害の各障害に対する薬物療法
点線より上部が咽頭期障害に対する薬で，下部が食道期障害に対する薬である．

> **つながる知識**
> 【サブスタンスPと咽頭期障害】
> ACE阻害薬はサブスタンスPの分解抑制，アマンタジンはサブスタンスPの産生促進，カプサイシンはサブスタンスPの放出を促進する．いずれもサブスタンスPによる神経伝達を増やす．

められた．ACE阻害薬による閉経動物モデルを用いた咳誘発の研究では，非閉経動物モデルより閉経動物モデルで空咳が多く出現し，サブスタンスP阻害薬できれいに消失したことから，ACE阻害薬による空咳の一因に，サブスタンスPが関与していることが判明した．また，ACE阻害薬内服前後での嚥下反射潜時を比較すると，14日間の内服で嚥下反射潜時の遅延が改善した．

もともと，肺には内因性ACEが存在し，知覚神経終末より放出したサブスタンスPは自然に分解変性するが，ACE阻害薬を内服していると分解変性がしにくくなり，その結果，軸索反射により中枢性に嚥下反射や咳反射が惹起しやすくなると考えられる．ACE阻害薬により嚥下反射潜時と咳反射感受性が改善することを受けて降圧薬と肺炎発症を調査した研究報告では，ACE阻害薬内服者のほうが他の薬剤（カルシウム拮抗薬，利尿薬）内服者および非内服者より3年間の累積肺炎発症率は低かった．

以上から，降圧薬服用中の閉経期以降の女性の誤嚥性肺炎予防の際は，ACE阻害薬に変更する価値はある．

(2) アマンタジン

①ドパミン

嚥下反射や咳反射の惹起に，ドパミン（一般名：ドパミン塩酸塩）が大きく関与している．ドパミンを抑制する処置を行った動物では，嚥下反射潜時が低下したという研究報告に加え，ドパミンが多く存在する大脳基底核にラクナ梗塞が存在すると，なしの群と比べ，さらには，ラクナ梗塞が片側あるいは両側に存在するに従って，嚥下反射が鈍化し不顕性誤嚥発生が増加したと報告されている．

②ドパミンとアマンタジン

アマンタジン（一般名：アマンタジン塩酸塩）の主な作用機序は，脳内で神経細胞からのドパミン放出やドパミンの合成を促進させる作用などを表すとされ，脳内のドパミンによる神経伝達を強める．もともと，アマンタジンは，ノルアドレナリ

ンやセロトニンといった脳内の神経伝達物質の神経系にも影響を及ぼすことで，高次中枢神経系に対する機能改善作用により，意欲の低下や自発性の低下などの改善効果も期待できるとされる薬である．高齢者の実臨床では，脳梗塞後遺症に伴う意欲や自発性低下，認知症における陰性症状（無気力，無言，うつ状態など）の改善に投薬されることもある．

以上の研究結果と知見を踏まえて，脳血管障害の既往を有する高齢者による，ドパミン遊離促進薬内服群と非内服群での3年間の比較検討試験では，内服高齢者群の肺炎発症率が有意に抑制された．したがって，脳梗塞後遺症や認知症で，うつやアパシーを呈する高齢者の誤嚥性肺炎予防に適すると考えられる．しかし，高齢者に対するアマンタジンの投薬は，せん妄，幻覚，妄想，不随意運動をきたすことが懸念されるので，投薬量には十分注意する．せん妄を併発しやすい病態の際は，投薬を避ける．

(3) シロスタゾール

抗血小板薬であるシロスタゾールは，ホスホジエステラーゼⅢ（cGMP-inhibited PDE）活性を選択的に阻害し，血小板および血管平滑筋細胞内のcAMPを上昇させ，このcAMPの上昇が血小板の凝集抑制や血管平滑筋の弛緩に作用する．動物実験ではあるが，シロスタゾールの投与で，脳血流の増加が認められたとの報告がある．シロスタゾール内服高齢者は非内服高齢者と比較し，1年間の前向きコホート研究で肺炎発症率が低下した．

以上から，脳梗塞既往高齢者の誤嚥性肺炎予防として，抗血小板薬のシロスタゾールの内服も選択肢の一つとなる．ただし，副作用として，出血の他，頻脈・動悸があるのでうっ血性心不全の患者への投薬は避ける．

(4) テオフィリン

喘息の治療に用いられるテオフィリンは，PDE阻害によるc-AMPの増加とアデノシン受容体拮抗作用を有する．テオフィリン内服前後で，嚥下反射潜時の改善が認められたとの報告がある．また，テオフィリンは，呼吸筋の一つである横隔膜の収縮能改善もいわれており，何度も繰り返す誤嚥性肺炎の発症予防の一つになり得る．しかし，血中濃度の上昇に伴い，精神神経症状（頭痛，不眠，不安，興奮，けいれん，せん妄，意識障害，昏睡など）を呈することや，シロスタゾールと同様，頻脈の副作用を有するのでうっ血性心不全の患者への投与には注意を要する．

(5) 半夏厚朴湯

半夏厚朴湯により，嚥下反射や咳反射を改善する効果が示されている．

(6) リバスチグミン

食欲低下をきたした中高度のアルツハイマー型認知症患者において，抗認知症薬のリバスチグミンが効果を示すこともある[2]．アルツハイマー型認知症患者の脳内では，グレリンが減少していることも指摘されているが，リバスチグミンは，ブチリルコリンエステラーゼを阻害することで，グレリンの分解を抑制し，食欲を改善させる可能性がある．

(7) モサプリド

$5-HT_4$（セロトニン4）受容体は食道から胃や大腸，肛門まで消化管全体に局在しており，$5-HT_4$受容体が刺激されることによって，消化管運動を活発にさせる働き

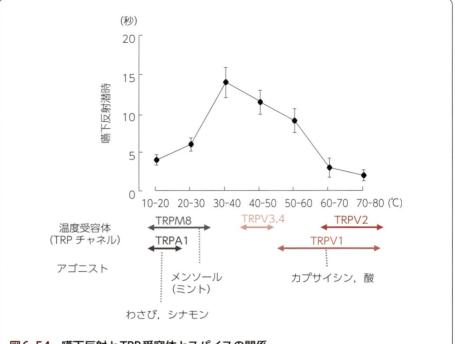

図6-54 嚥下反射とTRP受容体とスパイスの関係
体温に近い温度刺激と比較し，熱いあるいは冷温度刺激で嚥下反射潜時は短縮する．グラフ下部は各温度に対応する温度受容体（TRPチャネル）とその香辛料作動成分である．

があるアセチルコリンが分泌される．1年間の前向きコホート研究では，モサプリド（一般名：モサプリドクエン酸塩）内服群は非内服群より，肺炎発症を有意に抑制した．

(8) 便秘薬（センノシド，一般名：センノシドA・Bカルシウム塩）

便秘薬を適宜内服していた群では，非内服群と比較し，誤嚥性肺炎の発症の抑制効果は認められないが，消化物の嘔吐などによる誤嚥性肺炎は有意に減少したとの報告がある．

2 その他

(1) スパイスを利用したアロマテラピー（図6-54，55）

繰り返し誤嚥性肺炎を発症する高齢者の島皮質は活性低下を示すことが多い．施設入所高齢者における，黒胡椒精油によるアロマテラピーの介入（無作為ランダム化比較試験，毎食前に1分間，1か月間）は，島皮質の血流の改善とともに，嚥下反射および嚥下運動回数が改善した．嗅覚刺激による誤嚥予防は，就眠中や意識状態の低下している患者，その時点で絶食の方，慢性誤嚥，誤嚥由来と思われる一過性の発熱，繰り返す肺炎既往，人工呼吸器装着下の誤嚥予防に使いやすい．また，"拒食"や"拒薬"を呈する中高度のアルツハイマー型認知症患者において，黒コショウアロマテラピーにより経口摂食量が回復した自験例もある．

(2) 食事

食事における誤嚥性肺炎予防の代表は，嚥下調整食，いわゆる"とろみ"である．

> **つながる知識**
> 【誤嚥性肺炎発症予防食―3つのトリアス】
> 誤嚥性肺炎発症を予防する食事に関連する因子は，物性（とろみ），めりはりのついた温度，スパイスの3点である．

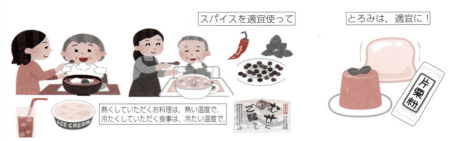

図6-55 家庭でできる，薬理的誤嚥予防

(AMED 日本医療開発機構[3]) を参考に作図)

とろみの効能については，第8章-「(3) 特別用途食品「えん下困難者用食品」」を参照されたい（⇒ **204頁**）．とろみによる嚥下反射の遅延の代償と喉頭挙上時間の短縮を期待することができるが，咽頭期の嚥下障害に対する，肺炎，誤嚥，脱水などをアウトカムとしたとろみ水の有用性の検討では，弱いエビデンスレベルである．したがって，物性に加えて，食事の温度と香辛料も合わせて留意したい．

舌咽や迷走神経知覚枝終末上には，温度感受性の transient receptor potential (TRP) チャネルが存在する．この**ファミリー**の中には，熱い温度（≧60℃）に反応する TRPV1，冷たい温度（≦17℃）に反応する TRPM8 が存在し，これらの刺激応答により，嚥下反射は鋭敏に改善する．これらのチャネルが同定するより以前に，Logemann らが氷水で冷やした喉頭鏡の背で前口蓋弓を刺激したところ嚥下運動が惹起されたということを報告している．この事象から，実臨床の現場では，円滑な嚥下運動を誘発することを目的として，"アイスマッサージ" と称し，食事前に凍らせた綿棒などで口腔内を刺激する手技が行われている．

唐辛子の辛味成分であるカプサイシンは，TRPV1 作動として，10^{-9} から 10^{-11} log M/mL で，清涼感のあるミントの主成分であるメンソールは，TRPM8 作動として，10^{-2} から 10^{-4} M の範囲で，嚥下反射を改善する．したがって，誤嚥性肺炎発症の嚥下障害者の食事は，物性 "とろみ" に加えて，熱くして食するものは熱く，冷たくして食するものは冷たくし，適宜，適度なスパイスを加えたほうがいい．

> **つながる知識**
> 【TRP のファミリー】
> 哺乳類では6つのサブファミリーによる 28 の温度感受性 TRP チャネルが示されている．そのうち 11 (TRPV1, TRPV2, TRPV3, TRPV4, TRPM2, TRPM3, TRPM4, TRPM5, TRPM8, TRPA1, TRPC5) に温度感受性があると報告されている．

3 まとめ

肺炎発症例に対し，抗菌薬投与に ACE 阻害薬および・あるいはドパミン遊離促進薬による加療を行った介入群は，対照群との比較検討の結果，抗菌薬投与日数，入院日数，医療費，MRSA 発症率，院内死亡率を有意に抑制することが示されている．また，口腔ケアや摂食嚥下リハビリテーションも含めて，これらの薬物療法を段階的に導入した症例においては，非導入期間と比較して再誤嚥の発症が抑制された．

したがって，適応となる薬物療法あるいは家庭でできる誤嚥予防の積み重ねが，誤嚥性肺炎予防になる．また，消化管の術後や高齢者など消化管蠕動運動の低下や，消化管からの易逆流性が考えられる状況の際は，繊維質の多い食事などの他，消化管蠕動運動機能改善薬あるいは便秘薬を適宜投薬する．

文献

1) Ebihara T.：Comprehensive Approaches to Aspiration Pneumonia and Dysphagia in the Elderly on the Disease Time-Axis. *J Clin Med*, **11**：5323, 2022.
2) Kuroda A, et al.：Effect of rivastigmine on plasma butyrylcholine esterase activity and plasma ghrelin levels in patients with dementia in Alzheimer's disease. *Geriatr Gerontol Int*, **18**：886-891, 2018.
3) AMED 日本医療開発機構：誤嚥性肺炎早期発見のための包括的評価と層別予防ケア戦略の確立. https://aspiration-pneumonia.com/

（海老原孝枝・海老原　覚）

---

5. 補綴装置を用いたアプローチ

1 補綴，補綴装置とは

補綴とは，「身体器官の喪失によって損なわれた形態と機能を人工装置によって修復・整形すること」と定義されている[1]. 広い意味では，義歯，義眼，義足などの人工装置が対象となり，口腔領域の欠損に限られる言葉ではないが，一般的には歯科補綴を指すことが多い．

歯科補綴学は「歯・口腔・顎・その関連組織の先天性欠如，後天的欠損，喪失や異常を人工装置を用いて修復し，喪失した形態または障害された機能を回復するとともに，継発疾病の予防を図るために必要な理論と技術を考究する学問」と定義される[1]. そのために適用される各種人工装置が補綴装置である.

2 摂食嚥下障害のリハビリテーションにおける補綴装置の位置づけ

摂食嚥下障害のリハビリテーションにおける代償的アプローチには，食形態の調整，姿勢の工夫，食具の工夫，そして口腔内に装着する補綴装置の適用が含まれる（表6-4）.

3 摂食嚥下障害に対する補綴装置の適用

摂食嚥下障害のリハビリテーションにおいて，補綴装置の適用を検討する病態には，口腔領域の器官が欠損している症例（口腔内の器質的障害），舌や軟口蓋の可動性が大きく低下している症例（口腔内の機能的障害）がある（表6-5）.

（1）舌や軟口蓋の機能的障害

舌切除後の再建手術などにより解剖学的な形態の回復がなされていても，嚥下機能に必要な運動や筋力が十分に発揮されない症例，また，舌や軟口蓋の解剖学的な形態に問題がなくても，神経筋疾患，脳血管障害，加齢などにより舌や軟口蓋の可動性や運動量，力が低下している症例で，それらが摂食嚥下障害の一因となっている症例が対象となる. これらの症例は機能の代償を主な目的とし，残存している器官の動きを補助し，残存する運動能力で機能が発揮しやすくなるような補綴装置の適用を考える.

✎ つながる知識
【補綴装置】
補綴装置は歯科医師に依頼して製作してもらう. 本項で紹介した装置は保険診療で行えるが，対応できない施設もある. 事前に目的の装置の製作が可能であることを確認した後，担当の医師，歯科医師を通じて依頼する.

✎ つながる知識
【口腔内に器質的障害を生じる症例】
上顎の骨や歯肉の腫瘍の切除後に上顎骨，軟口蓋に欠損を生じた症例，先天性疾患や腫瘍などにより軟口蓋の短縮または欠損を生じた症例などである.

📖 ここが重要
【神経筋疾患など進行性の疾患の場合】
疾患の進行に伴い補綴装置の効果が不十分になる症例も多い. 疾患の病態に応じて，補綴装置の調整や適用の可否を検討する必要がある.

表6-4 摂食嚥下障害のリハビリテーションにおける補綴装置の位置づけ

直接的アプローチ	嚥下反射の惹起を促す訓練 嚥下関連器官の強化訓練 嚥下パターンの訓練	
代償的アプローチ	食形態の調整	粘度，付着性，凝集性，硬さの調整 固形物の形態の調整
	姿勢の調整	体幹角度の調整 頸部の角度の調整
	食具の工夫	
	補綴装置の装着	舌接触補助床（PAP） 軟口蓋挙上装置（PLP） 義歯 顎義歯

表6-5 摂食嚥下障害に対して補綴装置を検討する症例

目的	補綴装置を検討す病態
形態の回復	・歯の欠損 ・手術による顎の切除後 ・軟口蓋が短縮/欠損し，鼻咽腔閉鎖が得られない症例
機能の代償	・舌の運動範囲，舌の圧力が不足している症例 ・軟口蓋の挙上が不十分な症例

4 摂食嚥下障害に用いられる補綴装置の種類

(1) 口腔内の器質的障害に対する補綴装置

①義歯

＜適用症例＞

歯を喪失した症例に適用する．少数歯の欠損の場合には固定性の補綴装置（ブリッジ）が装着されることが多いが，ブリッジでは対応できない欠損に対しては，着脱が可能な補綴装置である義歯が咀嚼能力，審美性の向上を主な目的に適用される．

歯の喪失のみが原因で嚥下障害を起こすことはない．しかし，歯の喪失の本数が多くなると咀嚼の効率が低下し，硬度の高いものの咀嚼が困難となり摂取可能な食品の種類も低下する．また，咀嚼が不十分であると嚥下に適した食塊形成が困難となることもある．

＜装置の概要＞

義歯は，すべての歯が喪失している症例に適用される**総義歯**（全部床義歯）と，自身の歯も残存している症例に適用される**部分床義歯**に大別される（**図6-56**）．顎堤が著しく吸収している症例や，残っている歯の状況によっては，安定した義歯を作製することが難しい場合もある．

②顎義歯，軟口蓋補綴装置

＜適用症例＞

顎骨や軟口蓋が欠損した症例に適用する．上顎や軟口蓋に生じた腫瘍の手術では，腫瘍の周囲の顎骨も切除されることが多い．摂食嚥下障害を生じる顎骨や軟口蓋の欠損は，鼻腔まで達する欠損があ

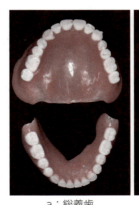
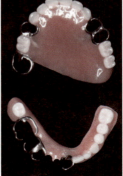

a：総義歯　　　b：部分床義歯

図6-56 義歯の種類

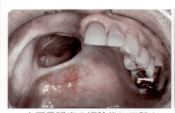
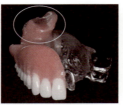

a：上顎骨腫瘍の切除後に口腔と　b：製作された顎義歯
　鼻腔が交通した口腔内

図6-57　口蓋が欠損した症例と顎義歯
口腔と鼻腔が交通している症例では，顎義歯の栓塞部という突出した部分で上顎骨欠損を閉鎖する．

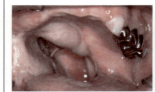
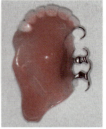

a：軟口蓋が欠損した口腔内

b：軟口蓋補綴装置

図6-58　軟口蓋が欠損した症例と軟口蓋補綴装置
右側の軟口蓋部の腫瘍により軟口蓋が切除され，皮弁で再建されている．

る症例である．上顎骨や軟口蓋の欠損した部位を介して口腔と鼻腔や上顎洞とが交通するため（図6-57a），開鼻声，嚥下障害，食物や液体の鼻腔への漏出による咀嚼障害，構音障害が生じる．顎骨や軟口蓋の欠損が咀嚼，嚥下，構音の障害の原因となっている場合に，欠損を補塡・閉鎖する目的で顎義歯や軟口蓋補綴装置が適用される．また，薬剤関連顎骨壊死や骨髄炎などにより上顎骨の欠損が生じた症例や，口蓋裂などの先天疾患により顎骨の欠損がある症例にも顎義歯が適用される．

＜装置の概要＞

・顎義歯

　義歯が歯の欠損に対して使用される装置であるのに対し，顎義歯は歯が植立している顎堤ごと欠損した症例に適用されるため，顎欠損を補塡・閉鎖する部分が非常に厚い構造となっている．喪失した顎骨とともに歯も欠損した場合は装置に人工の歯が備わっている．

　摂食嚥下障害を生じる口腔と鼻腔が交通している上顎骨欠損の症例では，栓塞部（せんそくぶ）という突出した部分で上顎骨欠損部を閉鎖する（図6-57）．

・軟口蓋補綴装置

　軟口蓋部の欠損を補塡するため，通常の義歯よりも装置の後縁が咽頭方向に長く設置されているとともに，欠損を補塡する部分の厚みを有する（図6-58）．

③バルブ型鼻咽腔補綴装置（スピーチエイド）

＜適用症例＞

　軟口蓋部に生じた腫瘍の切除後に軟口蓋の後端に欠損が生じた症例や，唇顎口蓋裂により軟口蓋の長さが短い症例に適用される．これらの症例は，嚥下時に残存する軟口蓋が挙上しても咽頭後壁との間に空隙が残ってしまい，十分な鼻咽腔閉鎖が得られない．そのため，中咽頭へ移送された食塊を下咽頭へ駆出することが難しくなり，咽頭残留を生じる原因となることもある．バルブ型鼻咽腔補綴装置（スピーチエイド：speech bulb prosthesis）は，嚥下時に軟口蓋が挙上したときに咽頭後壁との空隙を閉鎖する目的に装着される装置である．

＜装置の概要＞

　上顎に装着する義歯や補綴装置の後縁から咽頭方向にワイヤーが伸び，屈曲され

キーワード

【スピーチエイド】
広い意味では，バルブ型鼻咽腔補綴装置と軟口蓋挙上装置（PLP）が含まれるが，一般的にはバルブ型鼻咽腔補綴装置のことをいう．

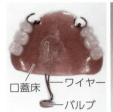
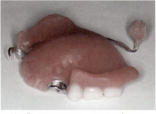
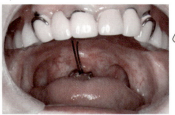
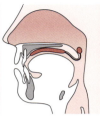

口蓋床　ワイヤー　バルブ

a, b：口蓋床の後縁から伸ばしたワイヤーの先が軟口蓋の後方に向けて屈曲され，先端にバルブが付与されている．

c：装着した口腔内

d：装着後の側面図

図6-59　バルブ型鼻咽腔補綴装置（スピーチエイド）

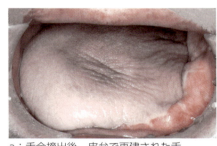
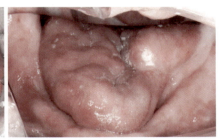

a：舌全摘出後，皮弁で再建された舌

b：左側後方が切除された症例

図6-60　舌腫瘍切除後の口腔内

たワイヤーの先端にはレジン（プラスチック）製の人工物（バルブ）が付いている装置である．装置の後方から伸びたワイヤーは，軟口蓋の後端で上咽頭方向に屈曲されており，ワイヤーの先端に付与したバルブで，鼻咽腔閉鎖不全により生じる軟口蓋と咽頭壁との間の空隙を埋める（図6-59）．

(2) 舌の器質的障害，機能的障害に対する補綴装置

①舌接触補助床（palatal augmentation prosthesis：PAP）

＜適用症例＞

舌腫瘍切除後に舌のボリュームや可動域が減少した症例（図6-60），脳血管障害や神経筋疾患，加齢などにより舌の運動範囲や舌の力（特に舌を口蓋に押し付けたときに生じる舌圧）が減少した症例で，口腔内の液体や食塊を口腔から咽頭に送り込むことが難しい症例に適用される．

これらの症例は，嚥下時に舌と口蓋の接触が十分に得られないため，食塊の口腔内への残留や，口腔内を通過する時間の延長が認められる．

舌の腫瘍を切除した症例でも，切除部位や再建の状態により，舌接触補助床を必要としない症例も少なくない．脳血管障害や神経疾患などでも装置を必要とする症例は限られている．そのため，病名で適用を決定するのではなく，各々の病態を診査し適用を決定する必要がある．

> **ここが重要**
> 【舌癌術後の嚥下障害】
> 主に口腔期が障害される．食塊形成，食塊の移送が影響を受ける．

> **つながる知識**
> 【口蓋床型PAP】
> 歯の欠損がなく義歯を装着していない人でも，口蓋部分のみを覆う口蓋床型の舌接触補助床を装着することができる．

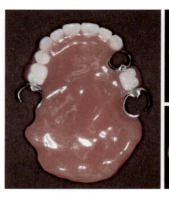
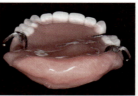
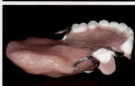
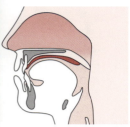

図6-61　舌接触補助床（PAP）
健常者では嚥下時に，舌が挙上し口蓋と接触するが，舌の可動域が減少した症例では，舌と口蓋との間に空隙が残存するため，赤で示す部位に舌接触補助床を装着する．

＜装置の概要＞
　上顎の口蓋部分を覆う取り外しが可能な装置である．装置の口蓋部は，舌と口蓋の接触が不十分な部位や，舌が口蓋に接触する力が弱い部分を選択的に厚くしている．口蓋部が低くなった装置と舌が接触することにより，舌の可動域や圧力の不足の補償を期待する（図6-61）．

＜期待される効果＞
　舌は口蓋の代わりに舌接触補助床との接触が得られるようになり，食塊形成や食塊移送が行いやすくなる．また，構音障害も改善されることが多い．また，嚥下時の舌の固定が強まるため，舌根の後方運動が強まり，喉頭が挙上しやすくなり，結果的に咽頭残留の減少がみられる場合もある．
　また，舌は装置と接することで固定源を得ることができ，直接的な訓練の効果が上がることも知られている．症例によっては，残存機能が賦活され，舌接触補助床が必要なくなる症例もある．進行性の疾患では，舌接触補助床の効果が期待できる時期が限られていることもある．舌接触補助床は装着した後も，経過観察，評価を行うことが重要である．

(3) 軟口蓋の機能的障害に対する補綴装置

①軟口蓋挙上装置（palatal lift prosthesis：PLP）

＜適用症例＞
　神経の麻痺や筋力の低下，また手術に伴い軟口蓋部の挙上が不十分で，嚥下運動時に軟口蓋と咽頭後壁の間に空隙が残存し，鼻咽腔閉鎖不全を認める症例に使用される．装置で軟口蓋を下方から押し上げて，不足している軟口蓋の挙上量を代償し鼻咽腔閉鎖機能不全の改善を図る装置．
　軟口蓋挙上装置とバルブ型鼻咽腔補綴装置との違いは，軟口蓋挙上装置は基本的に軟口蓋の正常な解剖学的な形態が保たれている症例で，嚥下時や構音時に軟口蓋を挙上する力が不足しているものの，軟口蓋の下面（口腔側）から力を加えることで軟口蓋が咽頭壁に接することが可能な症例に適用される装置である．一方，バル

つながる知識
【スワローエイド】
目的は舌接触補助床と同じで，嚥下障害の改善目的に口蓋部を厚くした上顎に装着する装置．下顎の義歯を装着しない，または装着できない場合に使用される．スワローエイドの臼歯部は下顎の歯肉と接触させるような形になっている．

つながる知識
【軟口蓋挙上装置適用の目的】
嚥下障害の改善目的よりも，鼻咽腔閉鎖機能不全による構音障害の改善を目的に使用されることのほうが多い．

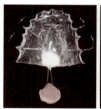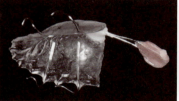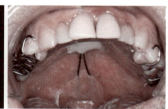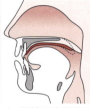

a, b：軟口蓋を下方から上方に持ち上げるための装置が，義歯や口蓋床の後方から伸びている．　c：装着した口腔内　d：破線は安静時の軟口蓋の位置，実線は軟口蓋挙上装置で挙上された状態

図6-62　軟口蓋挙上装置（PLP）

ブ型鼻咽腔補綴装置は，嚥下時に軟口蓋を挙上する運動が保たれており，器質的な問題により軟口蓋が挙上したときに咽頭壁との間に空間が残存してしまう症例に適用される装置である．

＜装置の概要＞

上顎に装着した義歯や補綴装置の後縁から，軟口蓋を挙上させるためのレジンが伸びている形態をしている装置（図6-62）．一般的には，義歯などにワイヤーを介して挙上する部分を取り付ける．鼻咽腔内視鏡検査などで確認をしながら軟口蓋を挙上させる部分の角度を調整する．安静時や発話時の鼻腔と中咽頭との交通を阻害し，鼻呼吸や閉鼻声を生じないようにする必要がある．

文献
1）公益社団法人日本補綴歯科学会編：歯科補綴学専門用語集　第6版．医歯薬出版，2023．

（中島純子）

✓ 確認Check! ☐ ☐ ☐

- 口腔ケアの目的を述べてみよう．⇒83頁
- 間接訓練と直接訓練の違いを述べてみよう．⇒88，89頁
- 摂食嚥下障害に対する外科的治療（手術）の適応について述べてみよう．⇒112頁
- 摂食嚥下障害に対して用いられる薬を2つ以上挙げてみよう．⇒121〜123頁
- 摂食嚥下障害に対する補綴装置の種類を挙げてみよう．⇒127〜130頁

第7章 疾患や病態に合わせたリハビリテーション

学習の
ねらい

- 摂食嚥下障害を呈する代表的な疾患に対するリハビリテーションを理解する．
- 病態に合わせたリハビリテーション計画とその立案について理解する．
- 臨床場面で作成される報告書の書き方を理解する．

章の概要

摂食嚥下リハビリテーションを疾患別に解説したが，いずれの疾患も個々の患者の病態に合わせて計画を立案することが大原則である．画一的な手技の選択は避けなければならない．

本章で取り上げた疾患

脳血管障害	偽性球麻痺，球麻痺
神経筋疾患	パーキンソン病，多系統萎縮症，ALS，筋ジストロフィーなど
頭頸部腫瘍	舌癌，中咽頭癌，喉頭癌，下咽頭癌，甲状腺癌など
認知症	アルツハイマー型，血管性，レビー小体型，前頭側頭型
サルコペニア	1次性サルコペニア，2次性サルコペニア
その他	精神疾患，呼吸器疾患など

1. 脳血管障害に伴う摂食嚥下障害

1. 脳血管障害に伴う摂食嚥下障害の特徴と病態

急性期には意識障害を伴うことが多いため，高頻度で摂食嚥下障害を合併する．摂食嚥下障害があると低栄養を招き，免疫機能の低下をきたすため，脳血管障害の予後を決定する因子となる[1]．そのため，全身状態に加えて早期から嚥下評価を行い，誤嚥性肺炎の予防や栄養管理を実施する．

脳血管障害の摂食嚥下障害は病巣により特徴があるため，正しく病態を把握し症状に合ったアプローチが重要である．回復期では機能の改善に合わせて難易度を設定し，残存機能を活かしながら包括的なリハビリテーションを行い，安全な経口摂取を目指す．

摂食嚥下機能は脳血管障害の経過とともに改善する[2]とされているが，高齢者に多い疾患であるため，COPDや糖尿病などの基礎疾患や認知症が合併すると重症化し，病態も複雑となる．また，生活期では回復が緩やかとなるが，機能を維持し，低栄養や肺炎とその再発予防や，地域でのサポート体制が重要である（図7-1）．

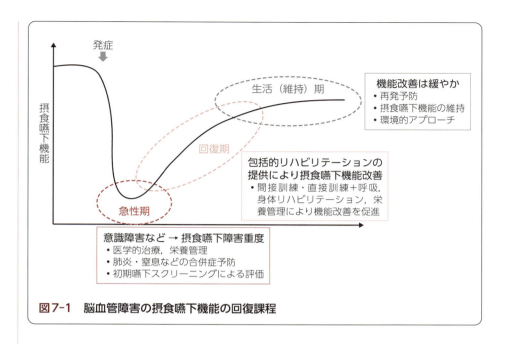

図7-1　脳血管障害の摂食嚥下機能の回復課程

　疾患が脳出血でも脳梗塞でも「脳のどの部分が損傷されているか（病巣）」が重要で，障害部位により分類すると理解しやすい．主な病態としては偽性球麻痺と球麻痺に分けられる．

1 偽性球麻痺

(1) 病巣
　両側の上位運動ニューロン損傷により起こる．多発性脳梗塞や一側性病変の既往に加えて数年後に反対側の病変で再発し偽性球麻痺を生じるなどのケースもあり，臨床的に頻度の高い病態である．

(2) 摂食嚥下障害
　口腔機能の障害が著明で，口唇や下顎，舌の可動域制限や筋力低下，感覚低下がみられる．口腔準備期には食塊形成不良，口腔期には咽頭への移送障害が起こり，嚥下反射が起こりにくい（嚥下反射惹起遅延）ため，食塊の移送と嚥下反射のタイミングのずれによる誤嚥がみられる[3]．また，痙性構音障害を合併することが多い．摂食嚥下障害は，病変部位によって3つの型に分けられる[4]（図7-2）．

①皮質・皮質下型
　咽頭期の摂食嚥下障害は軽度であっても，意識障害の他，失語症や発語失行，その他の高次脳機能障害（失行，失認，前頭葉症状，認知機能症状など）を伴うことが多い（表7-1）．顔面筋などでは随意運動は難しいが，感情失禁に伴い大きく開口して笑うなどの解離がみられる（強制泣きや強制笑い）．

②内包・基底核病変型
　内包の小さな病変（両側），両側脳内出血後などのように線条体や視床を含んだ病変で起こり，脳血管性パーキンソン症候群の症状を呈することが多い．嚥下に関しても咀嚼，舌の運動の速度に低下がみられる．

1. 脳血管障害に伴う摂食嚥下障害

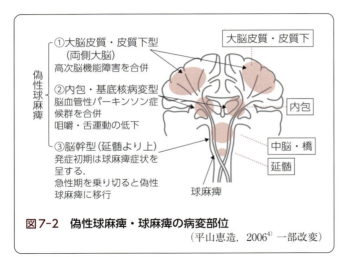

図7-2 偽性球麻痺・球麻痺の病変部位
（平山恵造, 2006[4] 一部改変）

表7-1 偽性球麻痺で問題となる高次脳機能障害

注意障害	集中できず注意が守れない，持続しない．早食い，口腔内溜め込み，同じものばかり食べる（保続）.
学習障害	訓練効果が乏しい.
認知障害	訓練の必要性を理解できない.
失語	注意点・指導内容が理解できない.
失行	食器や食具の使い方がわからない．使えない．食べる順番がわからない.
失認	食事の片側半分を残す.

表7-2 偽性球麻痺と球麻痺の違い

	偽性球麻痺	球麻痺
病巣	大脳皮質-内包-中脳・橋 （延髄より上位の両側運動ニューロン）	延髄：疑核，孤束核，CPG （嚥下中枢）
主な原因	多発性脳血管障害	ワレンベルグ症候群
摂食嚥下障害の原因	嚥下指令と運動の協調障害 筋力低下など二次的障害	嚥下中枢の障害
摂食嚥下障害の特徴	口腔準備期～口腔期の障害 舌運動障害，協調運動障害 （咀嚼障害，口腔内残留） 嚥下反射惹起遅延：特に液体で目立つ.	嚥下反射の障害 咽頭収縮低下（左右差あり） 食道入口部開大不全 嚥下反射の消失～惹起不全
嚥下反射 　パターン 　喉頭挙上 　左右差	誘発されにくい． 　正常 　十分（挙上時間は延長） 　なし	起こらないか，弱い． 　異常 　不十分 　あり（咽喉頭の動き，咽頭通過）
構音障害	痙性，努力性 下顎反射の亢進	弛緩性，開鼻声，舌の萎縮 線維束攣縮　声門閉鎖不全
高次脳機能	あり（多彩な症状）	なし
唾液	流涎，唾液でむせる.	常時ティッシュに吐き出す.
感覚障害	なし	減弱～脱出

（藤島一郎監修, 2012[6] 一部改変）

③脳幹型

延髄より上の中脳や橋の出血や梗塞で起こる．小さい病変でも強い偽性球麻痺が純粋にみられることがある．大きい病変では眼球運動障害や眼振，失調症，四肢麻痺などを伴い，失調性構音障害を呈する場合もある．

2 球麻痺

(1) 病巣

延髄の嚥下中枢の損傷で起こる．発症率は全脳梗塞の2.1％と少なく，臨床で遭遇する機会も少ない．

> **つながる知識**
> 【一側性大脳病変による摂食嚥下障害】
> 一側性病変でも摂食嚥下障害はみられることがあり偽性球麻痺を呈し，多くは一過性で，軽度である[5]．病巣は内包，基底核，島などで報告がある．急性期は意識障害がみられ，diaschisis（対側の血流/機能低下）などが原因とされる．

(2) 摂食嚥下障害

①咽喉頭運動の左右差，②嚥下反射の消失，③食道入口部の開大不全が挙げられ，要素的な障害がみられるのが特徴である．重度の場合は唾液の嚥下がより困難となる．構音障害は軽度なことが多いが，一側性の咽喉頭の感覚低下や，声帯麻痺による気息性嗄声が生じる．偽性球麻痺との違いを表7-2に示す．

2. 摂食嚥下障害に対するアプローチ全体の流れ (図7-3)

急性期は脳病変の脳浮腫や拡大など症状が変動するため，病態を踏まえたうえで，頻回にアセスメントを行う．脳幹病変ではめまいや嘔吐などがみられるため注意が必要である．介入のタイミングについては，意識が覚醒し（JCS 1桁），バイタルサインが安定してから評価を行う．経口摂取開始基準について表7-3に示す[7]．

1 診察・評価のポイント

脳血管障害では先行期障害をきたすため，神経学的評価が必要である．

意識レベル，知能，認知機能や失語症，構音障害などのコミュニケーション能力，失行，失認などの高次脳機能障害について評価する．

- 構音障害については，特に開鼻声や嗄声，咽頭残留音や唾液の空嚥下が可能かどうかをみる．咳嗽や呼吸機能，姿勢や体幹の機能障害についても嚥下機能や肺炎発症にかかわる．
- 意識障害，低栄養，高齢者，ADL低下，口腔内汚染，多剤内服の患者は誤嚥の危険性があるため注意する．

嚥下の各期での観察項目を表7-4にまとめた．

> **つながる知識**
> 【MASA】
> MASA (The Mann Assessment of Swallowing Ability) は，2002年に米国の Giselle Mann によって開発された評価法で，脳卒中急性期患者の嚥下障害と誤嚥を効率よく鑑別するものである．MASAには言語聴覚士以外の職種でも評価できるよう項目を減らした簡易版があり，項目も12項目と，使いやすくなっている．
> 日本語に訳されたMASA日本語版（J-MASA）を利用できる．

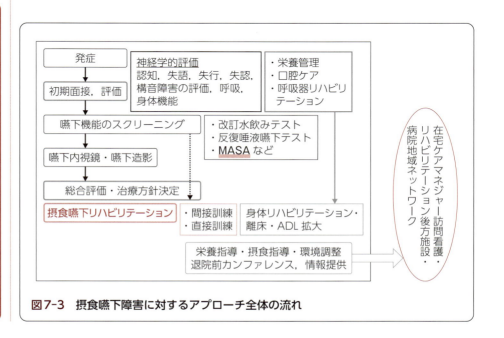

図7-3 摂食嚥下障害に対するアプローチ全体の流れ

表7-3　経口摂取開始基準
1. 意識障害がJapan Coma Scaleで1桁であること 2. 全身状態が安定していること 3. 脳血管病変の進行がないこと 4. 改訂水飲みテストで嚥下反射を認めること 5. 十分な咳ができること 6. 著しい舌運動・喉頭運動の低下がないこと 7. 口腔内が清潔で湿潤していること

（本多知行，2000[7] 一部改変）

表7-4　観察項目
①先行期 ・意識レベルと高次脳機能障害（JCS1桁，GSC4以上であるか，言語理解や認知機能，口腔失行，嚥下失行の有無） ・口に食物を搬送する機能（四肢の麻痺，巧緻運動障害，失調症状）➡自助具の選択 ・姿勢保持機能　体幹の機能障害，失調症状（自力摂取能力の有無）➡姿勢保持，車椅子の選定 **②準備期・口腔期** ・口腔機能の観察（食物残渣，口腔内汚染の有無，開口，閉鎖，咀嚼機能，歯の欠損の有無，舌の運動や萎縮の有無，軟口蓋の動き） **③咽頭期** ・咽頭反射の有無，絞扼反射，嚥下反射，カーテン徴候，気息性嗄声

2 留意点

　経口摂取がすぐには難しい場合は，代替栄養法について検討し，低栄養や脱水をきたさないようにする．

3. 評価

1 嚥下機能のスクリーニングによる評価

　疾患や病歴，観察などの情報をもとに，病態を想定しながら実施するとよい．評価ツールとしては，簡便な質問紙，反復唾液嚥下テスト（RSST），改訂水飲みテスト（MWST），実際の食品で評価するフードテスト，多角的に嚥下を評価できるMASA日本語版（J-MASA）[8,9] などがある．

　J-MASAは急性期脳卒中の評価のために開発されたツールで，24項目について「確実」「可能性が高い」「おそらくある」「可能性が低い」の4段階で評価し，得点から摂食嚥下障害，誤嚥の重症度を判定できる（**表7-5**）．**図7-4**は実際の症例で評価したグラフである．どこに問題があるか，訓練開始前後の数値から視覚的に改善度を確認することができる．スクリーニングで誤嚥が疑われ，精査が必要な場合には専門的検査を実施する．

2 嚥下内視鏡検査（VE）

　急性期は移動できないことも多いが，VEはベッドサイドでも実施可能である．

　偽性球麻痺では嚥下反射が惹起したときにホワイトアウトするが，重度の球麻痺ではホワイトアウトしない．また，球麻痺では咽頭後壁が健側に引かれるカーテン徴候が観察される．

　経鼻経管栄養の患者では，経鼻チューブが咽頭で交差していないか，嚥下時に喉頭蓋の反転を阻害していないかどうかを確認する．もし，交差や阻害が確認できた場合には，いったん抜いて鼻孔と同側の咽頭に入れ直すか，細いチューブに変更する．

表7-5　MASA日本語版（J-MASA）

1	意識レベル	9	唾液	17	食物クリアランス
2	協力	10	口唇閉鎖	18	口腔通過時間
3	聴覚理解	11	舌の動き	19	咳反射
4	呼吸状態	12	舌の筋力	20	随意的な咳
5	呼吸と嚥下の関係	13	舌の協調性	21	声
6	失語	14	口腔準備	22	気管切開
7	発語失行	15	咽頭反射	23	咽頭相
8	構音障害	16	口蓋	24	咽頭の反応

1-8：全身評価　9-14：口腔準備　15-18：口腔期　19-24：咽頭期

重症度	MASAスコア嚥下障害	MASAスコア誤嚥
異常なし	≦178-200	≦170-200
軽度	≦168-177	≦149-169
中等度	≦139-167	≦148
重度	≦138	≦140

嚥下障害と重症度のカットオフ値（200点満点）

（藤島一郎監訳，2014[9)]）

症例：30代，女性，小脳出血

		初回（148病日）	再評価（301病日）
J-MASA		103	174
J-MASA重症度	嚥下障害	重度	軽度
	誤嚥	重度	異常なし
VF		誤嚥（+） 咽頭残留（−）	誤嚥（−） 咽頭残留（−）
Gr		2	8
FIM		23点 ［運動14　認知9］	40点 ［運動30　認知10］

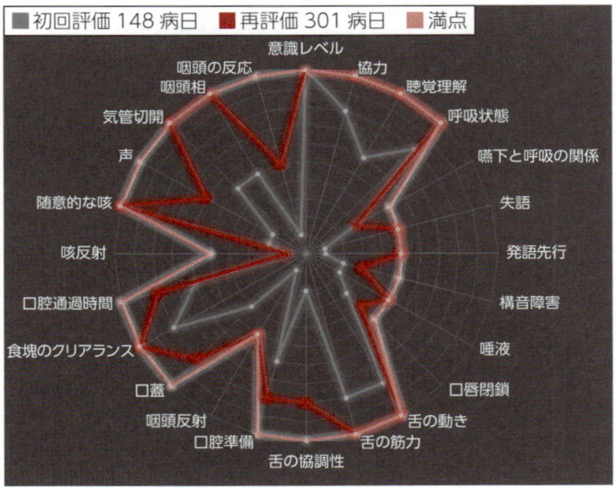

図7-4　J-MASA初回/再評価の入力例

3 嚥下造影検査（VF）

嚥下の一連の動きを評価することで口腔期，咽頭期，食道期までの摂食嚥下障害の病態把握が可能となる．軽度であれば，床面から60°のリクライニング位～座位で評価するが，絶食や意識障害が遷延したケースでは，最初は床面から30°のリクライニング位より開始し，誤嚥がなければ段階的に角度を上げる．

診断的評価として，誤嚥や残留の有無や摂食嚥下障害のタイプ，症状や程度がわかる．また，治療的評価として，有効な訓練手技や代償的方法を模索し，訓練プログラムの立案や治療方針の決定に役立つ．

特に，咽頭期の障害が強い球麻痺では，咽頭通過に左右差が生じるため，正面画

像で食塊の通過優位側を確認する．また，食道入口部の通過障害があり頸部回旋や頸部突出法などの代償的方法で咽頭残留を除去できない場合は，バルーン法を実施し適応を判断する．

◾️4 総合評価

専門的評価を実施後，病態や摂食嚥下障害の重症度（**表7-5**参照）などから今後の訓練プログラムや治療方針を決定する（**図7-3**参照）．定期的にカンファレンスを行い，訓練の進捗状況や課題を検討し，必要に応じてゴール[10]や訓練期間について見直しや修正を行う．

4. リハビリテーション

摂食嚥下訓練には，食物を用いない<u>間接訓練</u>と食物を用いる<u>直接訓練</u>がある．間接訓練は誤嚥や肺炎のリスクはないため実施しやすいが，必要性や適応を吟味し，どこにアプローチしているのか，その反応や効果を経時的に比較し，確かめながら実施することが重要である．

◾️1 間接訓練

(1) 特徴と留意点

誤嚥のリスクがないため早期から実施可能であるが，急性期の患者は活動量も少なく易疲労性や耐久性の低下があるため，課題の内容や負荷量の設定に注意する．機能の改善に合わせて強度や回数を増やしていくとともに，自主練習へと拡大すると頻度の増加につながり効果的である．

偽性球麻痺では口腔機能障害や嚥下反射惹起遅延がみられるため，口腔の嚥下関連筋の筋力強化や嚥下反射惹起を促す訓練を行う．球麻痺では咽頭期の嚥下障害が強いため，嚥下誘発手技に加えて，咽頭収縮の改善や食道入口部へのアプローチを行う（具体的な手技・手法については**⇒第6章88〜108頁**）．

機器を用いる訓練は，視覚的にフィードバックしながらトレーニングすることで目標が可視化され目的的に運動を引き出すことができる．**図7-5**は，表面筋電位バイオフィードバックにより，嚥下おでこ体操でターゲットの筋が正しく筋収縮しているか確認している様子である．

(2) 間接訓練に主に使用される手技

①嚥下反射の誘発

末梢からの感覚刺激により随意的な嚥下運動を誘発する手技でいくつか方法がある．のどのアイスマッサージは，嚥下反射の惹起性を安全に確かめられるため，初期評価でも用いやすい．惹起不良のときは偽性球麻痺に有効とされるK-point刺激[11]を追加する．また，偽性球麻痺の患者では食べ始めのむせが多いため，食前に実施するとよい．

②嚥下関連筋の筋力訓練

口唇，下顎，舌や舌骨上筋群など摂食嚥下にかかわる器官の筋力低下に対して，器具や徒手的に抵抗を加え，筋力強化や可動域拡大，協調性の向上を図る．治療計

ここが重要

【間接訓練と直接訓練】
嚥下訓練の分類の一つで食物を用いるか用いないかで分けてはいるが，訓練手技の中でも嚥下反射の誘発手技は間接訓練としても直接訓練としても用いることができる．

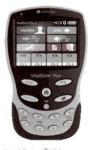
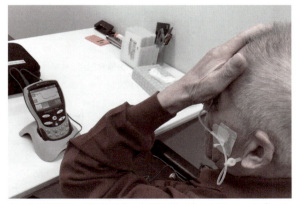

a：VitalStim® Plus
バイタルスティムプラス

b：電気刺激と表面筋電位（sEMG）バイオフィードバックが同時に行える．ターゲットの筋が収縮しているかを確認する．

図7-5　電気療法と表面筋電位バイオフィードバックの同時利用

画などを定めた実施計画書や実施方法によって負荷量を調整し，障害の部位や程度に応じて優先度を決めて効率的に訓練する．

③前舌保持嚥下

挺舌した舌を上下の切歯で軽く保持したまま空嚥下する[12]．咽頭後壁の収縮が改善するとされる．嚥下反射が惹起されにくい患者では水分を含ませた綿棒などで口腔内を湿潤させてから実施するとよい．

④頭部挙上訓練（シャキア法）

仰臥位で肩をつけたまま頭部を挙上する[13]．持続的に反復挙上を行うことで舌骨上筋群を強化し，輪状咽頭筋を開きやすくする．座位でも実施できる変法もあり，ベッド上でも端座位でも行えるため導入しやすい．高齢者の場合は，原法では負荷が強いため導入時はバイタルサインを確認しながら実施する．

⑤バルーン訓練

食道入口部の開大不全がある患者にバルーンカテーテルを用いて輪状咽頭筋部の狭窄部を機械的に拡張することで咽頭通過を改善する[14]．絞扼反射が強い場合は鼻から挿入して実施することも可能である．迷走神経反射によるショックなどのリスクがあるため医師の指示のもとで実施する．

2 直接訓練

嚥下は随意運動と不随意運動が組合された複雑な一連動作であり，嚥下のどの期が障害されても摂食嚥下障害が起こる．病態に合わせた姿勢や食物形態，嚥下方法などを工夫し，誤嚥や残留を回避しながら実施することで安全な嚥下が可能となる．それを反復することで，徐々に工夫を減らしても誤嚥せず摂食可能となり，常食に近づけることを目指す．

図7-6は直接訓練の難易度の設定の例である．姿勢や食品形態などを段階的に上げる際に，摂食場面での観察項目に着目しながら「摂食時間が30分以内で7割以上

項目	重度　⇔　軽度
姿勢（リクライニング位）	床面から30° ➡ 45° ➡ 60° ➡ 90°
姿勢（体幹の向き）	体幹斜頸＋頸部回旋a➡頬杖位b➡頸部回旋c➡座位
食物形態	嚥下訓練食品 ➡ 嚥下調整食 1〜4
食事の回数 摂取量	1回➡1食➡2食➡3食 1品〜2品➡1/2割➡全量
一口量	3g ➡ 5g ➡ 10g↑
介助の有無	介助➡介助＋自力➡見守り➡自力

摂食時間が30分以内で7割以上が3食続いたとき条件変更

摂食場面での観察項目
・発熱
・呼吸状態
・呼吸音
・腹部写真
・排痰量
・咳
・患者の訴え
・食事時間

摂取量が不足している場合の対応
・摂取量に合わせて補助栄養の併用
・おやつでカロリーを補う
・適宜飲水，氷なめで水分補給

症状に合わせて代償的手段や嚥下手技を加える．
回復過程で改善すれば手技は減らす．

嚥下誘発手技：K-point刺激，嚥下反射促通手技
残留除去法：交互嚥下，複数回嚥下
誤嚥防止手技：息こらえ嚥下，強い息こらえ嚥下
咽頭残留を減らす：努力嚥下（effortful swallow）
咽頭通過を促進：メンデルソン手技

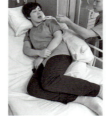 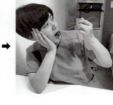 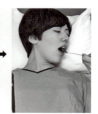

a：体幹斜頸＋頸部回旋　　b：頬杖位　　c：頸部回旋

図7-6　直接訓練の難易度の設定の例

が3食続いたとき条件変更する」という基準をクリアできるか，看護師や栄養士などの他職種と判断を共有したり検討したりすることができる．

①姿勢
　床面に対して体幹の角度を調整することで，食塊を送り込みやすくし，誤嚥を防ぐ方法である．

・**偽性球麻痺**：送り込みだけでなく食塊の口唇での取り込みや口腔内保持の障害もみられることがあるため，リクライニング位の導入は有効である．角度は，誤嚥の有無や送り込み障害の程度から判断する．重症例では床面から30°の角度から開始し，改善に合わせて徐々に45°，60°と変更する．

・**球麻痺**：咽頭期の嚥下障害により誤嚥がみられる場合は床面から30°より評価する．加えて一側性の咽喉頭麻痺による咽頭通過側に左右差がみられる場合は，通過のよい側を下にした体幹斜頸＋頸部回旋（図7-6a）の姿勢が有効である．回復の過程で角度を上げ，体幹の傾斜が不要となったら，頬杖位，頸部回旋（非通過側へ）へ適宜変更する．

②食物の形態
　直接訓練で摂食条件という形で設定された難易度を，機能回復に合わせて上げていき，最終目標に近づける方法を段階的摂食訓練という．

・**偽性球麻痺**：口腔内処理が障害され，咽頭への食塊移送についてもばらばらと流れ込むため誤嚥につながりやすい．ゼリーなど付着性がなくまとまりのよい食品を用いることで残留や誤嚥を軽減できる．ゼラチンゼリーでは口腔や咽頭に停滞して溶けてしまう場合は，市販の訓練用ゼリーを使用するとよい．

・球麻痺：口腔期の障害は比較的軽度でも，嚥下反射の惹起不全や咽頭収縮低下により咽頭残留が著明で，嚥下中〜嚥下後の誤嚥につながりやすい．咽頭嚥下圧が低いことが影響していると考えられるが，訓練初期は，付着性の少ないゼリーを用いるほうがよい．

摂食嚥下障害の改善に合わせて，食物形態を変更するが，嚥下食は低栄養や脱水になるため，特に経管栄養から経口摂取へと移行する際には，身体リハビリテーションや活動量を考慮し，蛋白質などの栄養を付加したゼリーを提供する，飲水を勧めるなどの配慮が必要である．

③嚥下方法

代償的手段に加えて，症状に合わせて以下の手技を用いる．

嚥下誘発手技としては，K-point刺激，嚥下反射促通手技がある．嚥下反射がなかなか惹起されないときに用いる．残留除去法としては，交互嚥下，複数回嚥下がある．嚥下反射の惹起性が低下していることが多いため，複数回嚥下が難しいことが多い．適宜，嚥下誘発手技を用いるとよい．誤嚥防止手技として，息こらえ嚥下，強い息こらえ嚥下があるが，認知が保たれており，指示に従える必要がある．その他，咽頭残留を減らす努力嚥下（effortful swallow）や，咽頭通過を促進するメンデルソン手技についても適応の有無を判断し実施する．

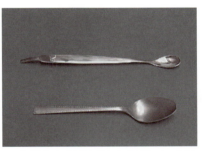

a：先が小さく厚みのないスプーン（上）と普通サイズのスプーン（下）

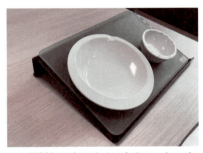

b：傾斜台の上にすべり止めマット，すべりにくい皿

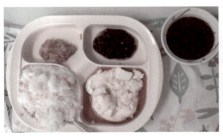

c：四つ切り皿

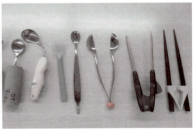

d：持ちやすく工夫されたスプーンなどの食具

図7-7 摂食時の自助具に用いる食器や食具
a：上は，口腔内に取り込みやすい．奥舌に落とし込み，K-pointを刺激しやすい．自力摂取時，一口量を減らしたいときに使用する．ペーシングに問題がある場合にも使用できる．
b：リクライニング位で自力摂取を行う際，お膳が見やすくなる．すべりにくい皿を使用する．
c：半側空間無視のある患者や注意障害により食事を残す患者に使用する．
d：手指の把持力の低下や，リーチの弱さなど上肢機能の問題に応じて選択する．

④食具の工夫

　食具とは，食事の際に用いるスプーンや箸，食器や皿などの容器を指し，摂食時の介助や自力摂取を円滑に進めるうえで重要なツールである．患者の障害に応じて残存機能を活用し，困難な動作を補える食具を選択する．自助具の例を**図 7-7** に示す．

5. 報告書

　以下は，回復期病院で 3 か月入院訓練を行ったのち，自宅退院することになった脳血管障害後の中等度摂食嚥下障害の患者について，その後在宅フォローを担当することになった訪問リハビリステーションの言語聴覚士に宛てた報告書の記載例である．開始時の初期評価や訓練経過について，客観的評価（RSST，MWST など）や VF 所見を記載することで，新しい担当者が病態を理解し配慮することができるように記載する．

ご報告

○○病院　リハビリテーション部　言語聴覚士　○○先生

○△リハビリテーション病院
リハビリテーション部　言語聴覚士　○○○○

平素より大変お世話になっております．
○○　○○様（68 歳，男性）につきまして，当院での経過をご報告申し上げます．
診断名：脳梗塞再発（左放線冠ラクナ梗塞）
既往歴：右視床出血，左被殻出血
障害名：運動障害性構音障害，摂食嚥下障害，右半身不全麻痺
現病歴：X 日，起床後，家人の介助でトイレに向かったところで構音障害，右半身の脱力あり．近医に救急搬送され，脳 MRI 画像で左放線冠に新規梗塞を認めた．急性期病院にて保存的治療を受けたが構音障害と摂食嚥下障害が残存し，経鼻経管栄養にて第 17 病日にリハビリ目的で転入院となった．

【言語聴覚療法初期評価（発症第 17 病日）】
　言語聴覚士初回介入時，意識は清明（JCS Ⅰ-1）で礼節も保たれていた．構音障害は重度で発語は困難だが，指差しや首振りによる Yes-No 反応での意思表出は可能で，言語理解は良好であった．
・痙性構音障害（重度）：最長発声持続時間（MPT）：3 秒（開鼻声著明，声量低下，努力性嗄声，無力性嗄声あり）．口唇閉鎖不良で流涎あり．舌は萎縮や偏位もなく，嚥下時に下顎運動に伴い若干の上下運動はあるものの，随意的な運動は困難であった．下顎の挙上制限があり，開口位も 1.5 横指と低下，軟口蓋の挙上不全あり，絞扼反射減弱，強制泣き笑いを認めた．感覚障害は認めなかった．開鼻声著明，会話明瞭度 5（全く了解不能）．
・摂食嚥下障害：ベッドサイド評価では，RSST は 1 回，MWST では 1 cc より開始し 3 cc で早期流入によるむせを生じた（3 点）．嚥下反射惹起遅延を認め，喉頭挙上にも制限がみられ，重度の摂食嚥下障害が疑われた．歯の欠損はなし．吸引はほとんど実施していないが，日中，ときどき湿性咳嗽があ

り，唾液によるむせがみられた．

【初回嚥下造影検査（〇年〇月〇日，第20病日）】
　長期絶食であったことと，初期評価で重度の摂食嚥下障害を呈していたことから，評価時の姿勢は床面から30°アップ，検査食はゼリー，とろみ付き水分（濃い，中間，薄い）を用いた．
口腔準備期〜口腔期：口唇による取り込みは困難で，食塊移送も難しく，奥舌に食塊を置き，重力を利用した．
咽頭期：嚥下反射惹起遅延あり，送り込みから3〜4秒して嚥下反射惹起あり．嚥下反射が惹起されればゼリーは誤嚥や咽頭残留もなく嚥下可能．濃い，中間のとろみは喉頭蓋谷に残留を認めるが誤嚥なし．複数回嚥下は困難で，ゼリーの交互嚥下により残留除去は可能．薄いとろみでは嚥下反射前にとろみ水分が咽頭に流入し，嚥下中の誤嚥があった．むせの遅れがみられた（喉頭侵入・誤嚥の重症度スケール：7）．
食道期：異常所見なし．
　以上より，口腔準備期〜口腔期に顕著な障害を認めるものの，咽頭期は比較的保たれている重度の偽性球麻痺による摂食嚥下障害と考えられた（藤島のグレード3）．間接訓練とともに，少量のゼリーから直接訓練を開始可能と判断した．

【訓練方針ならびに訓練プログラム】
①間接訓練：口唇，顎，舌の可動域拡大，呼吸や咳嗽力の向上，咽喉頭感覚の向上を目的に，頸部・肩のリラクゼーション，呼吸・発声訓練，口唇や下顎，舌のストレッチ，抵抗運動，のどのアイスマッサージを実施．
②直接訓練：安全条件での摂食訓練を開始し，段階的摂食訓練によりミキサー食3食経口摂取を目指す．口腔機能の改善に応じて，必要であれば歯科に舌接触補助床の作製を依頼する．
③その他：口腔衛生の改善は歯科衛生士，体幹保持，胸郭の可動性，咳嗽力向上はPT，ADL動作拡大による自力摂取に向けた上肢機能や自助具の検討はOTの協力を得て実施した．
訓練経過：開始時はのどのアイスマッサージ後の空嚥下は10回に3回程度しか惹起せず，K-point刺激を用いながら実施．ゼリーの摂食訓練はスライス型ゼリー丸飲み法で，ゼリーを奥舌に置き，口唇閉鎖を徒手的に下顎介助しながら行った．口唇閉鎖は弱いものの取り込み後こぼれ出ることはなく，嚥下反射惹起も円滑になり，第40病日には口唇での取り込みが弱いながらも可能となり，ゼリー食を30分かけて1食摂取可能となった．構音障害は重度で発語は困難だが，随意的な発声や顎，舌運動（挺舌にて口唇端まで）がみられるようになった．ブローイングやハフィングによる咳嗽訓練も追加し，意思疎通は筆談により行った．
【2回目VF（〇年〇月〇日，第50病日）】
　食塊形成，送り込みの障害は初回より改善がみられ，嚥下反射惹起の遅延は認められるものの，ゼリー〜薄いとろみまで誤嚥はなく，体幹角度は床面から45°まで可能であった．液体では3ccで嚥下反射惹起前の咽頭流入と嚥下反射惹起遅延による誤嚥があり，むせもみられた（喉頭侵入・誤嚥の重症度スケール：6）．
　以上の結果により，ミキサー食1食より食事を開始し，食事介助器を用いて部分的に自力摂取も開始した．
現在の状況：最長発声持続時間（MPT）：6秒，声量低下や開鼻声による共鳴異常は残存．母音様での限られた発語はある（会話明瞭度4.5）が実用性は乏しく筆談が主．嚥下については段階的に条件アッ

プし経管栄養は不要となり，3食自力摂取で経口摂取可能だが，口腔期の障害は残存しミキサー食（学会嚥下調整食分類：コード3），全粥で薄いとろみが必要．RSST は2回，MWST は3点（薄いとろみを使用し，2点）．

　経過中，発熱や肺炎の徴候はありません．今後，適宜症状の改善に合わせて座位や食物形態の拡大についてご検討いただければ幸いです．
　ご家族，ケアマネジャー，デイサービスのスタッフには，退院前のカンファレンスで状況をご説明し，見学ならびに栄養指導にも参加していただきました．配偶者ははじめての介護に不安もあると口にされています．ご指導ならびに精神的なサポートも含めよろしくお願いいたします．何かご不明な点があれば，いつでもお問い合わせください．

文献
1) 脳卒中合同ガイドライン委員会編：脳卒中ガイドライン．pp16-17，303-305，協和企画，2015.
2) Smithard DG, et al.：The natural history of dysphagia following a stroke. *Dysphagia*, **12**(4)：188-193, 1997.
3) Ertekin C, et al.：Mechanisms of dysphagia in suprabul-bar palsy with lacunar infarct. *Stroke*, **31**：1370-1376, 2000.
4) 平山恵造：偽性球麻痺，神経症候学，第2版．pp776-785，文光堂，2006.
5) Hamdy S, et al.：Organization and reorganization of human swallowing motor cortex：implications for recovery after stroke. *Clin Sci*（*Lond*），**99**(2)：151-157, 2000.
6) 藤島一郎監修，片桐伯真・北住映二・他編：疾患別に診る嚥下障害．医歯薬出版，2012.
7) 本多知行：急性発症の摂食・嚥下障害．医師・歯科医師のための摂食・嚥下障害ハンドブック（本多知行・溝尻源太郎編）．pp42-46，医歯薬出版，2000.
8) Mann G：The Mann Assesment of Swallowing Ability. Delmar Cengage Learning, New York, 2002.
9) 藤島一郎監訳：MASA 日本語版 嚥下障害アセスメント．医歯薬出版，2014.
10) Kunieda K, et al.：Reliability and validity of a tool to measure the severity of dysphagia：the Food Intake LEVEL Scale. *J Pain Symptom Manage*, **46**：201-206, 2013.
11) Kojima C, et al.：Jaw opening and swallow triggering method for bilateral-brain-damaged patients, K-point stimulation. *Dysphagia*, **17**：273-277, 2002.
12) Fujiu M, Logemann JA：Effect of a tongue-holding maneuver on posterior pharyngeal wall movement during deglutition. *Am J Speech-Lang Pathol*, **5**：23-30, 1996.
13) Shaker R, et al.：Augmentation of deglutitive upper esophageal sphincter opening in the elderly by exercise. *Am J Physiol*, **272**（Gastrointest Liver Physiol 35）：G1518-G1522, 1997.
14) 北條京子・他：輪状咽頭嚥下障害に対するバルーンカテーテル訓練法—4種類のバルーン法と臨床成績．日摂食嚥下リハ会誌，**1**：45-56，1997.

（北條京子）

2. 神経筋疾患に伴う摂食嚥下障害

1. 障害部位別の基礎知識

　神経筋疾患の摂食嚥下障害を理解するためには，神経筋疾患を障害部位別に理解し，病態を整理し（**図7-8**），そのうえで病態に対応した摂食嚥下障害の主な病因と症状を理解することが重要である（**表7-6**）．

1 中枢神経障害

　中枢神経（脳と脊髄）の異常によって運動障害を発症する．**病態は障害を受ける神経や部位によって決定づけられる**．中枢神経疾患は病状が進行すると，複数の神経に影響が波及することで偽性球麻痺や球麻痺の症状が複合的に出現する．また，

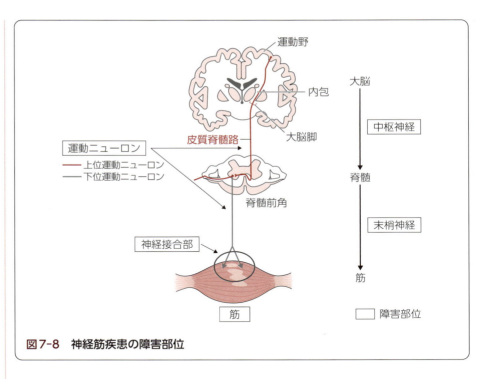

図7-8 神経筋疾患の障害部位

表7-6 摂食嚥下障害を合併する主な神経筋疾患の概要

障害部位	疾患名	摂食嚥下障害の主病因	進行のタイプ[1]
中枢神経	パーキンソン病（PD）	錐体外路症状	緩徐に進行する.
	進行性核上性麻痺（PSP）	パーキンソニズム，認知機能低下	
	多系統萎縮症（MSA）	パーキンソニズム，小脳運動障害，自律神経障害	
	多発性硬化症（MS）	神経経路の障害	症状が変動する.
運動ニューロン	筋萎縮性側索硬化症（ALS）	筋萎縮，筋力低下	急速に進行する.
末梢神経	ギラン・バレー症候群（GBS）	運動麻痺に伴う筋力低下	急速に進行し徐々に回復する.
筋	筋ジストロフィー（PMD）	筋萎縮，筋力低下	緩徐に進行する.
	多発性筋炎（PM）皮膚筋炎（DM）	筋力低下	急速に進行し徐々に回復する.
筋（神経接合部）	重症筋無力症（MG）	筋力低下	症状が変動する.

> **つながる知識**
> 【ジストロフィーの病型】
> 代表的な病型としては，デュシェンヌ型筋ジストロフィー，福山型先天性筋ジストロフィー，筋強直性ジストロフィー，顔面肩甲上腕型筋ジストロフィー，眼咽頭筋型筋ジストロフィーなどがある.

症状が緩徐に進行する場合には，加齢や廃用性の機能低下など様々な要因が影響する．

2 運動ニューロン障害

随意運動は大脳皮質からの情報が，脊髄の神経線維（**上位運動ニューロン**）を経て，**脊髄前角細胞**へと伝達される．脊髄前角細胞で中継された情報は神経線維（**下位運動ニューロン**）を介して手足などの筋へ情報が伝達されると運動が遂行される．

上位，下位の両方の運動ニューロンの障害が筋萎縮性側索硬化症（ALS），上位運動ニューロンの障害が原発性側索硬化症（PLS），下位運動ニューロンの障害が脊髄性筋萎縮症（SMA）である．

３ 末梢神経障害

末梢神経は体性神経系（感覚神経，運動神経からなる）と自律神経系（交感神経，副交感神経からなる）に分けられる．末梢神経障害はこれらの神経系が障害される疾患の総称であり，ニューロパチーとも呼ばれる．症状は，障害を受ける神経系によって決まる．摂食嚥下障害においては，三叉神経，顔面神経，舌咽神経，迷走神経，舌神経の運動麻痺が影響する．

４ 筋の障害

筋の障害（筋疾患）は，骨格筋の変性，壊死を主症状とし，**進行性の筋萎縮と筋力低下をきたす**疾患である．筋そのものに異常がある筋原性疾患と，神経接合部の機能障害によって神経伝達物質の伝達機能の障害により筋萎縮が生じる神経原性疾患に分かれ，筋疾患を総称してミオパチーと呼ぶ．筋疾患には遺伝性疾患も多く含まれる．

2. 摂食嚥下障害の基礎知識

１ 中枢神経障害の疾患

1. パーキンソン病（Parkinson's disease：PD）[2]

中脳黒質のドパミン神経細胞が進行性に障害されることで運動障害をきたす神経変性疾患である．運動症状の中核は錐体外路系の障害（振戦，筋強剛，無動，姿勢保持反射障害）である．非運動症状（**表7-7**）は運動症状の出現する前から発症し，運動症状よりも日常生活に及ぼす影響は大きい[3]．有病率は10万人あたり100〜150人である．40歳代以下の発症例を若年性パーキンソン病と呼ぶ．

（1）摂食嚥下障害の主な病因

錐体外路症状（振戦，筋強剛，無動）を主因とするが，嚥下反射遅延や嚥下運動の協調運動障害，嚥下筋の筋力低下などの**複合的な因子が影響する**[4,5]．

（2）摂食嚥下障害の特徴

摂食嚥下障害と Hoehn & Yahr の重症度分類が必ずしも相関するわけではない．ドパミン産生不足によって，サブスタンス P が減少するために嚥下反射や咳反射が

> **つながる知識**
>
> **【パーキンソン病治療薬による諸問題】**
> ウェアリング・オフ現象とは，パーキンソン病治療薬（L-dopa）の長期服用に伴う副作用で，薬効の持続時間が短くなり，症状が変動する．オン-オフ現象はスイッチを入れたり切ったりする様子に例えられるように，急激に症状が変動する．悪性症候群とは，L-dopaの急な中断，抗精神病薬の投与や脱水により高熱，自律神経症状や錐体外路症状が増悪し，意識障害が出現する状態で死亡リスクを伴う．

表7-7 パーキンソン病の非運動症状

自律神経症状	起立性低血圧，食事性低血圧，排尿障害，性機能障害，便秘，流涎，発汗障害
精神・認知・行動障害	気分障害（アパシー，鬱，不安，アンヘドニア），幻覚・妄想，行動障害，認知機能障害（遂行機能障害，注意障害，視空間認知障害，記憶障害）
睡眠障害	日中過眠，突発性睡眠，夜間不眠，レム睡眠行動障害，下肢静止不能症候群（むずむず脚症候群），睡眠時無呼吸
感覚障害	嗅覚障害，痛み

（日本神経学会監修，2011[2]，Barone P, et al, 2009[3]）

減弱することで**不顕性誤嚥**をきたしやすい[6]．咳嗽力が弱く，オフの状態ではさらに機能が低下するために誤嚥のリスクが増大する．自律神経障害による食事性低血圧は失神をきたすことで窒息のリスクとなる．姿勢異常により体幹が前傾になることで**頸部が伸展位**となる．中枢パターン発生器（central pattern generator：CPG）の障害により嚥下パターンが障害され，咽頭期の連続した嚥下運動が障害される[8]．

(3) 摂食嚥下障害の所見

①先行期
手指の振戦，無動により摂食動作が困難となる．

②準備期，口腔期
舌の運動障害（振戦，無動，筋力低下，協調運動障害）により食塊の送り込みが困難となる．顎の強剛（筋の協調運動障害が生じるため関節がスムーズに動作しない）により咀嚼力が低下する．

③咽頭期
嚥下反射が遅延する．嚥下器官の**協調運動障害**により嚥下動作のタイミングがずれる．舌骨上筋群の筋力低下により舌骨，喉頭挙上が不十分になり食道入口部の開大が制限される．

④食道期
蠕動運動が低下することで食塊停滞，胃食道逆流をきたす．

(4) 評価，訓練
摂食嚥下障害の問診として，全15問で構成されたSDQ-J（Japanese Version Swallowing Disturbance Questionnaire）がある[9]．リーシルバーマン法（Lee Silverman Voice Treatment：LSVT）によって口腔，咽頭機能が改善する[10]．舌運動，舌の抵抗訓練，声帯内転訓練，メンデルソン手技，頸部肩体幹の回旋運動が嚥下反射の遅延の改善に有効である[11]．呼吸に一定の負荷をかける**呼気筋トレーニング**（EMST）が咳嗽力を向上，喉頭侵入・誤嚥スコアを改善する[12]．メトロノームを用いた音リズム訓練が食塊の口腔通過時間を短縮させ，咽頭残留を軽減する[13]．

2. 進行性核上性麻痺（progressive supranuclear palsy：PSP）[14]

大脳基底核，小脳，橋，延髄の神経細胞が減少し，異常なリン酸化タウ蛋白が蓄積することで運動障害をきたす神経変性疾患である．病初期は大脳基底核の障害によるパーキンソニズムによって**易転倒**（転びやすい）や姿勢保持障害が特徴的である．病状が進行すると筋緊張亢進による**頸部後屈**が目立つようになる．その他にも**垂直性核上性眼球運動障害**（下方視ができない）や認知症が進行する．そして，球麻痺症状が強くなることで摂食嚥下障害，構音障害が増悪する．有病率は10万人あたり5～18人と推定され，好発年齢は60歳代で**男性**にやや多い．

(1) 摂食嚥下障害の主な病因
パーキンソニズムと認知機能低下を主因とする．症状進行により球麻痺が出現する．

(2) 摂食嚥下障害の特徴
疾患が進行すると多彩な摂食嚥下障害の症状が出現し，**球麻痺が出現することで重症化する**[15]．PDに比べて摂食嚥下障害の重症化の速度は速い．罹患期間と摂食

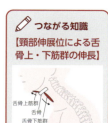

つながる知識
【頸部伸展位による舌骨上・下筋群の伸長】

頸部が伸展位になることで舌骨上筋群は伸長した状態となるため舌骨，喉頭の挙上を妨げ，食道入口部の開大不全を引き起こす[7]．

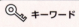

キーワード
【EMST】
expiratory muscle strength training

つながる知識
【パーキンソニズムの症状と治療】
パーキンソニズムはパーキンソン病に類似した運動症状を示す．PSP，MSAなどの変性疾患や，脳血管障害，正常圧水頭症，特定の薬剤の副作用として出現する．パーキンソン病治療薬による改善効果は乏しい．

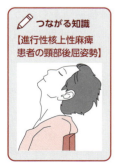

つながる知識
【進行性核上性麻痺患者の頸部後屈姿勢】

嚥下障害の重症度には関係がある[16]．認知症による**食物を飲み込まない，食べこぼ
す**などの問題をきたす[17]．頸部の筋強剛により食塊の咽頭への送り込みが困難とな
る．食塊の通過時間は口腔から咽頭まですべての相で延長する[16]．

(3) 摂食嚥下障害の所見

①先行期

認知機能低下により食事に集中できない，食事時間が延長する，食物を口に溜め
たまま止まる行為がみられる．

②準備期，口腔期

舌の運動障害と協調運動障害により食塊の形成不全や送り込み障害をきたす．

③咽頭期

軟口蓋の運動障害（挙上不全,協調性の障害）により鼻咽腔閉鎖不全をきたす．頸
部の後屈により食塊の早期流入が起こりやすい．嚥下反射は遅延する．頸部が後屈
位になることで，舌骨および喉頭の挙上量が制限を受ける．

(4) 評価，訓練

摂食嚥下障害は病初期から発症していることもあり，早期から評価を継続的に実
施する必要がある．訓練は，嚥下機能の廃用予防と，摂食嚥下障害の症状に合わせ
たリハビリテーションを実施する．

3. 多系統萎縮症 (multiple system atrophy：MSA)[18]

小脳失調，錐体外路症状，自律神経障害を特徴とする神経変性疾患である．パー
キンソニズムが先行するものを MSA-P，小脳運動失調が先行するものを MSA-C
と分類している．有病率は 10 万人あたり 7〜10 人で**男女差はない**．

(1) 摂食嚥下障害の主な病因

パーキンソニズム，小脳運動失調，自律神経障害の各系統の障害を主因とし，病
初期はどの系統の障害が進行しているかによって病態が異なる．

(2) 摂食嚥下障害の特徴

症状が進行するとパーキンソニズム，小脳運動失調，自律神経障害が重複して出
現するようになり摂食嚥下障害も重篤化する．摂食嚥下障害の発症までの期間は個
人差が大きく，摂食嚥下障害と罹患期間，身体症状と関連せず病初期から発症する
ことがある．食道蠕動運動が低下する．

(3) 摂食嚥下障害の所見[19]

①MSA-P の所見

病初期からパーキンソニズム（筋強剛，無動）による摂食嚥下障害をきたす．口
腔期では舌の**動作緩慢**，食塊の形成不良や送り込み障害を認める．**無動**が目立つ場
合は食塊の咽頭への早期流入による誤嚥がみられる．咽頭期障害は病初期から認め，
嚥下反射遅延，舌骨および喉頭の挙上量が減少することで食塊の咽頭残留が生じ
る[20]．MSA-C に比べて摂食嚥下障害が重度であることが多い．

②MSA-C の所見

小脳運動失調による嚥下動作のコントロールが不良となる[21]．口腔期では舌の協
調運動障害により，食塊の形成不全や食塊を咽頭へ意図したタイミングでの移送が
困難になる[21]．咽頭期障害は病初期には目立たないが，パーキンソニズムが重複す
るようになると嚥下動作が緩慢となり，嚥下反射が遅延し，喉頭挙上量が減少す

つながる知識
【多系統萎縮症】
以前は小脳失調を特
徴とするオリーブ橋
小脳変性症，パーキ
ンソニズムを特徴と
する線条体黒質変性
症，自律神経障害を
呈するシャイ・ド
レーガー症候群に分
類されていたが，神
経症状が重複するこ
とや，脳の病理学的
に共通した特徴が認
められることから
MSAと総称される
ようになった．

る[20]．

(4) 評価，訓練
摂食嚥下障害の発症時期は個人差がある．パーキンソニズムが強い症例では早期から嚥下評価が必要である．訓練は，嚥下機能の廃用予防と，摂食嚥下障害の症状に合わせたリハビリテーションを実施する．

4. 多発性硬化症（multiple sclerosis：MS）[22]
中枢神経や視神経の神経細胞の軸索を被う髄鞘が破壊されることで，神経伝達が障害される自己免疫疾患（自分の免疫が身体の組織を攻撃する疾患）である．病変が，時間的（症状の寛解と再発を繰り返す），空間的（複数の神経障害がある）に多発し，症状の寛解を繰り返すことを特徴とする．主たる症状は，視力障害，小脳失調，四肢麻痺，感覚障害，膀胱直腸障害などである．有病率は10万人に7.7人で女性に多い．

(1) 摂食嚥下障害の主な病因
嚥下運動にかかわる神経経路の障害を主因とする．

(2) 摂食嚥下障害の特徴
病巣によって偽性球麻痺，球麻痺などの症状を発症する．摂食嚥下障害の重症度は，病変の数や範囲，罹患期間，脳幹病変の有無に相関する．摂食嚥下障害のスクリーニングとしてDYMUS（dysphagia in multiple sclerosis）がある[23]．VFを用いた検討では，MSの総合障害度スケールEDSS（expanded disability status scale）のスコアが高い群（重症群）で嚥下反射の遅延，食塊の咽頭残留増加，食道入口部の開大不全を認めている[24]．

(3) 摂食嚥下障害の所見
疾患の障害部位によって偽性球麻痺，球麻痺，または両方の特徴をもった機能障害を発症する．

(4) 評価，訓練
脳血管障害と同様に障害部位を考慮して，評価，訓練を実施する．食道開大不全例に対してボツリヌス毒素注射療法の効果が報告されている[25]．

2 運動ニューロンの疾患

1. 筋萎縮性側索硬化症（amyotrophic lateral sclerosis：ALS）[26]
上・下位の両方の運動ニューロンが障害される進行性の神経変性疾患で，四肢麻痺，呼吸筋麻痺，球麻痺をきたす．初発部位は上下肢，口腔咽頭筋と様々であるが，最終的には四肢機能は全廃し，呼吸筋麻痺と重度の摂食嚥下障害を合併する．感覚機能，自律神経機能，外転筋機能は末期まで維持され，褥瘡も形成されにくい．15〜20％の患者に認知機能障害を認める．有病率は10万人あたり1.1〜2.5人で男性に多い[27, 28]．

(1) 摂食嚥下障害の主な病因
嚥下関連筋（口輪筋，舌筋，咀嚼筋，咽頭筋等）の筋萎縮と筋力低下を主因とする．

(2) 摂食嚥下障害の特徴
疾患の進行に伴って嚥下関連筋の運動障害も重篤化する．呼吸不全の進行に伴い

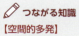

つながる知識
【空間的多発】

● 新しい脱髄病変
● 古い脱髄病変

病変が繰り返し現れる．

つながる知識
【ALSと認知症】
ALSの15〜20％に認知症状を認める．認知症は記憶障害よりも，人格変化，行動異常が中心で，前頭側頭型認知症に類似している．認知症状を合併した患者に，人工呼吸器や経管栄養の導入といった自己決定が必要な場面で，患者の意思をどのように尊重するかが課題となる．

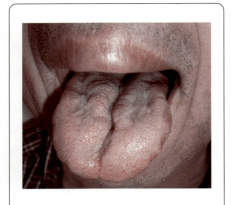

図7-9 ALS患者の舌の萎縮
筋萎縮により舌の表面に凹凸がみられる．

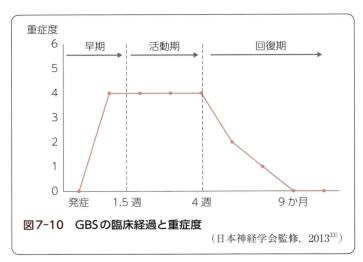

図7-10 GBSの臨床経過と重症度

（日本神経学会監修，2013[33]）

摂食嚥下障害も増悪する[29]．上下肢から発症するタイプに比べ，球麻痺例においては病状の進行が速い．誤嚥防止術は食物だけでなく喀痰の誤嚥予防でも実施される．誤嚥性肺炎，栄養障害は生命予後に影響する．

(3) 摂食嚥下障害の所見

①先行期

上肢の筋力低下によって摂食動作が困難となる．

②準備期，口腔期

開口，閉口が困難となる．舌筋の萎縮による運動障害によって食塊の送り込みが困難となる（図7-9）．舌の運動障害と咬合力の低下によって咀嚼力が低下する．鼻咽腔閉鎖不全のために食塊が鼻咽腔へ逆流する．

③咽頭期

舌骨上筋群の筋力低下によって，舌骨および喉頭挙上が減少することで食道入口部の開大が不十分または開大しなくなる．咽頭収縮筋の筋萎縮により咽頭腔が拡大する．鼻咽腔閉鎖不全と咽頭収縮力低下によって咽頭内圧が低下するために食塊が咽頭に残留する．

④食道期

末期まで保たれることが多い．

(4) 評価，訓練

ALSFRS-R（ALS functional rating scale）は，ALSの日常生活能力の評価に用いられ，嚥下機能に関連する3項目（言語・唾液分泌・嚥下）を含む全12項目で構成されており，摂食嚥下障害の発見に有効とされている[30]．筋力増強を目的とした過度な筋力訓練は状態悪化の原因となる．一方で，中等度の運動負荷は機能低下を予防するとの報告もある[26,31]．口腔周囲筋を中心としてストレッチや嚥下誘発部位へのアイスマッサージの有効性が報告されている[32]．

> **つながる知識**
>
> 【筋線維束性攣縮（fasciculation）】
> 筋線維束性攣縮は，筋が不随意に収縮する現象（筋がピクピクと動く）で，健常者にも見られるが，持続的かつ筋力低下や筋萎縮を伴う場合は病的なものを疑う．この現象は，筋の障害では見られず，下位運動ニューロン障害によって発生する．舌，四肢の皮膚表面で多く見られ，ハンマーなどで叩打すると誘発されやすい．ALSの舌では萎縮（図7-9）の他，筋線維束性攣縮が見られることもある．診断には針筋電図検査（EMG），神経伝導速度検査（NCV），神経学的評価が行われる．

3 末梢神経障害の疾患

1. ギラン・バレー症候群（Guillain-Barré syndrome：GBS）[33]

　急性の弛緩性の運動麻痺をきたす末梢神経障害で，原因は自己の末梢神経に対する免疫異常と考えられている．運動麻痺は左右対称に症状を生じる．感覚障害は軽度であるが痛みを伴うことが多い．重症例では四肢麻痺となり，呼吸筋麻痺に発展すると人工呼吸管理が必要となる．多くが上気道感染や消化管感染などの先行感染後に発症する．臨床経過としては，4週間以内に症状のピークに達した後に軽快に向かう（図7-10）．あらゆる年齢層に発症し，有病率は10万人あたり1.15人で男性に多い．

（1）摂食嚥下障害の主な病因

　三叉神経，顔面神経，舌咽神経，迷走神経，舌神経の運動麻痺とそれに伴う筋力低下を主因とする．

（2）摂食嚥下障害の特徴

　脳神経麻痺は**顔面神経麻痺**が最も多く，続いて**球麻痺**，**眼球運動麻痺**の順に多い[34]．呼吸筋麻痺例においては咳嗽力や呼吸と嚥下の協調性が低下する．重症例では頸部の筋力が低下する．摂食嚥下障害は，疾患の発症から遅れて合併することがある．疾患が**軽快**することで多くが**摂食嚥下障害も改善**する．

（3）摂食嚥下障害の所見

　脳神経の障害部位によって様々な症状をきたす．重症例では回復まで長期間かかる場合もある．

（4）評価，訓練

　症状が急速に進行する活動期の嚥下評価は症状の変動に留意する．重症例では症状がピークを過ぎ安定してから評価を行うことが望ましい．摂食嚥下障害が中等度以上で絶食中の場合は，早期，活動期には誤嚥のリスクを伴う直接訓練は控え，間接訓練，口腔ケアによる機能維持および誤嚥予防に努める．嚥下訓練は出現している病態に合わせて対応する．

4 筋の障害

1. デュシェンヌ型筋ジストロフィー（Duchenne muscular dystrophy：DMD）[35]

　小児期発症の筋ジストロフィーである．**X連鎖劣性遺伝**のため**男児**に発症する．DMDは**成長過程で筋力低下に起因した病状が出現**し，やがて機能を喪失する．3〜5歳には，よく転ぶ，走れないなどの運動発達の遅れが目立つようになる．5歳頃に運動能力のピークを迎え，10歳前後に歩行困難となり呼吸不全，心不全が進行する．有病率は出生男子10万人あたり3〜13人とされる．

（1）摂食嚥下障害の主な病因

　嚥下筋の筋萎縮による筋力低下を主因とする．

（2）摂食嚥下障害の特徴

　10歳代から口腔期の問題で発症することが多い[36]．咬合異常（前歯と小臼歯部が噛み合わず開口状態となる），歯列異常（側方に広がる），巨舌を認める[37,38]．10歳半ばには誤嚥や喉頭侵入を認め始める[36]．20歳以降には咽頭筋の筋力低下による咽

つながる知識

【デュシェンヌ型筋ジストロフィーの生命予後】
以前は10歳後半であったが，近年では非侵襲的陽圧喚気療法や心不全の予防治療の向上により30歳を超えている．

頭内圧が低下することで食物の咽頭残留が多くなる[36]．初期には水分の誤嚥は少ない．

(3) 摂食嚥下障害の所見
①先行期
問題をきたさない．
②準備期，口腔期
口腔器官の筋力低下や形態的問題（咬合異常や巨舌）の影響で，食塊の送り込みや咀嚼力が低下する．
③咽頭期
筋力低下による舌骨および喉頭挙上が減弱し，食道入口部の開大不全となる．
④食道期
胃食道逆流

(4) 評価，訓練
咬筋をホットパックで温めた後にマッサージを行うことで咬合力が増加する[39]．
食道開大不全に対してバルーン拡張法が有効である[40]．

2. 筋強直性筋ジストロフィー（myotonic dystrophy：MD）[41]

成人（20～50歳）で発症する筋ジストロフィーである．染色体優性遺伝で男女に発症し，子世代で発症した場合は症状が重症化する表現促進現象を認める．症状は進行性の筋萎縮，筋力低下，筋強直（ミオトニア）現象，多臓器障害（心筋症，認知症，白内障，内分泌異常など）を特徴とする．
有病率は10万人あたり5～6人で成人のミオパチーで最も頻度が高い．

(1) 摂食嚥下障害の主な病因
嚥下筋の筋萎縮による筋力低下と筋強直を主因とする．

(2) 摂食嚥下障害の特徴
ミオトニア現象は食事開始時や硬い食物を咀嚼することで生じやすい．ミオトニア現象が口唇，舌，咀嚼筋に生じると口の開閉，舌運動，咀嚼が困難となる．患者は摂食嚥下障害の自覚に乏しいために窒息のリスクが高い．歯列不整，咬合不全，高口蓋がみられる．摂食嚥下障害は先行期から食道期まで多彩な症状を呈する．

(3) 摂食嚥下障害の所見
①先行期
認知機能低下による摂食行動異常（食物を口に詰め込む，早食い）．
②準備期，口腔期
歯列不整と咀嚼筋の筋力低下により咀嚼力が低下する．ミオトニア現象によって舌や咀嚼筋の運動能力が低下することで食塊の送り込み，咀嚼力が低下する．軟口蓋の挙上不全による鼻咽腔閉鎖不全をきたす．
③咽頭期
嚥下反射は遅延する．筋力低下による舌骨および喉頭挙上が減弱し，誤嚥や食塊の残留が増加する．
④食道期
食道蠕動運動の減弱

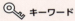

つながる知識
【筋強直性筋ジストロフィーの顔貌】
顔貌は特徴的で斧様顔貌（側頭筋と咬筋が萎縮することで顔の幅が狭くなったように見える），前頭部の禿頭を認める．

キーワード
【ミオトニア現象】
筋を強く収縮させるとすぐに弛緩できない把握性ミオトニア（例：手を強く握るとすぐに開けない）や，筋腹を強く叩くと持続的に筋収縮が起こる叩打性ミオトニア（打腱器で母趾を叩くと内転しすぐに戻らない）が知られている．

(4) 評価，訓練

ホットパックを併用した口腔期可動域訓練により可動域が拡大する[42]．食道開大不全に対してバルーン拡張法が有効である[40]．

3. 多発性筋炎（polymyositis：PM），皮膚筋炎（dermatomyositis：DM）[43]

PM は，筋の炎症によって筋繊維が崩壊し筋力低下をきたす自己免疫疾患である．筋力低下は原則対称性に体幹，四肢の近位筋（大腿や上腕の身体の中心に近い筋），頸筋，咽頭筋にみられる．患者は大腿四頭筋，上腕筋などの脱力により，立ち上がりにくい，階段を上りにくい，荷物が持ち上がらない，髪を整えられないなどの症状を訴える．これらの症状は週，月単位で増悪する．DM は，筋力低下に加えて，特徴的な皮疹を伴う．合併症としては，悪性腫瘍の発生率が一般に比べ 2〜3 倍程度上昇し，間質性肺炎が急速に重篤化することがある．幅広い年代で発症し小児では 5〜14 歳，成人では 35〜64 歳に好発し，成人では 1：2 で女性に多い[44]．

(1) 摂食嚥下障害の主な病因

嚥下関連筋の筋力低下を主因とする．

(2) 摂食嚥下障害の特徴

四肢体幹の筋力低下が軽度でも摂食嚥下障害を発症する[45]．摂食嚥下障害の病態は多彩であるが，咽頭収縮不全と食道開大不全を認めることが多い[46]．筋力低下による舌骨，喉頭の挙上が減少する．咽頭筋の筋力低下により咽頭収縮は減弱する．

(3) 摂食嚥下障害の所見

①先行期

上肢の筋力低下により摂食動作が困難となる．

②準備期，口腔期

舌筋，咀嚼筋の筋力低下によって咀嚼力や食塊の送り込みが困難となる．軟口蓋の挙上不全による鼻咽腔閉鎖不全をきたす．

③咽頭期

咽頭収縮の筋力低下によって咽頭内圧が低下することで食塊が咽頭に残留する．舌骨，喉頭の挙上不全による食道入口部の開大不全や食塊の移送が障害される．輪状咽頭筋の機能不全による食道入口部の開大不全をきたす[47]．

④食道期

蠕動運動が低下する[46]．

(4) 評価，訓練

訓練に関するエビデンスは乏しく，対症療法が行われている．食道入口部の開大不全に対しては，食道バルーンの有効性が報告されている[48]．

4. 重症筋無力症（myasthenia gravis：MG）[49]

筋の神経接合部において，筋側の受容器が自己抗体作用により破壊されることで情報伝達障害を生じる自己免疫疾患である．臨床症状は眼瞼下垂，複視が最も多く，ついで骨格筋や頸部の筋力低下を認める．筋力低下は運動の反復や持続に伴い増悪し，休息により改善する易疲労性や，症状が夕方に悪化する日内変動が特徴的である．有病率は 10 万人あたり 23.1 人程度で女性に多い．

つながる知識

【皮膚筋炎にみられる皮疹】
ヘリオトロープ疹（上眼瞼のやや紫紅色の浮腫性紅斑）やゴットロン徴候・丘疹（手指の関節背面に好発する皮疹）といった特徴がある．

（1）摂食嚥下障害の主な病因

嚥下関連筋の筋力低下を主因とする．

（2）摂食嚥下障害の特徴

筋力低下は，食事による疲労や，嚥下を繰り返すことで増大するため，食事後半で嚥下機能が低下しやすい．対応にあっては易疲労性，日内変動を考慮しておく必要がある．急性増悪（クリーゼ）に伴って摂食嚥下障害や呼吸障害が重篤化する可能性がある．開鼻声がみられる症例では食物の鼻咽腔への逆流がみられる．症状が安定するまでは，嚥下訓練によって筋力低下を生じさせないように注意する．

（3）摂食嚥下障害の所見

①先行期

上肢機能低下による摂食動作の困難

②準備期，口腔期

舌の筋力低下によって食塊の送り込みが困難となる．咀嚼力が低下する．開鼻声が目立つ例では鼻咽腔閉鎖不全によって食塊が鼻咽腔へ逆流する．

③咽頭期

舌骨上筋群，咽頭収縮筋の筋力低下によって，舌骨および喉頭挙上不全，咽頭収縮不全，食道開大不全をきたす．

④食道期

食道蠕動運動低下

（4）評価，訓練

評価に際しては筋力および筋疲労を正確に把握する．疾患の増悪を示す症状（噛みにくい，飲み込みにくい，話しにくい，開鼻声，水分の鼻への逆流，呼吸が苦しい）に注意する．積極的な訓練は，筋疲労を招き筋力低下を増悪させる可能性があるため，疾患の症状が安定してから開始する．筋力増強訓練は，筋疲労に配慮して低負荷から開始する．訓練による筋疲労への配慮として食前や筋疲労をきたしやすい夕方は避ける．

3. 自助具について

神経筋疾患においては，上肢機能の低下を補うために自助具が活用される．筋力低下に対しては，握力が弱まった状態でも食事を口に運べるよう，スプーンの角度や柄の形状が太く調整された器具が用いられる．手の振戦による震えに対処するためには，電気式のスプーンが存在する．箸はピンセットのように連結されたものが使用される．上肢全体の機能低下には，腕の重さを軽減するスプリングバランサーが利用される．皿には食物が深い箇所に集まるように傾斜がついたものが用いられる．

自助具の選択は患者の残存機能に応じて個別な対処が行われる．病状が進行する疾患では機能低下を予測し，自助具の使用を促していく必要がある．

154　第7章／疾患や病態に合わせたリハビリテーション

4. 報告書

○○○○年○月○日

診療情報提供書

○○病院リハビリテーション科
言語聴覚士　○○○○先生　御侍史

○○病院　言語聴覚士　（報告者氏名）

　平素よりお世話になります．以下の患者に関します診療情報をご報告申し上げます．
　（患者氏名）＿＿＿＿＿＿＿＿＿様　（性別）　　○○年○月○日（○○歳）

医学的診断名：パーキンソン病（Hoehn&Yahr の重症度分類3度）
既往歴：誤嚥性肺炎（6か月前）
現病歴：3年前に右上肢の振戦で発症する．立位姿勢は上部体幹の屈曲が強く，頸部は伸展位である．歩行は突進歩行と動作緩慢を認め，転倒のリスクが高い．摂食嚥下障害は1年程前から自覚するようになり，6か月前に誤嚥性肺炎で入院加療を受けている．
現症：数日前より摂食嚥下障害が増悪し，経口摂取困難となり当院内科を受診．脱水と悪性症候群を疑われ入院となる．
職業：中学校教師
家族構成：妻と2人暮らし，遠方に子供2人（男女）
投薬内容（投与量／日）：アマンタジン塩酸塩（150 mg），ビペリデン塩酸塩（3 mg），レボドパ・ベンセラジド塩酸塩（300 mg），セレギリン塩酸塩（3.75 mg），メシル酸ペルゴリド（0.75 mg），酸化マグネシウム（1,980 mg），パンテチン（600 mg）
入院時所見
身体所見：身長 161.5 cm，体重 40.5 kg，BMI 15.5 kg/m^2
画像所見：胸部CT検査にて右下肺に浸潤影を認めた．
血液生化所見：WBC 12,300/μL，CRP 8.21 mg/dL，腎肝機能に異常は認めない．
神経学的所見：MMSE 26/30
脳神経学的所見：顔面の左右対称性や感覚は正常であった．口唇では横引き突出ともに運動範囲の低下を認めた．軟口蓋の挙上が不良で咽頭反射は減弱していた．舌は萎縮を認めないが動作は緩慢で，左右挺舌運動は口角に触れる程度で舌尖挙上は困難であった．
嚥下評価（第3病日）
・反復唾液嚥下テスト（RSST）：3回
・改訂水飲みテスト（MWST）：評価点3（むせ，湿性嗄声あり）
・嚥下造影検査：検査食は液体，粥を使用する．
・準備期・口腔期：食塊が前後運動を繰り返し，咽頭への送り込みは困難であった（ポンプ様舌運動）．
・咽頭期：嚥下反射は遅延している．嚥下反射時の上咽頭の収縮が弱く，舌骨の挙上量が減少してい

2. 神経筋疾患に伴う摂食嚥下障害　155

る．食塊の喉頭蓋谷や梨状陥凹での残留を認めた．

・食道期：異常所見なし

【訓練プログラム】

　舌骨上筋群の筋力トレーニングとして舌の抵抗訓練を行った．筋負荷は最大筋力の4割から開始し，最終的には8割の負荷量とした．嚥下反射の惹起性の改善を目的として干渉波刺激療法に直接訓練を併用して実施した．

【経過】

　第4病日にミキサー食（嚥下調整食2-1）と補助栄養を開始した（1,400 kcal/日）．内服薬は簡易懸濁法にて服用した．訓練開始4週目には頸部聴診法で咽頭残留の軽減が確認されたため，食形態をキザミ食（嚥下調整食3）と補助栄養へ変更した（1,600 kcal/日）．内服薬の簡易懸濁法も中止となった．訓練開始6週目には，患者が嚥下困難感の軽減を自覚するようになった．訓練開始10週目に食塊の咽頭残留が認められなくなり，食形態を軟菜食（嚥下調整食4）に変更し，補助栄養の摂取が可能となった（1,600 kcal/日）．軟菜食変更後に発熱，痰の増加等の誤嚥を疑う所見は認めていない．

　以上，ご報告申し上げます．入院時に比べて摂食嚥下機能は改善傾向で，食事も安定して摂取可能となっております．引き続きのリハビリテーションを希望されております．ご不明な点はお問い合わせください．よろしくお願い申し上げます．

文献

1) 野﨑園子：脳神経疾患最新の治療 2021-2023　摂食嚥下リハビリテーション．pp329-332，南山堂，2021．
2) 日本神経学会監修：パーキンソン病治療ガイドライン 2011（「パーキンソン病治療ガイドライン」作成委員会編）．医学書院，2011．
3) Barone P, et al.：The PRIAMO study：A multicenter assessment of nonmotor symptoms and their impact on quality of life in Parkinson's disease. *Mov Disord*, **24**：1641-1649, 2009.
4) Wakasugi Y, et al.：Effect of an impaired oral stage on swallowing in patients with Parkinson's disease. *J Oral Rehabil*, **44**：756-762, 2017.
5) Ertekin C, et al.：Electrophysiological evaluation of pharyngeal phase of swallowing in patients with Parkinson's disease. *Mov Disord*, **17**：942-949, 2002.
6) Yamaya M, et al.：Interventions to Prevent Pneumonia among older adults. *J Am Geriatr Soc*, **49**：85-90, 2001.
7) 内田　学：特集パーキンソン病の最近の知見と効果的な理学療法　パーキンソン病の嚥下障害と理学療法．理学療法ジャーナル，**55**：1218-1221, 2021.
8) Alfonsi E, et al.：Electrophysiologic patterns of oral-pharyngeal swallowing in parkinsonian syndromes. *Neurology*, **68**：583-589, 2007.
9) 山本敏之：パーキンソン病とその治療．嚥下医学，**2**：4-9, 2013.
10) EL Sharkawi A, et al.：Swallowing and voice effects of Lee Silverman Voice Treatment（LSVT）a pilot study. *J Neurosurg Psychiatry*, **72**：31-36, 2002.
11) Nagaya M, et al.：Effect of swallowing training on swallowing disorders. *Scand J Rehabil Med*, **32**：11-15, 2000.
12) Pitts T, et al.：Impact of expiratory muscle strength training on voluntary cough and swallow function in Parkinson disease. *Chest*, **135**：1301-1308, 2009.
13) Nozaki S, et al.：Rhythm therapy with a metronome to treat dysphagia in patients with Parkinson's disease. *Deglutition*, **1**：400-413, 2012.
14) 日本神経治療学会監修：進行性核上性麻痺（PSP）診療ガイドライン 2020（進行性核上性麻痺（PSP）診療ガイドライン 2020 作成委員会編）．神経治療，**37**：436-493, 2020.
15) 市原典子・他：videofluorography をもちいたパーキンソン病，進行性核上性麻痺の嚥下障害の検討．臨床神経学，**40**：1076-1082, 2000.
16) 市原典子：進行性核上性麻痺患者における嚥下障害の特徴と対策．医療，**59**（9）：491-496, 2005.
17) 市原典子，藤井正吾：進行性核上性麻痺の嚥下障害の評価と治療．神経内科，**56**：156-163, 2002.
18) 日本神経学会監修：脊髄小脳変性症・多系統萎縮症ガイドライン 2018（脊髄小脳変性症・多系統萎縮症ガイドライン作成委員会編）．南江堂，2018.
19) Calandra-Buonaura G, et al.：Dysphagia in multiple system atrophy consensus statement on diagnosis, prognosis and treatment. *Parkinsonism Relat Disord*, **86**：124-132, 2021.

20) Lee HH, et al.：Characteristics of Early Oropharyngeal Dysphagia in Patients with Multiple System Atrophy. *Neurodegener Dis*, **18**：84-90, 2018.

21) Higo R, Tayama N, et al.：Swallowing function in patients with multiple-system atrophy with a clinical predominance of cerebellar symptoms（MSA-C）. *Eur Arch Otorhinolaryngol*, **262**：646-650, 2005.

22) 日本神経学会監修：多発性硬化症・視神経脊髄炎診療ガイドライン 2017（多発性硬化症・視神経脊髄炎診療ガイドライン作成委員会編）. 医学書院, 2017.

23) Bergamaschi R, et al.：The DYMUS questionnaire for the assessment of dysphagia in multiple sclerosis. *J Neurol Sci*, **269**：49-53, 2008.

24) Poorjavad M, et al.：Oropharyngeal dysphagia in multiple sclerosis. *Mult Scler*, **16**：362-365, 2010.

25) Restivo DA, et al.：Botulinum toxin improves dysphagia associated with multiple sclerosis. *Eur J Neurol*, **18**：486-490, 2011.

26) 日本神経学会監修：筋萎縮性側索硬化症診療ガイドライン 2013（筋萎縮性側索硬化症診療ガイドライン作成委員会編）. 南江堂, 2013.

27) Watanabe Y：Japanese version of the ALS-FTD-Questionnaire（ALS-FTD-Q-J）. *J Neurol Sci*, **367**：51-55, 2016.

28) Geser F, et al.：Amyotrophic lateral sclerosis, frontotemporal dementia and beyond. TDP-43 diseases. *J Neurol*, **256**：1205-1214, 2009.

29) 野崎園子・他：筋萎縮性側索硬化症患者の摂食・嚥下障害　嚥下造影と呼吸機能の経時的変化の検討. 臨床神経, **43**：77-83, 2003.

30) Cedarbaum JM, et al.：The ALSFRS-R：a revised ALS functional rating scale that incorporates assessments of respiratory function. BDNF ALS Study Group（Phase III）. *J Neurol Sci*, **169**：13-21, 1999.

31) Plowman EK：Is there a role for exercise in the management of bulbar dysfunction in Amyotrophic Lateral Sclerosis. *J Speech Lang Hear Res*, **58**：1151-1166, 2015.

32) 藤井正吾・他：筋萎縮性側索硬化症の嚥下障害に対する訓練効果. 厚生労働省精神・神経疾患研究委託費. 政策医療ネットワークを基盤とした神経疾患の総合的研究総括研究報告書. pp100-101, 2006.

33) 日本神経学会監修：ギラン・バレー症候群, フィッシャー症候群診療ガイドライン 2013（ギラン・バレー症候群, フィッシャー症候群診療ガイドライン作成委員会編）. 南江堂, 2013.

34) 荻野美恵子・他：ギラン・バレー症候群全国疫学調査　第３次調査を含めた最終報告書. 厚生労働省特定疾患対策研究事業　免疫性疾患に関する調査研究班　平成 12 年度報告書. pp99-101, 2001.

35) 日本神経学会監修, デュシェンヌ型筋ジストロフィー診療ガイドライン作成委員会編：デュシェンヌ型筋ジストロフィー診療ガイドライン 2014. 南江堂, 2014.

36) Nozaki S, et al.：Videofluorographic assessment of swallowing function in patients with Duchenne muscular dystrophy. *Rinsho Shinkeigaku*, **47**：407-412, 2007.

37) 舘村 卓・他：デュシェンヌ型筋ジストロフィー例における摂食嚥下障害の発生に関わる歯科的因子についての検討. 医療, **61**：804-810, 2007.

38) Eckardt L, et al.：Facial structure and functional findings in patients with progressive muscular dystrophy（Duchenne）. *Am J Orthod Dentofacial Orthop*, **110**：185-190, 1996.

39) 杉下周平・他：Duchenne 型筋ジストロフィーに対する咬合訓練. 耳鼻と臨床, **53**：96-100, 2007.

40) 野崎園子・他：筋ジストロフィーの食道入口部開大不全に対するバルーン拡張法の試み. 医療, **59**：556-560, 2005.

41) 日本神経学会監修, 筋強直性ジストロフィー診療ガイドライン作成委員会編：筋強直性ジストロフィー診療ガイドライン 2020. 南江堂, 2020.

42) 野崎園子・他：Myotonic Dystrophy Type1（DM1）のホットパック併用口腔期訓練. 医療, **65**：555-561, 2011.

43) 厚生労働科学研究費補助金 難治性疾患等政策研究事業 自己免疫疾患に関する調査研究班 多発性筋炎皮膚筋炎分科会編：多発性筋炎・皮膚筋炎の治療ガイドライン, 診断と治療社, 2015.

44) 塚本 浩：Ⅲ. 皮膚筋炎・多発性筋炎. 日内会誌, **104**：2125-2131, 2015.

45) Kim SJ, et al.：Comparison between swallowing-related and limb muscle involvement in dermatomyositis patients. *Scand J Rheumatol*, **39**：336-340, 2010.

46) 唐帆健浩・他：皮膚筋炎に伴う嚥下障害. 耳鼻と臨床, **50**：88-92, 2004.

47) Porubsky ES, et al.：cricopharyneal achalasia in dermatomyositis. *Arch Otolaryngol*, **98**：428-429, 1973.

48) 柳 輝希・他：嚥下障害に対して嚥下リハビリテーションを施した皮膚筋炎 2 例. 皮膚臨床, **47**：157-161, 2005.

49) 日本神経学会監修, 重症筋無力症/ランバード・イートン筋無力症症候群診療ガイドライン作成委員会編：重症筋無力症/ランバード・イートン筋無力症症候群診療ガイドライン 2022. 南江堂, 2020.

（杉下周平）

3. 頭頸部腫瘍に伴う摂食嚥下障害

　　　悪性の頭頸部腫瘍は頭頸部癌と呼ばれ, 口唇・口腔, 鼻腔・副鼻腔, 上咽頭, 中咽頭, 下咽頭, 喉頭, 唾液腺, 甲状腺に分類される[1]. 原発部位や進行度, 病理組織学的診断によって様々な治療方法が選択され, 摂食嚥下障害や発声発語障害の症状および重症度は症例によって異なる. 言語聴覚士は, 頭頸部癌の病態や治療方法を理解し, 症例に応じた摂食嚥下障害への対応が求められる.

1. 頭頸部癌の病態と治療

> **つながる知識**
> 【頭頸部癌による影響】
> 頭頸部癌が進行すると，原発巣の範囲が拡大し，嚥下機能や発声発語機能への影響も大きくなる．

1 疫学

頭頸部癌の原発巣としては，口腔や喉頭，咽頭の割合が高く，罹患数は70歳代で最も多くなる[2]．一方，中咽頭癌や上咽頭癌は若年層でも発症し，20～40歳代の患者も多い[2]．

> **ここが重要**
> 【頭頸部癌の治療】
> 外科的治療，放射線治療，がん薬物療法，支持療法がある．各治療に期待される効果や役割を理解しよう．

2 検査・診断

問診や視診・触診に加えて，鼻咽腔・喉頭内視鏡検査，上部消化管内視鏡検査，パノラマエックス線検査，CT検査，MRI検査，病理組織学的検査，細胞学的検査など，頭頸部癌の検査・診断は各原発巣に応じて行われる[1]．<u>頭頸部癌の進行度</u>は，原発巣の範囲，リンパ節転移，遠隔転移の有無（TNM分類）によって各病期のステージに分類される．

> **つながる知識**
> 【TNM分類】
> TNM分類によってステージ分類が定義される．T因子は原発巣の範囲（T0～4），N因子はリンパ節転移（N0～3），M因子は遠隔転移の有無（M0～1）を評価する．ステージ分類は0期～Ⅳ期まであり，原発巣によって分類の仕方が異なる．
> 例）舌癌でT3N1M0の場合，ステージ分類はⅢ期となる．

3 治療

(1) 外科的治療

頭頸部癌の根治治療として，手術による腫瘍の外科的切除が挙げられる．頭頸部癌では腫瘍の神経浸潤や圧迫による影響に加えて，手術によって腫瘍の周囲組織が切除されたり，神経が切断されたりすることによって多彩な摂食嚥下障害を呈する．早期の癌に対しては，術後の機能温存を目的として，腫瘍の内視鏡切除や経口的切除など，切除部位が小さな低侵襲手術が選択される[1]．原発巣の浸潤範囲やリンパ節転移の有無などによって切除範囲は異なるが，完全に腫瘍を切除するために腫瘍部位よりも広い範囲（切除安全域）（図7-11）で切除が行われる．そのため腫瘍の浸潤が進行するほど切除範囲が拡大し，外科的治療が嚥下機能に与える影響が大きくなる[1]．<u>舌癌</u>や<u>下顎歯肉癌</u>は，切除範囲の違いによって名称が定義されているた

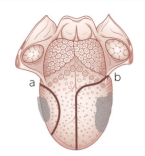
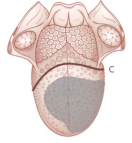
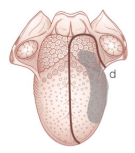
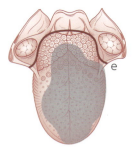

a：舌部分切除術
b：舌可動部半側切除術
c：舌可動部（亜）全摘術
d：舌半側切除術
e：舌（亜）全摘術

図7-11 舌癌における腫瘍の範囲と切除安全域
a：舌の可動部分の一部や半側に満たない部分
b：舌の可動部分の半側
c：舌可動部分の半側以上または可動部分全体
d：舌根部を含めた舌の半側
e：舌根部を含めた半側以上，または舌全体

凡例：腫瘍の範囲／切除安全域

国試によく出る
舌癌，下顎歯肉癌の切除範囲と名称については，切除範囲の図と合わせて覚えよう．

国試によく出る
【遊離皮弁】
遊離皮弁は，切除部位に応じて，厚みや大きさの異なる「前腕皮弁」，「外側大腿皮弁」，「腹直筋皮弁」などが選択される．「前腕皮弁」，「外側大腿皮弁」は舌癌などの口腔再建での使用頻度が高い．顎骨と周囲の軟組織が切除された場合は，腓骨皮弁などで顎骨の再建を行う．

つながる知識
【皮弁を採取する部位】
舌半側切除程度であれば，残存舌の運動を障害しないように**前腕皮弁**や**外側大腿皮弁**などの薄い皮弁が使用されるが，舌亜全摘術や全摘術では，容量がある**腹直筋皮弁**が使用される[3]．

め[3]，名称と切除範囲を対応させて病態を理解する（図7-11,12）．外科的切除後に嚥下機能の低下が予想される場合には，**喉頭挙上術**や**輪状咽頭筋切除術**などの嚥下機能改善術が並行して行われることがある．

切除した組織が大きい場合には，術後の形態変化や機能障害に加えて，大血管や頭蓋底などの臓器が露出するため，欠損部位は皮弁によって再建される．皮弁は組織の血流を維持したまま移植される<u>有茎皮弁</u>と，血管柄付きの組織弁を移植する<u>遊離皮弁</u>に大別される（図7-13）．また<u>皮弁を採取する部位</u>は，腫瘍の切除部位や範囲によって異なる．近年は，遊離皮弁が主流となっているが，吻合血管の閉塞により組織壊死が生じるため，皮弁の血色変化に注意する必要がある[4]．

外科的切除や再建術に加えて，頸部リンパ節への転移を予防するために頸部リン

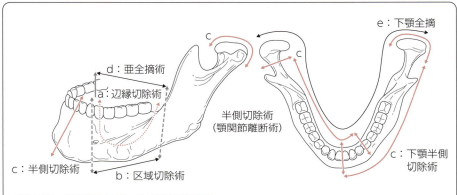

図7-12 下顎歯肉癌における切除範囲
a：下顎辺縁切除：下顎骨の辺縁
b：下顎区域切除：歯槽から下縁までの下顎骨の一部
c：下顎半側切除：関節突起を含む下顎骨の半側
d：下顎亜全摘：下顎骨の半側以上
e：下顎全摘：両側の関節突起を含めた下顎骨
（口腔癌診療ガイドライン改訂合同委員会，2019[3]をもとに作図）

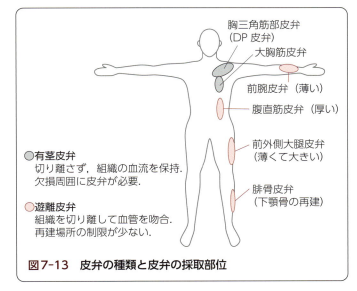

図7-13 皮弁の種類と皮弁の採取部位

表7-8 摂食嚥下機能に影響する頸部郭清

頸部郭清	摂食嚥下機能への影響[5,6]
両側頸部郭清	舌骨喉頭の挙上障害
胸鎖乳突筋の切除	頭頸部の不安定性
副神経の切除	肩関節や上肢の運動障害
顎二腹筋後腹の切除	舌骨運動の運動障害
顔面神経下顎縁枝の切除	口唇の運動障害
舌下神経の切除	舌運動の障害
迷走神経，上喉頭神経の切除	咽頭・喉頭の運動障害および感覚低下

パ節を切除する頸部郭清術も行われる．摂食嚥下機能への影響を考慮した場合には，筋肉や神経の切除による影響[5,6]（**表 7-8**）を慎重に評価しなければならない．

(2) 放射線治療

外科的治療と異なり，放射線治療は機能や形態を温存することが可能であるが，治療の有害反応により摂食嚥下機能に影響を与えることがある．頭頸部扁平上皮癌に対する放射線治療として，一般的に 1 日 1 回，週 5 回，6～7 週間での治療が行われる．放射線治療は以下の 4 種類に分類される[3]．

　①根治治療：放射線治療単独での根治を目指す．
　②術前療法：術前に腫瘍の縮小や不活化を目指す．
　③術後療法：術後の再発予防を目的とする．
　④緩和的・姑息的治療：根治は望めないが，症状緩和や QOL 向上を目的とする．

頸部への放射線治療は咽頭収縮筋に影響を与え，治療中および治療後に嚥下機能低下が生じる[7]．治療後しばらくしてから粘膜炎が生じ，摂食嚥下障害が増悪することが多いため，定期的な嚥下機能の評価，粘膜炎や分泌物の観察を行い，状態に合わせて訓練内容の調整や食形態の変更を検討する．治療終了後，一定期間経過後に生じる**有害反応（晩期障害）**として，放射線の照射部位が硬くなる**組織の線維化**があり，持続する摂食嚥下障害，音声障害の原因となる．また，瘢痕拘縮が食道入口部に生じた場合は食塊の通過障害を引き起こすため[3]，退院後や再入院時にも嚥下機能の再評価を行う．

(3) がん薬物療法

がん薬物療法は，根治治療である手術や放射線治療の効果を高めることを目的とし，以下のように分類される[1]．

　①**化学放射線療法**（chemoradiotherapy：CRT）：放射線治療と抗がん剤を併用し，治癒や機能・形態温存を目的とする．
　②導入化学療法（induction chemotherapy：ICT）：根治治療の前に腫瘍縮小を目的とする．
　③術後化学放射線療法：根治的な手術後に実施し，術後の再発予防を目的とする．

化学放射線療法中は多職種で連携を図りながら，経口摂取の継続や治療後の経口摂取再開に向けて取り組むことが大切である．

(4) 支持療法

支持療法は治療に伴う有害事象や合併症を抑えることや，出現した有害事象／合併症に対して重症度を軽減することを目的とする．摂食嚥下機能や言語聴覚士に関連した支持療法の例を**表 7-9** に示す．治療を滞りなく完遂するとともに，早期に摂食嚥下機能を回復させるために，支持療法には積極的に取り組む．

【ここが重要】
【放射線治療による有害反応】
粘膜炎，疼痛，味覚変化，唾液性状の変化，口腔乾燥，瘢痕形成，神経障害，組織の線維化があり，いずれも嚥下機能に影響を与える．

【つながる知識】
【化学放射線療法】
放射線治療単独と比較して，化学放射線療法では粘膜炎や疼痛が増強され[1]，嚥下機能低下，食事摂取量低下が生じ，経口摂取が困難となる患者が多い．

表 7-9　摂食嚥下機能に関連した頭頸部腫瘍に対する支持療法

- 誤嚥性肺炎の予防を目的とした定期的な摂食嚥下機能評価
- 外科治療や放射線治療前後のリハビリテーション
- 誤嚥性肺炎の予防や粘膜炎に対する口腔ケア
- 摂食嚥下機能低下時や食欲低下時の栄養管理（胃瘻造設も含む）
- 口内炎や粘膜炎に対する鎮痛薬

2. 頭頸部癌に対する摂食嚥下リハビリテーション

　言語聴覚士によるリハビリテーションは，腫瘍の部位や進行度，治療の種類や期間，摂食嚥下障害の重症度や症状に応じて異なる．言語聴覚士は頭頸部癌症例における治療経過を理解し，各時期に応じた対応を行う（**図7-14**）．他職種との連携をとりながら，退院後の生活や予後を見据えた介入が求められる．

1 治療経過に応じた言語聴覚士の対応（表7-10）

(1) 治療開始前の対応

　言語聴覚療法の処方が出された段階で，カルテでの情報収集を開始する．特に頭頸部癌患者においては，腫瘍の部位や進行度についての情報や，予定されている治療や術式，術後の合併症についての情報を収集する．

　入院後や治療開始前の外来時には，呼吸機能，咳嗽機能，口腔機能，発声発語機能，摂食嚥下機能など，治療前の状態を評価することが推奨されている[1]．また，治療中の活動性低下などにより，治療後の認知機能低下が予想される患者では，治療前の認知機能評価も必要となる．治療前であっても，腫瘍による圧迫や疼痛によって摂食嚥下障害や食事の摂取量低下がみられる場合には，経管栄養などの代替栄養手段を確保し，治療開始前の栄養状態の維持や改善を図る．治療前の評価を通して，治療後に摂食嚥下障害が予想される場合には，経口摂取の早期再開や誤嚥性肺炎予防に向けて，多職種で介入できるように事前に情報を共有することが大切である．術前に予防的な嚥下訓練[1]を受けることで，経管栄養など代替栄養への理解と実施期間に影響を与えるとされているため，必要性の高い患者には治療前に訓練を開始

	言語聴覚士による対応
診　断	治療や術式，術後合併症の確認
入　院	治療前の機能評価と予防的リハビリテーション 栄養手段の確保
手　術	術式や切除部位の確認　挿管時間の確認
手術直後	コミュニケーション手段の確立 唾液誤嚥の予防　口腔ケア方法の確認や指導
術後介入	評価とリハビリテーション（咳嗽・発声・構音・嚥下機能） 補綴装置の作成　栄養手段の検討
化学放射線治療	皮膚炎や口内炎／粘膜炎に配慮した訓練や食事形態の調整 患者の状態に合わせて機能維持を目的とした訓練
化学放射線治療後	再評価とリハビリテーション（咳嗽・発声・構音・嚥下機能） 補綴装置の再調整　栄養手段の確保
退　院	退院後の食事形態　摂取方法 コミュニケーション手段　自主練習の指導
外　来	退院後の生活の確認　補綴装置の再評価　自主練習の確認・修正 機能低下の評価（組織の線維化・瘢痕拘縮の影響）

図7-14　頭頸部癌症例の経過の一例と言語聴覚士による対応

表7-10　頭頸部腫瘍による摂食嚥下障害と対応

腫瘍の部位	代表的な症状	言語聴覚士による対応の例
口唇	口唇閉鎖不全，摂取時の取りこぼし	徒手的な口唇閉鎖，口唇閉鎖訓練，口唇や頬部のストレッチ
頬粘膜	開口障害，口腔前庭への残留	開口訓練，頬粘膜のストレッチ，口腔前庭の食物残渣の除去
舌	食塊移送困難，食塊形成困難，口腔内保持困難，舌口蓋接触困難，舌根と咽頭壁の接触困難による咽頭残留	リクライニング・マドラースプーン・チューブによる口腔移送の支援 食事形態や水分形態の調整 舌接触補助床（PAP），複数回嚥下による咽頭残留の除去
下顎歯肉	顔面神経麻痺による口唇閉鎖不全切除部位での咀嚼困難，咀嚼効率低下	徒手的な口唇閉鎖，ストローの使用 健側歯列での咀嚼，食事形態の調整
口腔底	舌での食塊移送困難，口腔底への残留舌骨上筋群切除による喉頭挙上障害	舌接触補助床（PAP），リクライニングや食具による口腔移送の支援 舌骨上筋群の筋力増強訓練
上顎歯肉硬口蓋軟口蓋	鼻腔への食塊侵入，鼻咽腔逆流口蓋全体の皮弁再建による口腔移送困難上口唇の麻痺による口唇閉鎖不全	顎義歯，食物残渣の除去，口腔移送の支援
上咽頭	粘膜炎，分泌物増加	治療前や治療中の予防的リハビリテーション
中咽頭	放射線治療による粘膜炎，分泌物増加手術による咽頭収縮不全，喉頭挙上障害	治療前や治療中の予防的リハビリテーション 複数回嚥下による咽頭残留の除去，舌骨上筋群の筋力増強訓練
下咽頭	粘膜炎，分泌物増加感覚低下による不顕性誤嚥	治療前や治療中の予防的リハビリテーション 定期的な嚥下機能評価，食事形態の調整
喉頭	気道閉鎖不全喉頭挙上不全	息こらえ嚥下，水分形態の調整 舌骨上筋群の筋力増強訓練，メンデルソン手技
甲状腺	反回神経麻痺	水分形態の調整，息こらえ嚥下

する．また，治療前は心理的な不安を抱えている患者が多いため[7]，丁寧に介入目的を説明し，患者の精神状態を考慮して進めるなど，慎重に介入するように心がける．

（2）手術後の対応

　手術後に介入する前に，実施された術式をカルテなどで確認し，**神経，筋，臓器**などの切除部位についての情報を収集する．また，主治医に術後の安静度を確認したうえで，嚥下訓練や構音訓練の開始時期について確認する．口腔癌患者や気管切開例では，術直後は発話での意思伝達が制限されるため，**筆談，五十音表**などを導入し，**コミュニケーション手段を確立する．**口腔ケアも術直後より開始し，ケアが難しい場合には主治医や歯科医師に確認のうえ，スタッフ間で実施方法を統一する．術後に唾液誤嚥が疑われる場合には，頸部を伸展させない，定期的に吸引を行うなど，誤嚥性肺炎予防に向けた対応を病棟へ依頼する．

　発声発語機能や嚥下機能の評価は，全身状態や再建部位の状態を考慮し，主治医からの許可が得られた段階で開始する．言語聴覚士は経口摂取の再開を目指して介入を開始するが，誤嚥性肺炎に留意しながら慎重に進めなければならない．その際，腫瘍の部位や切除範囲によって訓練や対応が異なるため，個々の患者に応じた対応を行う．機能訓練に加えて，歯科医師と連携のもと，舌癌や口底癌の患者の食塊保持や送り込みを改善する**舌接触補助床**（palatal augmentation prosthesis：PAP）（**図7-15**）や，硬口蓋癌切除後の欠損部を埋める**顎義歯**（⇒ **128**頁「図

📖 ここが重要

【手術後の介入】
手術後は切除した神経や筋，臓器を確認し，術後に生じる摂食嚥下障害を推測し，評価や訓練を開始する．

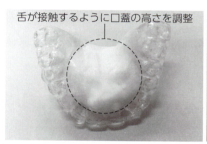 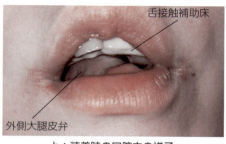

a：舌接触補助床　　　　　b：装着時の口腔内の様子

図7-15　舌接触補助床と装着時の口腔内の様子

> **国試によく出る**
> 【各補綴装置の役割】
> 舌接触補助床(PAP)：舌と口蓋の接触を図り，食塊保持や移送，構音の改善を目指す．
> 軟口蓋挙上装置(PLP)：軟口蓋を挙上し，開鼻声や鼻咽腔逆流の改善を目指す．
> 顎義歯：上顎の欠損部を埋め，口腔内圧の低下や鼻腔への流入の改善を目指す．
> (⇒130, 131頁「図6-61, 62」)

6-57」)の製作についても検討する[3]．舌接触補助床や顎義歯などの<u>補綴装置</u>を製作する際には，可能な限り言語聴覚士も同席し，嚥下や発話の状態を伝えたうえで作成や調整を進める．

(3) 化学放射線療法前後の対応

化学放射線療法開始前や実施中に嚥下訓練を行うと，訓練を行わない場合よりも嚥下機能の維持や改善によい効果をもたらす[1]．特に治療後に摂食嚥下障害が予想される患者には，治療前から訓練を開始して残存機能の向上を図る．具体的には，組織の線維化予防を目的とした頸部のストレッチ，口腔器官の運動（舌，下顎，口唇，咽喉頭領域など），誤嚥予防を目的とした嚥下の咽頭期にかかわる訓練（頭部挙上訓練，メンデルソン手技，前舌保持嚥下），嚥下方法の指導などが推奨されている[1]．

化学放射線療法中には，粘膜炎に伴う疼痛や味覚変化，唾液性状の変化，口腔乾燥，瘢痕形成，神経障害が出現するため[3]，摂食嚥下障害が現れる前や食事の摂取量が低下する前から，食事形態の調整や栄養手段の確保に向けて準備を行う．また，食事や訓練時間に合わせて，鎮痛薬を使用するなど，主治医と相談しながら疼痛管理も実施する．

化学放射線療法終了直後は，粘膜炎や疼痛により積極的な訓練や経口摂取が難しいこともあるが，時間の経過とともに症状は改善する．患者の状態に合わせて再度嚥下評価を行ったり，段階的に経口摂取訓練や発声・構音訓練などを行ったりして，治療後の生活を見据えて介入を行う．化学放射線療法中は粘膜炎のために補綴装置が装着できないことがあり，この時期に再度補綴装置の調整が必要となる場合も多い．化学放射線療法後に摂食嚥下障害や食事の摂取量低下が遷延することもあるため，その場合には胃瘻造設などの栄養手段についても検討する．

(4) 退院前，外来での対応

退院の準備として，食事形態や摂取方法の指導を本人や家族に行う．経口摂取のみで十分な食事の摂取量を確保できない場合や食事に時間がかかる場合には，栄養補助食品や水分補給食品について提案し，退院後に栄養状態が維持できるように調整する．また，口腔機能や嚥下機能を維持するため，自宅でも実施可能な口腔運動や嚥下訓練，発声・構音訓練についても本人や家族に指導を行う．

退院後，定期的に外来通院する場合には，食事などで困っている点がないかを確

認し，その対応方法について検討する．時間経過に伴う皮弁の形態変化や機能改善に伴う運動範囲の拡大がみられる場合には，歯科医師と連携して補綴装置の調整が必要となる．徐々に嚥下機能が低下する場合もあるため，定期的に嚥下評価を実施して慎重に経過観察を行う．

> **ここが重要**
> 【退院後の評価】
> 組織の線維化，切除部位の瘢痕拘縮，皮弁の形態変化，加齢による筋力低下など，嚥下機能が低下する可能性があるため，定期的に経過を評価することが望ましい．

2 腫瘍部位別の摂食嚥下障害とその対応

(1) 口唇癌

切除部位が大きい場合には，口唇閉鎖が困難となり，スプーンなどによる口腔内への取り込みやコップによる水分摂取の際に取りこぼしが生じる．口唇閉鎖不全が強く，取りこぼしが多い場合には，摂取時や嚥下時に徒手的に口唇を押さえることも有効である．時間経過に伴って切除部位の瘢痕拘縮が生じるため，切除部位の運動が可能となった段階で，口唇や頰部のストレッチを行う．

(2) 頰粘膜癌

頰粘膜の切除範囲が大きい場合には，頰部の可動性低下による開口障害や，頰筋の切除により口腔前庭への食物残渣がみられる．瘢痕拘縮を予防する頰粘膜のストレッチを行ったり，食後には口腔前庭の食物残渣を除去したりする．

(3) 舌癌

舌の部分切除の場合は嚥下機能の改善は良好であるが，舌の半分以上が切除された場合には，食物の咀嚼，食塊形成，口腔内保持，口腔移送が困難となるため舌接触補助床の適応となる．また，舌根部が切除されている場合には，舌根部と咽頭後壁の接触が困難となるため，咽頭残留も増加する．口腔期が障害されていても咽頭期が保たれている場合も多いため，そのような患者では液体や粘度の低い食形態を使用し，食具の変更（図7-16），代償姿勢（頭頸部伸展位やリクライニング位）の利用など，食塊移送を支援する対応が必要である．

(4) 下顎歯肉癌

下顎骨を切除するような下顎歯肉癌（図7-17）では，顔面神経麻痺による顔面下部の麻痺が生じやすい．口唇閉鎖不全によって，コップによる水分摂取時に水分が

> **国試によく出る**
> 【舌の部分切除】
> 舌部分切除，舌可動部半側切除，舌可動部（亜）全摘，舌半側切除，舌（亜）全摘は，それぞれで運動機能が異なる．特に舌の半分以上を切除した場合には，嚥下機能への影響が大きい．

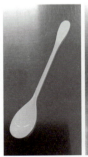
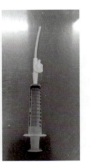

a：マドラースプーン　b：アクアジュレパウチ詰替えボトル（フードケア）　c：吸引カテーテルを装着したシリンジ

図7-16　口腔移送を支援する食具

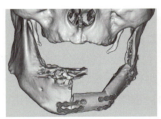
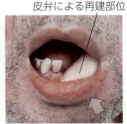

a：腓骨による下顎の再建　b：術後の皮弁

皮弁による再建部位

顔面神経麻痺や皮弁により口唇閉鎖が難しい場合は，矢印の方向に向かって徒手的に口唇を挙上する．

図7-17　下顎歯肉癌に対する腓骨再建

麻痺側口唇からこぼれる，咀嚼や嚥下の際に麻痺側口唇から食物が流出するなど，口腔準備期や口腔期の問題が生じやすい．麻痺側口唇を徒手的に押さえる，ストローを使用するなど，口唇閉鎖不全に対する対策が必要となる．また，下顎骨の切除部位では歯列がないため，咀嚼効率が低下したり，食事形態が制限されたりする．下顎骨の切除範囲が大きいときには舌骨上筋群の切除範囲も大きくなるため，咽頭期の嚥下障害も生じやすい．腫瘍切除後に咀嚼機能の回復を目的として，顎義歯や歯科インプラントによる咬合再建が行われる[3]．

(5) 口底癌

口底癌ではオトガイ舌筋，舌骨舌筋，顎舌骨筋への浸潤をきたすため[3]，口腔期に加えて咽頭期も障害される可能性が高い．舌の形態が温存されている患者でも，舌の挙上や舌骨喉頭挙上が障害されている場合がある．舌の運動障害が強い場合には，咀嚼や食塊移送に対する手段を検討する．

(6) 上顎歯肉癌，硬口蓋癌，軟口蓋癌

上顎歯肉癌・硬口蓋癌は，腫瘍切除後に上顎洞や鼻腔が交通することが多く，嚥下時の鼻腔への流入や逆流を生じやすい．上顎や硬口蓋の欠損部には，顎義歯などの補綴装置（⇒128頁「図6-57, 58」）や遊離皮弁によって閉鎖される．切除範囲が軟口蓋まで及んでいる場合には，顎義歯を装着していても軟口蓋の運動に伴い食物が流入することがある．口蓋全体が皮弁で再建されている場合には，舌と皮弁の接触で食塊を移送することが難しいため，口腔移送を支援する必要がある．また，上口唇の麻痺がある場合にはスプーンからの取り込みやコップからの摂取が困難となる．

(7) 上咽頭癌

上咽頭癌は放射線治療が基本となり，適宜化学療法が追加される[1]．放射線治療による粘膜炎が中咽頭に及ぶ場合には嚥下障害が生じる可能性もあるが，嚥下機能が保たれる患者が多い．

(8) 中咽頭癌

放射線治療時には定期的に嚥下評価を行ったり，必要に応じて食事や水分形態の調整，頸部屈曲位や複数回嚥下などの代償的嚥下の指導を行ったりする．特に，治療中の咽頭粘膜炎によって分泌物が増加するため，不顕性誤嚥にも注意する必要がある．腫瘍の切除や再建を伴う場合には，咽頭収縮不全，喉頭挙上障害，食道入口部の開大不全など咽頭期の問題が生じやすい．舌根部から喉頭蓋にかけて浸潤している場合は喉頭摘出が必要となる症例もある．

(9) 下咽頭癌

早期の下咽頭癌に対しては放射線治療を行い，喉頭温存を目指した治療法が選択される[1]．放射線治療中は咽頭・喉頭の粘膜炎が強くなるため，分泌物の増加（図7-18）や誤嚥が認められる．放射線治療開始前からの予防的リハビリテーションや定期的な嚥下機能評価，食事形態の調整を行い，治療中や治療後の誤嚥性肺炎の予防に努める．癌が進行すると一般的に喉頭全摘出術が選択されることが多いため，術後，主治医の許可が得られた段階で経口摂取の訓練を開始する．喉頭摘出を行っても食物の通過障害を生じる場合があるため，嚥下造影検査で通過しやすい形態を評価する．食事摂取量が少ない場合には補助栄養を検討するなどの栄養状態の管理が必要である．

✎ つながる知識

【中咽頭癌治療後の嚥下評価】

中咽頭癌では，放射線単独治療や経口的切除術など侵襲性の低い治療を選択した場合，治療後や術後の機能障害は比較的少ない[1]．再建範囲が大きいほど嚥下障害も出やすいため，経口摂取の開始前には切除部位の確認や慎重な嚥下評価を行う．

📖 ここが重要

【咽頭癌の嚥下障害】

中咽頭癌や下咽頭癌では，腫瘍切除部位が喉頭にも近いため，喉頭挙上や咽頭収縮が影響を受け，咽頭期の嚥下障害が生じやすい．放射線治療によっても嚥下機能の低下が生じる．

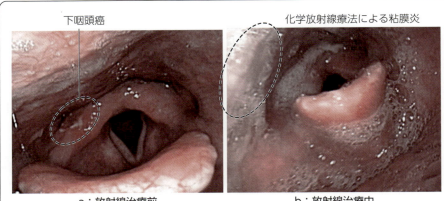

図7-18 下咽頭癌における放射線治療時の咽頭・喉頭所見

(10) 喉頭癌

早期の喉頭癌については放射線治療や喉頭温存手術のいずれかが選択され，喉頭温存が図られる．喉頭癌の多くは声門や声門上部に発生しやすく[1]，経口的切除術，喉頭部分切除術など，喉頭温存手術の場合においても，声門閉鎖不全，喉頭内感覚の低下などに起因する誤嚥を生じやすい．声門閉鎖不全の患者では，息こらえ嚥下などの代償的嚥下が有効となる場合も多い．進行例では喉頭の温存が困難となり，喉頭全摘出術が行われる．

(11) 甲状腺癌

甲状腺癌によって術前から反回神経麻痺がある場合は，反回神経が切断され，神経再建が行われる[1]．術前に反回神経麻痺がみられず，神経を温存した場合でも術後に反回神経麻痺を生じることがある．反回神経麻痺がみられる場合には水分形態の変更を検討したり，息こらえ嚥下などの声門閉鎖不全に対する手技を利用したりする．神経が温存されている場合，術後に反回神経麻痺が改善する患者も多いため，定期的な嚥下機能評価を行い，患者の状態に応じて水分形態や食事形態を調整する．

3. 報告書

頭頸部腫瘍に伴う摂食嚥下障害患者の経過報告書は，嚥下機能に関連する経過のみでなく，言語聴覚士介入までの経緯，腫瘍に対する治療内容，手術時に切除された部位や神経についても記載する必要がある．以下に，下顎骨腫瘍の術後に摂食嚥下障害を認めた患者の経過報告書の一例を記載する．

〇〇〇〇年〇月〇日
リハビリテーション経過報告書

社会医療法人〇〇病院
リハビリテーション部

言語聴覚士　○○　○○先生　御侍史

　　　　　　　　　　　　　　　○○○○病院
　　　　　　　　　　　　　　　住所：〒○○○－○○○○
　　　　　　　　　　　　　　　電話：（○○）○○○○－○○○○（代表）
　　　　　　　　　　　　　　　部署：リハビリテーション部
　　　　　　　　　　　　　　　　　　言語聴覚士　○○　○○

　平素より大変お世話になっております．当院でリハビリテーションを行いました以下の患者の診療情報を提供いたします．ご高診，ご加療のほどよろしくお願い致します．

【患者氏名】○○　○○（○歳，右利き）
【診断名】左側下顎骨腫瘍　（T4aN0M0）
【既往歴】なし
【現病歴】○○病院でのCT撮影にて左側下顎骨体から筋突起，関節突起にかけて骨吸収像を認めた（第1病日）．当院にて化学療法，放射線療法開始となり，第155病日に胃瘻を造設した．いったん退院し，手術目的で第187病日に当院再入院となった．
【社会的背景】一軒家で独居．娘の定期的な訪問あり（1回/週）．
【ADL】日常生活動作は自立．食事は患者自身で胃瘻から注入．

【術前評価（第187病日）】
発声発語機能：顔面，舌の運動障害は認めず，開口範囲は1横指程度であった．
摂食嚥下機能：反復唾液嚥下テスト（RSST）は4回，改訂水飲みテスト（MWST）は5，フードテスト（FT）は5，水飲みテスト（WST）は2であった．胃瘻からは600 kcal/日で経腸栄養剤を注入．術前は残存能力の向上のため，頭部挙上訓練，舌運動，咳嗽訓練を実施した．

【術後評価（第197病日）】
手術詳細：下顎骨半側切除，左側頸部郭清術（レベルⅠ～Ⅲ），外側大腿皮弁再建，
　　　　　顔面神経再建（顔面神経本幹，頬枝，頬骨枝，側頭枝）
発声発語機能：左側の顔面下部を中心に腫脹を認めた．舌はわずかに動く程度で，左右運動，挺舌は困難であった．顔面は左顔面下部の麻痺があり，口唇閉鎖が困難であったため頻回に流涎を認めた．下顎運動は開口2横指程度．発話明瞭度は3，発話の自然度は4で，会話時は筆談が必要であった．
摂食嚥下機能：摂食嚥下能力のグレードはGr.3，摂食状況のレベルはLv.2であった．RSSTは1回，MWSTは3b，FTは4，WSTは実施不可であった．誤嚥リスクが高いと判断し，栄養手段は胃瘻からの注入のみとした．
1）嚥下造影検査（第215病日）
姿勢：90度座位，頸部屈曲
食材：水分（薄いとろみ・とろみなし），嚥下調整食2-2（ペースト状）
薄いとろみ：3 mLでは嚥下惹起後は喉頭侵入を認めず，咽頭残留も喉頭蓋谷に少量残留する程度．5 mLでは，嚥下前に少量口唇からこぼれ，嚥下後も口腔内残留を認めた．喉頭侵入は認めず，咽頭残留の程度も3 mLと同程度であった．

3. 頭頸部腫瘍に伴う摂食嚥下障害　167

水分：水分3mL，5mLともに喉頭侵入は認めなかったが，口唇からの取りこぼし，嚥下後の口腔内残留を認めた．水分30mLコップ飲みでは複数回に分けて摂取し，3口目で少量の喉頭侵入を認めたが，自己咳嗽にて嚥下後に喉頭内から排出された．

嚥下調整食2-2：自己摂取にて評価し，口唇からの取りこぼし，嚥下後の口腔内残留，口腔の移送不全，嚥下後の少量の咽頭残留があるものの，喉頭侵入は認めなかった．

主治医と相談のうえ，嚥下調整食2-2，薄いとろみから食事開始となった．

2）介入

介入は3～5日/週，1回20～40分で以下の通り実施した．

発声発語器官へのアプローチ

拘縮予防のための口唇周囲および顔面マッサージ，口唇閉鎖訓練，舌の可動域訓練，舌の筋力トレーニング（前舌奥舌挙上）

構音機能へのアプローチ

破裂音を中心とした単音から短文レベルでの構音訓練（/p//t//k/など）

摂食嚥下機能へのアプローチ

食事摂取による直接嚥下訓練，口腔移送や口腔内保持の訓練（吸引カテーテルを装着したシリンジで口腔移送を支援），咳嗽訓練

【退院時評価（第244病日）】

発声発語機能：舌の可動範囲は改善を認め，左口角への接触が可能となった．左顔面下部の麻痺は残存していたが，口唇閉鎖が可能となり，流涎が改善した．下顎運動は開口2横指程度まで開口可能となった．発話明瞭度は2，発話の自然度は3で，会話時の筆談が不要となった．

摂食嚥下機能：第232病日に嚥下調整食2-2を開始し，徐々に食事意欲の改善，摂取量の向上を認め，現在は経口摂取と胃瘻からの注入（300kcal/日）を併用．水分はとろみなしでコップから摂取可能．

【今後の方針】

今後は自宅退院を希望されていることから，引き続き口腔機能の改善を目的としたリハビリテーション，経口摂取量の増加，自宅退院に向けての食事形態調整の指導が必要と思われます．引き続き貴院でのご加療をお願い申し上げます．

文献

1）日本頭頸部癌学会：頭頸部癌診療ガイドライン2022年版．金原出版，2022．
2）日本頭頸部癌学会：全国登録2019年初診症例の報告書：Report of Head and Neck Cancer Registry of Japan. Clinical Statistics of Registered Patients, 2016. http://www.jshnc.umin.ne.jp/pdf/HNCreport_2019.pdf
3）口腔癌診療ガイドライン改訂合同委員会：口腔癌診療ガイドライン2019年版．金原出版，2019．
4）吉本世一：遊離皮弁壊死への対応．頭頸部外科，**27**（2）：141-144, 2017．
5）溝尻源太郎・他編：口腔・中咽頭がんのリハビリテーション　構音障害，摂食・嚥下障害．医歯薬出版，2000．
6）松浦一登：頸部郭清術における術中・術後合併症への対応と対策．頭頸部外科，**26**（3）：299-301, 2016．
7）Baijens LWJ, et al.：European white paper：oropharyngeal dysphagia in head and neck cancer. *Eur Arch Otorhinolaryngol*, **278**（2）：577-616, 2021．

（南都智紀）

4. 認知症に伴う摂食嚥下障害

1. 認知症の基本概念

(1) 認知症とは

「一度正常に発達した認知機能が後天的な脳の障害によって持続的に低下し，日常生活や社会生活に支障をきたすようになった状態」[1] と定義されている．したがって，精神発達遅滞などの先天的な障害や意識障害などの一過性の知的低下は認知症から除外される．

(2) 診断基準

認知症の診断基準には，世界保健機関による国際疾病分類第10版（International Statistical Classification of Diseases and Related Health Problems：ICD-10）[2] や米国国立老化研究所/Alzheimer 病協会ワーキンググループ基準（National Institute on Aging-Alzheimer's Association workgroup；NIA-AA）[3]，米国精神医学会による精神疾患の診断・統計マニュアル第5版（Diagnostic and Statistical Manual of Mental Disorders：DSM-5）[4] がある．

(3) 原因

認知症には様々な原因疾患や病態が含まれる（**表7-11**）．DSM-5 の下位分類では，アルツハイマー病，前頭側頭葉変性症，レビー小体病，血管性疾患，外傷性脳損傷，物質・医薬品の使用，HIV 感染，プリオン病，パーキンソン病，ハンチントン病，他の医学的疾患，複数の病因，特定不能に分けられる[4]．

(4) 病型

認知症には複数の病型がある．主な進行性の病型（疾患）には，アルツハイマー型認知症，血管性認知症，レビー小体型認知症，前頭側頭型認知症がある．疾患頻度は，アルツハイマー型認知症が最も多く 68.1％，次に血管性認知症 8.0％，レビー小体型認知症 7.6％，前頭側頭型認知症 2.7％となっている[6]．

(5) 症状

認知症の症状は，**中核症状**と**行動・心理症状**（behavioral and phychological symptoms of dementia：BPSD）に分けられる．**中核症状**とは，**認知機能の障害**のことをいい，注意障害，遂行機能障害，記憶障害，失語，視空間認知障害，失行，社会的認知の障害などがある．疾患ごとの機能低下部位を反映し，複数の障害が認められる．**行動・心理症状**とは，**認知症のみによって出現するとはいえない症状**のことをいう．行動面の症状として，多動，興奮，暴力，徘徊，脱抑制などがある．

つながる知識

【アルツハイマー病】

「アルツハイマー病」という用語は病理学的状態を指したり，「アルツハイマー病」による認知症症状が明らかになった段階での臨床症候群に対して用いられたりする．アルツハイマー型認知症の診断基準を満たした認知症を「アルツハイマー型認知症」という．

つながる知識

【アルツハイマー病の有病率】

福岡県久山町の縦断調査をもとに有病率の将来推計が報告され，各年齢層の認知症有病率が 2012年以降一定であると仮定した場合，推定認知症患者数は 2025年が675万人，2040年が802万人，2060年が 850万人と推定されている[5]．

表7-11 認知症の原因疾患一覧

原因	病型
神経変性	・アルツハイマー型認知症 ・レビー小体型認知症 ・前頭側頭型認知症 ・進行性核上性麻痺 ・大脳基底核変性症 ・ハンチントン病
脳血管障害	・血管性認知症
腫瘍	・脳腫瘍
外傷	・慢性硬膜下血腫 ・外傷性脳損傷
感染	・クロイツフェルト・ヤコブ病 ・脳炎 ・髄膜炎
その他	・甲状腺機能低下症 ・正常圧水頭症

（American Psychiatric Association, 2013[4]）

心理症状として，幻覚・妄想，不安・焦燥，抑うつ，意欲低下や無関心，無気力，睡眠障害などがある.

（6）病型別の認知症症状

①アルツハイマー型認知症

　記憶障害が中核的な症状である．記憶障害は，物を置いた場所を忘れる，出来事を思い出せないなど，エピソード記憶の障害から始まる．進行すると，見当識障害，失語，失認，失行，遂行機能障害，視空間認知障害，人格障害などの社会的認知障害が顕在化し，日常生活が障害されて生活機能障害を呈するようになる．これらの症状は，脳の萎縮部位と対応している.

　初期には，海馬や側頭葉の機能が低下し，記憶障害や見当識障害を認める.

　中期には，頭頂葉や側頭葉の機能が低下し，失語，失認，失行を認める.

　後期には，前頭葉，後頭葉を含む脳全体が萎縮し，最終的には無動・無言となる．行動・心理症状としては，抑うつ，意欲低下や無関心，無気力，不安・焦燥，物盗られ妄想や被害妄想などの心理面の症状から始まる．中期以降になると，徘徊，興奮，暴力などの行動面の症状を呈する．進行とともに多彩な症状が認められる.

②血管性認知症

　血管性認知症は，脳血管障害（脳梗塞，脳出血，くも膜下出血）に起因して生じる．イベントが起こるたびに認知機能が段階的に悪化する．症状は脳血管障害の局在によって異なる．そのため，記憶力の低下は認めるが，判断力は保たれているなど，症状にむらが出る．これを「まだら認知症」という．認知機能以外には，運動麻痺，感覚障害，構音障害，偽性球麻痺などを認める．行動・心理症状としては，感情失禁，意欲低下，うつなどを認める.

③レビー小体型認知症

　中核的な症状は，①進行かつ変動する認知機能障害，②繰り返す幻視，③レム期睡眠行動障害，④パーキンソン症状である．認知機能障害は，記憶障害が軽く，遂行機能障害，注意障害，視覚認知障害，視空間認知障害が目立つ．また，注意や覚醒レベルが数分〜数時間の日内変動や，数週〜数か月に及ぶ変動がみられることがある．④パーキンソン症状は，無動・寡動，筋固縮，安静時振戦が主徴候である．進行すると摂食嚥下障害，構音障害などが顕著になる.

④前頭側頭型認知症

　病変部位により３タイプに分類される．代表的疾患はピック病である．初期には人格変化や行動異常を認める．人格変化として無関心，脱抑制などがみられる．行動異常として自発性が低下したり，被刺激性の亢進や注意障害などが目立ったりして，熟考せずに自己中心的で短絡的な行動をとりやすい．これは，前頭葉・側頭葉の萎縮や血流低下がみられるためである．一方，側頭葉内側面や頭頂葉に病巣が及ぶことは少ないため，記憶障害や見当識障害，視空間認知障害，失行，失認などは出現しにくい．症状進行に伴い，行動異常，感情・情動面での障害がより鮮明になる．同じ場所をうろつく常同行為，何でも口に入れる異食，食行動の変化（好みの変化，偏食，過食，詰め込み）などを認める．言語機能では，初期に語想起困難，中期には反響言語，滞続言語になり，最終的には無言症になる.

2. 認知症による摂食嚥下障害

(1) 認知症の病型と摂食嚥下障害の頻度

七條[7]が認知症の病型と摂食嚥下障害の頻度について検討したところ，重度の摂食嚥下障害を呈したのは，血管性認知症が15.2％（30/197）と最も多く，次いでレビー小体型認知症14.8％（9/76），アルツハイマー型認知症8.4％（25/295），前頭側頭型認知症5.0％（2/56）の順であった．

(2) 認知症の症状進行と摂食嚥下障害との関連

例外も多いが，摂食嚥下障害の大まかな流れは下記の通りである．
- 初期から中期では**各認知症の特徴が大きく出る**．
- 中期から末期では機能障害が出現するため，病型別の特徴が消失し，摂食嚥下の機能障害の影響が大きくなる．つまり，取り込み困難，咀嚼・食塊形成困難，送り込み困難，咽頭残留，誤嚥，窒息などの問題が生じる．

(3) 病型別にみた摂食嚥下障害の初期症状（表7-12）

①アルツハイマー型認知症

摂食嚥下障害の主体は，認知機能障害とBPSDによる**先行期の問題**で，食行動の異常として捉えられる．軽度のアルツハイマー型認知症では30％に何らかの食行動の変化が認められる[9]．枝広ら[10]も，"ストローなどをさすこと" "食品パックの開封方法" などが理解できず食行動に混乱が生じる場合は，軽度でも3割近くにみられると報告している．嗅覚障害が初期から起こりやすく[11]，嗜好の変化や食欲低下に影響する．摂食嚥下障害は中等度から顕在化することが多く，重度になると手づかみによる食事，むせや食べこぼしなども目立ってくる．嚥下反射は寝たきり状態でも保たれる例が多い[12]．

②血管性認知症

摂食嚥下障害の症状は，障害された脳の部位・程度によって異なる．多くの症例で麻痺を伴うことがあり，自力摂取が難しくなる．**偽性球麻痺**がみられると，摂食嚥下障害の程度は重くなる[7]．偽性球麻痺によって舌咽神経や迷走神経，舌下神経が障害されるが，臨床上は三叉神経や顔面神経も障害される．

③レビー小体型認知症

認知機能の変動に伴い，食事がスムーズにできるときとできないときがある．パーキンソン症状の程度が摂食嚥下障害の重症度と関連する[7]．筋強剛や無動寡動は上肢，肘，手首などの可動性を制限するため，食物のすくい取りや口腔内までの取り込みが困難になる．

④前頭側頭型認知症

食行動の変化が現れる．特に，過食（多食と頻食を一括して行う），暴食（度を過ぎて飲食すること），異食（食品でないものを口にする）など誤嚥・窒息リスクを伴う食行動の異常が多いとされる．初期では食欲亢進や嗜好の変化が出現し，甘味を好むような偏食がみられる[11]．徐々に食習慣の変化，常同的食行動が出現し[13]，さらに進行すると，過食・暴食・異食などが現れるが，過食・暴食の食行動異常は，被刺激性の亢進や脱抑制，口唇傾向などの原因が考えられる．

つながる知識
【認知症の病型と摂食嚥下障害の頻度】

アルツハイマー型認知症と前頭側頭型認知症は，摂食（認知期から準備期）の障害が強くみられるのに対して，血管性認知症とレビー小体型認知症は，摂食の障害に加えて，嚥下（口腔期・咽頭期・食道期）の障害もみられる．

ここが重要
【摂食嚥下障害の初期症状】

認知症患者の症状を把握するときは，Leopoldの5期モデル[8]に沿って考えることが大切である．5期とは先行期（認知期，捕食期），準備期，口腔期，咽頭期，食道期のことである．中期から末期の機能障害では，咀嚼機能や嚥下機能の障害が出現する．つまり準備期，口腔期，咽頭期の障害がみられる．

ここが重要
【偽性球麻痺】

大脳から延髄に至る上位運動ニューロン（皮質延髄路）が両側性に損傷されることをいう．偽性球麻痺は皮質・皮質下型，大脳基底核・内包型，橋型の3型に分類される．皮質・皮質下型は認知機能障害を合併しやすい．

表7-12　病型別にみた摂食嚥下障害の初期症状

病型	病態	摂食嚥下障害の症状	5期モデルでの障害期
アルツハイマー型認知症	記憶障害	食べたことを忘れる. 食べる行為，食べ方がわからなくなる.	先行期
	見当識障害	食事をするときと理解できていない.	先行期
	失認	食物を食物だと認識できない.	先行期
	失行	食具の使い方がわからない.	先行期
	視空間認知障害	食具や食物を見落とす.	先行期
	遂行機能障害	食事を始めない. 他のことに気を取られる. 食事中に席を立つ. 嗜好の変化・偏食	先行期
	意欲低下	食欲の変化（空腹を感じない，食べすぎる）	先行期
血管性認知症	視空間認知障害	食具や食物を見落とす.	先行期
	抑うつ	食思不振	先行期
	失語	指示が理解できない.	先行期
	運動麻痺	食具操作困難	先行期（捕食期）
	偽性球麻痺	取り込み困難 咀嚼・食塊形成困難 口腔外流出 口腔内保持困難	準備期
		咽頭への送り込み困難	口腔期
		咽頭残留，誤嚥	咽頭期
レビー小体型認知症	視空間認知障害	食具や食物を見落とす.	先行期
	幻視	食物に虫が入っているようにみえる.	先行期
	パーキンソン症状（筋強剛や無動による運動障害）	自力摂取が困難	先行期（捕食期）
		取り込み困難 咀嚼・食塊形成困難 口腔外流出 口腔内保持困難	準備期
		咽頭への送り込み困難	口腔期
		咽頭残留，誤嚥	咽頭期
前頭側頭型認知症	脱抑制	早食い・食物を詰め込む. 他の人の食物でも食べてしまう.	先行期
	被刺激性の亢進	目についたものから食べてしまう.	先行期
	口唇傾向	気になったものを口に入れる.	先行期
	常同行動	食物・時間・場所にこだわる.	先行期
	失語	指示が理解できない.	先行期

3. 認知症患者に対する摂食嚥下障害の評価

　評価では，摂食嚥下機能面だけでなく，その他の医学的側面，生活面，関連行動面，言語機能面，認知機能面など，各種情報を収集する．その後，情報を分析して統合し，問題点を明らかにしていく．

表7-13　情報収集のポイント

	摂食嚥下にかかわる情報
診療録	診断名，合併症，病巣，現病歴，ゴール，リスク 肺炎などの既往歴 画像所見（CT，MRIなど） 意識レベル，理学的検査，ADL 生化学検査（CRP値，白血球数，アルブミン値など） 服薬薬剤などの処方 食事内容，栄養摂取方法（経口，経管，PEGなど） 栄養状態 呼吸状態（カニューレなどを含む） 視力・視野，聴力，歯の状態（義歯の有無）
看護記録	療養上の訴えと対応 血圧，体温の変化，排泄 摂食状況（姿勢，介助の有無と方法，摂取量・方法，とろみなど） 吸引（回数，痰の色・混入物）
患者・家族	＜病前・普段の諸状況について＞ ADL，食欲，摂取方法（食事時の姿勢，介助の有無，介助方法，とろみの使用など），摂取量，食事時間や摂食ペース，むせの有無（時間，タイミング），食事時の習慣，義歯の使用，食物の嗜好，ニーズなど 摂食嚥下障害の質問紙などによる摂食嚥下機能の評価・状態把握

（大熊るり・他，2002[14]　一部改変）

(1) 情報の収集

　情報収集における基本的な項目[14]を**表7-13**に示す．診療録や看護記録などから，医学的側面，生活面，関連行動面に関する諸情報を収集する．また，患者や家族との面接からも情報収集を行う．患者の性格や生活習慣といった社会的背景の把握は特に重要である．認知症では，患者本人からの訴えでは不十分なことも多いため，同居者や介護者からの話も総合して情報を得る必要がある．

　また，言語聴覚士だけでは得られない情報もあるため，他職種と情報を共有することも大切である．特に食事場面では多くの情報が得られる．

(2) 各種評価

　摂食嚥下障害の評価マニュアルが日本摂食嚥下リハビリテーション学会医療検討委員会から公表されている[15]．内容は基本情報からはじまり，認知機能，口腔の状態と機能，発声・構音機能，頸部・体幹・握力，呼吸機能，脳神経，脱水・低栄養，スクリーニング，画像検査，食事の全10項目から構成されており，非常に優れた評価法である（⇒ **228，229頁**「付録：摂食嚥下障害の評価2019」）．マニュアルには，詳細な実施方法も載っているので参照いただきたい．

　精密検査には，嚥下内視鏡検査や嚥下造影検査などがある．認知症患者は指示に従うことができず，定型的な検査を実施できない場合も少なくない．そのため，患者に応じて評価方法を取捨選択することや，再度構成して実施することが必要である．

(3) 情報の分析・統合

　臨床的な「問い」を立て，その答えを客観的なデータに基づいて**推論する思考過程**が必要である．例えば，「口を開けない」といった症状は，覚醒レベルが悪い，食物認知ができていない，患者の意思に合わない，口腔内の汚染が強い，顎の運動機能障害など様々な原因が考えられる．また，普段と違う環境では，「いつもと違う」

4. 認知症に伴う摂食嚥下障害　173

ことが混乱の要因となり，落ち着いて楽しく食事をすることができない．そのような環境下では，いつもと違う行動が出てしまうことがあり，認知機能の変化や健康状態の悪化が引き起こされることがある．これをリロケーションダメージといい，入院時や施設入所の最初の頃に多くみられることがある．

認知症による摂食嚥下障害の病態は，多様性と個別性に富んでいる．情報を分析・統合し，5期モデルに沿って問題解決策を立案する．

4. 認知症患者に対する摂食嚥下訓練

認知症患者に対して摂食嚥下訓練を行ううえで大切な点は，多彩な BPSD に対するかかわり方が重要なポイントになるため，①病態を把握したうえで対応方法を検討すること，②患者の性格やこれまでの生活環境を考慮し介入を行うこと，③環境調整や介助時の声かけなど，摂食行動への支援を行う際は柔軟に対応することである．

本項では，認知症の発症初期から中期における，いわゆる嚥下機能が保たれている，あるいは障害があっても軽微な病態への介入法について述べる．

1 間接訓練

間接訓練は複雑な手技もあり，患者の理解と協力がなくてはできない訓練が多い．そのため認知症患者によっては実施が難しい場合がある．患者の理解と協力が得られるようであれば，機能維持・改善を目的とした訓練を導入する．口腔ケア，のどのアイスマッサージ，嚥下器官のストレッチやマッサージなどは他動的に行う訓練であり，協力性が低くても比較的実施しやすい訓練である．

2 直接訓練（食事支援を含む）

認知症患者に対しては，いまある機能を最大限に利用して，できる限り安全に食事ができるような「食事支援」が重要となる[16]．「食事支援」では，病型別の特徴を把握しつつ，患者の性格やこれまでの生活環境を考慮し介入することが大切である．

(1) 基本的な流れ

直接訓練の基本的な流れは，①看護記録などから熱型，摂食量などを含む開始前の状態を確認，②訓練についての説明や声かけを行って覚醒の状況把握や SpO$_2$ などバイタルサインの確認，③摂食場所・姿勢など食事環境の設定，④口腔ケア，機能・感覚の賦活，意識レベルや摂食能力向上の訓練，⑤訓練開始の順である．特に，意識レベルは安全に食事をするうえでの前提条件であり，JCS 1 桁以上であることを確認する．

ここでは，③食事環境の設定を中心に述べる．

(2) 食事環境の設定

認知症患者では注意障害を伴うことが多い．食事動作は諸機能の協調により行われるが，一連の動作を円滑に遂行するためには注意機能の働きが欠かせない．そのため，食事に集中できる環境の設定，環境刺激のコントロールが必要となる．

174　第7章／疾患や病態に合わせたリハビリテーション

> **キーワード**
>
> **【転導】**
> 他から刺激があって注意の対象が移行すること.

①場所

　食堂は職員の目が届きやすいが，認知症患者にとっては注意が<u>転導</u>しやすい．周囲の様々な刺激の中から食事だけを選択し，それに集中し，維持することが難しく，混乱してしまうと摂食行動が適切に行えなくなる．注意が転導すると，口腔内の処理と咽頭への送り込みのタイミングが合わず，誤嚥を引き起こす可能性もある．騒々しくない部屋や個室が用意できるとよいが，別室などが用意できない場合は，カーテンなどで周囲の刺激を遮断できるとよい.

②テーブル

　食卓の周囲に気が散る刺激（新聞やカレンダーなど）がないように片づけて，テーブルに食物以外の物品がないようにする.

③食具

　基本的には使い慣れたものを使用する．観念失行の患者では，食具の使用が困難になる．食具を持つ，すくう，取り込むという系列動作を細分化し，必要に応じて介助する．運動麻痺，筋強剛や無動寡動など，上肢に運動機能障害がある場合は，自助具を導入する．スプーン（フォーク）では，柄が太く，長く，曲がっているものがよい．箸としては，バネ付き，グリップ付きがよい．また，皿の片側の縁が内側へ向き，高くなっているような，すくいやすい皿を選択するのもよい.

④食器・トレー

　食器に模様があると目を奪われてしまい，食事の進行が妨げられるため，できるかぎり模様のないシンプルな食器・トレーを使用する．患者と親和性があるものがよい．普段使用している湯飲みを導入するだけで著効する患者もいる.

⑤食器の位置

　半側空間無視の患者では，無視側の食物を見落とすことがある．対応としては非無視側を壁にした位置に座って食事をしてもらうことや，非無視側に食器を配置する.

⑥食事の提供方法

　複数の食器に注意を向けられないため，食器の数は少なくする（一皿提供）．おにぎりやパンなど手に持って食べられるものでもよい．ふりかけや調味料は，食品にかけた状態で提供する.

⑦食事内容

　管理栄養士と相談する．認知症患者のなかには嗅覚や味覚が低下する患者がいる．風味（カレーや黒コショウ，山椒など），温度（冷たい・温かいなど），味付け（香辛料，柚子，酢など）を変えるとよい．また，食欲をそそるような，美味しそうな盛り付けにする.

⑧テーブルと椅子

　テーブルと椅子の距離が離れていると，食物を口に運ぶまでに食べこぼす原因となる．また，テーブルと椅子の高さも大切である．テーブルが高いと頸部後屈になり，誤嚥しやすい．一方，テーブルが低いと前傾姿勢になりやすい．座高に合ったテーブルと椅子が準備できると理想的である.

⑨姿勢

　姿勢が崩れると，食事に興味がわかないばかりか，口腔咽頭での食物の流れに影

4. 認知症に伴う摂食嚥下障害　　175

響してタイミングが取りづらくなり，誤嚥しやすい．良肢位としては，骨盤を起こし脊柱を伸展させ，両側下肢の股・膝・足関節を90°に屈曲させた姿勢である．頭頸部は屈曲し，足底は床に接地する．

⑩声かけ

言語聴覚士が介入する理由や，訓練の必要性について説明する．食事中の声かけは食行動の障害に対して有効である．声かけの例としては，「食事の時間ですよ」，「今度は○○を食べましょう」，「口に入っていますよ」，「飲み込んでください」などがある．認知症患者では一度に多くのことを言われると，かえって混乱するため，声かけはできるだけシンプルにすることが大切である．

⑪ペーシング

多食や早食いは，窒息や誤嚥のリスクを招く．小さいスプーンへの変更や，小さいお皿で提供するなどして，ペースをコントロールする．液体の場合はストロー飲みにすると摂取量を抑えられるため効果的な場合がある．一方，食事が中断する患者は，原因を分析し対処する．

5. 摂食嚥下訓練の実例—重度認知症患者に行った訓練の実際

胆管炎を機に認知期の障害が進行した症例に対し，脱感作法を用いた取り込み訓練を行ったところ，摂食嚥下機能が改善した症例を報告する．

症例は70歳代女性．アルツハイマー型認知症の既往あり．病前はコード2～3（全粥・ペースト）を約1時間かけて介助摂取していた．食具はスプーンを使用しており，取り込みに問題はなかった．胆管炎を機に摂食嚥下障害が進み，食物の取り込みも困難となった．食物認知は不良，スプーンで下口唇に触れるものの，開口はしなかった．フードテストでは，口角に指を入れて頬に向かって引き，上下唇の開放部からスライスゼリー（以下，ゼリー）を舌背に入れ（以下，徒手的な口唇の開放）K-point を刺激すると，咀嚼様運動に続き嚥下反射が誘発された（図7-19）．むせや呼吸音の変化は認めなかった．本例は認知機能の障害が主な問題点であり，咽頭機能はおおむね良好で，食物を口腔内に取り込むことができれば咀嚼様運動に続き嚥下反射が起こることがわかった．

第19病日より，徒手的な口唇の開放の条件下で摂食訓練を開始した（藤島Lv.3）．より自然な取り込み方法の再獲得を目的に，スプーンによる取り込み訓練も行った．

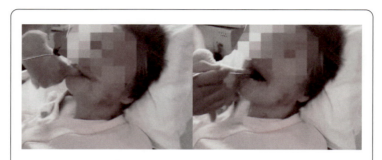

図7-19 徒手的な口唇の開放と食物の取り込み

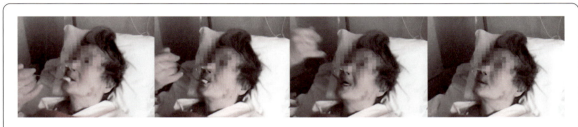

図7-20 口唇開放後の下口唇への持続的な刺激とスライスゼリーの取り込み

ゼリーで左右下口唇に交互に触覚的刺激を行うと徐々に口唇を開放したため，脱感作法を用いた取り込み訓練を行った（図7-20）．ゼリーを口腔内に入れようとすると，舌を突出したり，口唇閉鎖とのタイミングが合わなかったりして取り込みは困難であった．そこで，口唇を開放した際，ゼリーを口腔内に入れようとせず，下口唇に留めておくと，舌を突出せずに口腔内に取り込むことが可能であった．徐々に下口唇正中をゼリーで刺激するだけで，口唇の開放に続き，ゼリーの取り込み時間が短縮した．

第33病日より段階的に摂食条件を変更し，第50病日に他院に転院された（Lv. 7A）．

> **つながる知識**
> 【報告書作成上の留意点】
> 認知症による摂食嚥下障害は，周囲への対応も重要であることから，検査結果や訓練内容だけではなく，かかわり方（介助法・支援）についても記述する．

6. 報告書

言語聴覚士が行った初回評価やリハビリテーション科医師と行った嚥下内視鏡検査結果，本症例の摂食嚥下障害に対する介入について，報告書を作成した．

○○○○年○月○日

診療情報提供書

○○病院リハビリテーション部
言語聴覚士　○○先生

○△病院
言語聴覚士　○○△△

平素よりお世話になっています．以下の患者に関します診療情報をご紹介申し上げます．

患者氏名：＿＿＿＿＿＿＿＿　年齢：　○○歳
症例：70歳代女性
診断名：胆管炎
既往歴：X＋11年前からアルツハイマー型認知症を認めた．
初回評価（第17病日）：
①コミュニケーション：声かけにより開眼は可能であったが，質問に対する返答はみられなかった．口頭言語だけでなく，非言語的な表出も認めなかった．

②摂食嚥下機能：無歯顎．口輪筋反射や口尖らし反射が陽性．口すぼめ反射や口角反射が出現し，K-point 刺激も有効．食物認知は不良で，スプーンで下口唇に触れるも開口しなかった．フードテストでは，口角に指を入れて頬に向かって引き，上下唇の開放部からゼリーを舌背に入れると，咀嚼様運動に続き嚥下反射が誘発された．嚥下内視鏡検査では，ゼリーやペーストで少量の咽頭残留を認めたが，喉頭侵入・誤嚥は認めなかった．

経過（第19病日～第50病日）：

リクライニング位30度，頸部複合屈曲位，コード0j，スライスゼリー2g，介助摂取，徒手的な口唇の開放の条件から摂食訓練を開始した（藤島 Lv.3）．また，脱感作法を用いた取り込み訓練も行った．ゼリーで左右下口唇に交互に触覚的刺激を行うと，口唇が開放した．徐々に下口唇正中にゼリーを刺激するだけで，口唇が開放し，ゼリーの取り込み時間が短縮した．23病日より，スライスゼリーから山型ゼリーに変更した．33病日よりコード0～2（ゼリー・ペースト），38病日よりコード3（全粥）を取り入れた（Lv.4A）．40病日に一口量を3gに変更し，43病日に家族に介助方法を指導した．

現在は，リクライニング位30度，頸部複合屈曲位，コード0～3（粥・ペースト・ゼリー），一口量3g，介助摂取の条件で摂取している（Lv.7A）．取り込みも改善しており，1食25分程度で摂取している．

今後の方針：

入院前は全粥・ペーストを1時間かけて摂取していました．現状がゴールかと思われます．

以上，ご報告申し上げます．何かご不明な点がありましたらどうぞお問い合わせください．今後ともどうぞよろしくお願い申し上げます．

文献

1) 和田健二：認知症とは？．認知症ハンドブック第2版（中島健二・他編）．pp4-5，医学書院，2020.
2) World Health Organization：International Statistical Classification of Diseases and Related Health Problems. 10th Revision. World Health Organization, Geneva, 1993.
3) McKhann GM, et al.：The diagnosis of dementia due to Alzheimer's disease：recommendations from the National Institute on Aging-Alzheimer's Association workgroups on diagnostric guidelines for Alzheimer's disease. *Alzheimers Dement*, **7**(3)：263-269, 2011.
4) American Psychiatric Association：Diagnostic and Statistical Manual Disorders, Fifth Edition：DSM-5. American Psychiatric Association, Arlington, 2013.
5) 二宮利治・他：厚生労働省科学研究費補助金厚生労働科学特別研究事業．日本における認知症の高齢者人口の将来推計に関する研究．平成26年度総括・分担研究報告書．2015.
6) 地方独立行政法人東京都健康長寿医療センター：認知症疾患医療センターの機能評価に関する調査研究事業．令和元年度老人保健事業推進費等補助金老人保健健康増進等事業報告書．2019.
7) 七條文雄：認知症患者における摂食嚥下障害の検討．嚥下医学，**5**(2)：286-287, 2016.
8) Leopold N, et al.：Swallowing, Ingestion and dysphagia：A reappraisal. *Arch Phys Med Rehabil*, **64**：371-373, 1983.
9) Ikeda M, et al.：Changes in appetite, food preference, and eating habits in frontotemporal dementia and Alzheimer's disease. *J Neurol Neurosurg Phychiatry*, **73**：371-376, 2002.
10) 枝広あや子・他：アルツハイマー病と血管性認知症高齢者の食行動の比較に関する調査報告 第一報―食行動尾の変化について―．日本老年医学会雑誌，**50**(5)：651-660, 2013.
11) Frissoni GB, et al.：Overcoming eating difficulties in the severely demented. In Hospice care for patients with advanced progressive dementia, ed. by Volicer L, Hurley A Springar Publishing Company, pp48-67, 1998.
12) 「認知症疾患治療ガイドライン」作成合同委員会編，日本神経学会監修：認知症疾患治療ガイドライン2017. p97，医学書院，2017.
13) Langmore SE, et al.：Dysphagia in patients with frontotemporal lobe dementia. *Arch Neurol*, **64**(1)：58-62, 2007.
14) 大熊るり・他：摂食・嚥下障害スクリーニングのための質問紙の開発．日摂食嚥下リハ会誌，**6**(1)：3-8, 2002.
15) 日本摂食嚥下リハビリテーション学会医療検討委員会編：医療検討会作成マニュアル 摂食嚥下障害の評価．https://www.jsdr.or.jp/doc/doc_manual1.html（2023年1月7日）
16) 野原幹司：直接訓練と食事介助．日本在宅医学会雑誌，**10**(2)：103-106, 2009.

（佐藤豊展）

5. サルコペニアに伴う摂食嚥下障害

1. 基本情報

サルコペニアに伴う摂食嚥下障害は，サルコペニアの摂食嚥下障害（sarcopenic dysphagia）とも呼ばれる．

(1) 原因
全身および嚥下関連筋群のサルコペニアに起因する．

(2) 背景
高齢者の身体的な虚弱が背景に存在する．

(3) 評価
嚥下関連筋のサルコペニアは，舌圧計測や嚥下関連筋の超音波検査で評価可能である．「サルコペニアの摂食嚥下障害の診断フローチャート」（図7-21)[1]を使い，診断できる．

(4) 対応
早期介入，早期経口摂取開始，レジスタンストレーニングを含む運動療法と十分な栄養療法の併用が有用である．

> **キーワード**
> 【サルコペニアの摂食嚥下障害】
> 全身および嚥下関連筋の筋肉量減少，筋力低下による摂食嚥下障害である．

2. 背景因子

1 サルコペニア

(1) サルコペニアの概念
加齢により骨格筋量や筋力が低下し，その結果，身体機能が衰えることが知られ

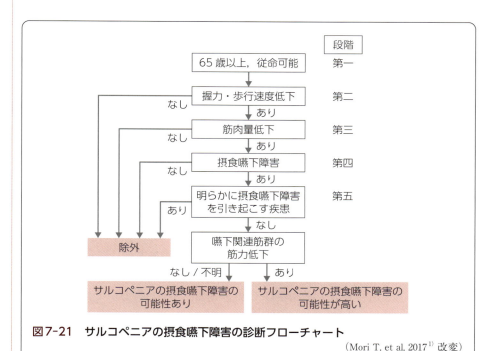

図7-21　サルコペニアの摂食嚥下障害の診断フローチャート
（Mori T, et al, 2017[1] 改変）

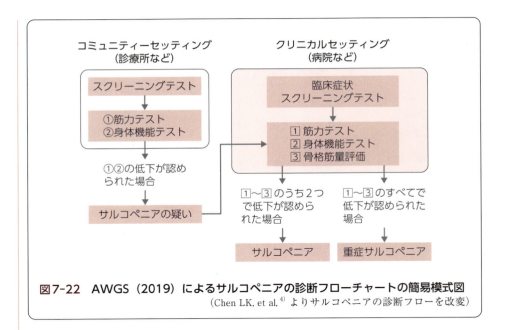

図7-22 AWGS（2019）によるサルコペニアの診断フローチャートの簡易模式図
（Chen LK, et al.[4]よりサルコペニアの診断フローを改変）

ている．サルコペニアの概念が提唱された当初は，筋肉量と筋力のみが注目されていたが，これらの衰えが身体機能に影響することがわかってきた．近年では，サルコペニアとは骨格筋の**筋力低下**や**筋肉量低下**とこれらに伴う**身体機能低下**のことを指す．European Working Group on Sarcopenia in Older People（EWGSOP）によるコンセンサス論文[2]では，サルコペニアとは「進行性で全身性の骨格筋疾患であり，転倒，骨折，身体障害，死亡率といった有害事象の可能性の増加と関連する」とされている．

(2) サルコペニアの診断フロー

EWGSOPの2つ目のコンセンサス論文（EWGSOP2）[3]では，筋力低下・筋肉量低下・身体機能低下があれば重症サルコペニア，筋力低下および筋肉量低下があればサルコペニア確実，筋力低下があればサルコペニアの可能性が高いと判断する．Asian Working Group on Sarcopenia（AWGS）による診断フローチャート診断法[4]では，診療所などで容易に実施可能なスクリーニングテストと病院などの高度な機器を用いる方法（骨格筋量評価方法）を組合せている（**図7-22**）．この基準では「骨格筋量・筋力・身体機能の低下がすべて認められる場合」には重症サルコペニアと判断し，「骨格筋量の低下と筋力低下がある場合」，または「骨格筋量の低下と身体機能の低下がある場合」にサルコペニアと判断する．

(3) サルコペニアの評価項目

EWGSOP2やAWGS以外にも診断基準は存在するが，いずれも「筋力」，「筋肉量」，「身体機能」が評価される（**表7-14**）．代表的なスクリーニングツールにSARC-FおよびSARC-Calfがある．筋力は握力が代表値とされることが多い．骨格筋量はDXA（dual-energy X-ray absorptiometry：二重エネルギーエックス線吸収法）やBIA（bioelectrical impedance analysis：生体電気インピーダンス法）を用いて計測することが推奨されている．スクリーニングテストには下腿周囲長を計測する方

表7-14　サルコペニアにおける代表的な評価方法

評価項目	代表的な評価方法
スクリーニング	SARC-F SARC-Calf
筋力	握力測定
骨格筋量	DXA (dual-energy X-ray absorptiometry) BIA (bioelectrical impedance analysis)
身体機能	快適歩行速度テスト 椅子5回立ち上がりテスト SPPB (short physical performance battery)

表7-15　サルコペニアの原因別の対応方法

原因		対応方法
1次性	原発性	レジスタンストレーニング，BCAA摂取
2次性	不活動	早期離床，早期経口摂取
	低栄養	栄養改善，運動負荷調整
	疾患	原疾患の治療，悪液質のステージに応じた対応
	医原性	入院時の不要な安静・栄養投与不足の是正 ポリファーマシーの是正

法がある．身体機能の計測には，快適歩行速度テスト，椅子5回立ち上がりテスト，SPPB（short physical performance battery）が用いられる．

(4) サルコペニアの原因

サルコペニアの原因を大別すると，1次性（原発性）サルコペニアと2次性サルコペニアに分類される．1次性サルコペニアは**加齢**によるもので，神経系・ホルモン・酸化ストレス・慢性炎症・運動量の減少・低栄養の影響を受ける[2]．2次性サルコペニアは，**不活動・低栄養・疾患に関連したもの**と**医原性**のものがある．40歳を過ぎると骨格筋量は年およそ1%程度減少する．

不活動とは，身体活動の低下を意味する．例えば何らかの疾患で入院した際に臥床時間が増えて運動量が減ることで廃用性筋萎縮が生じる．

低栄養とは，摂取エネルギーや蛋白質が消費エネルギーや必要蛋白量を下回り栄養状態が悪化することを指し，この際に骨格筋量が低下するリスクがある．

疾患に関連したサルコペニアは，肺炎や尿路感染症などによる急性炎症やALS，筋ジストロフィー，筋炎，外傷，悪液質により生じる．

医原性サルコペニアとは，入院時の不要な安静や栄養投与不足あるいはポリファーマシー（薬剤の多種類投与）により生じるサルコペニアのことである．

(5) サルコペニアへの対応方法

1次性サルコペニアの対応方法には，レジスタンストレーニングと運動後の分岐鎖アミノ酸（BCAA：branched chain amino acid）の摂取が有用である．2次性サルコペニアのうち活動に関連するサルコペニアには入院時の不要な安静・禁食の回避と早期離床・早期経口摂取が有用である．栄養に関連するサルコペニアには栄養改善を目標にした栄養管理が必要である．飢餓の場合は過度な負荷の運動療法は推奨されず，栄養状態に応じた運動負荷の調節が必要である．疾患に関連するサルコペニアの場合は原疾患の治療が優先される．悪液質が存在する場合は，そのステージに応じた栄養と運動負荷が必要である[5]（**表7-15**）．

2 リハビリテーションにおける栄養療法と運動療法の併用効果

リハビリテーション栄養とは，高齢者などに対し，「リハビリテーションの内容を考慮した栄養管理」と，「栄養状態を考慮したリハビリテーション」を行うことで，その概念や実施方法が定義されている[5]．サルコペニアを有する患者は低栄養の割

5. サルコペニアに伴う摂食嚥下障害　181

合が多いため，栄養についての知識あるいは多職種協働での対応が必要である．リハビリテーション栄養に関する多くの実践報告がなされ，栄養療法と運動療法の効果が示されているが，その具体的な実践方法が「リハビリテーション栄養ケアプロセス」として提唱されている[6]．

③ フレイルおよび関連する事象

(1) フレイル

"frailty" の日本語訳であり，「加齢に伴う予備能低下のため，ストレスに対する回復力が低下した状態」と定義されている[7]．フレイルは，要介護状態に至る前段階であり，身体だけでなく心理，社会的脆弱性などの多面的な問題を抱えやすい．

身体的なフレイルの評価には Fried らの評価法がある[8]．この評価法では，体重減少，主観的疲労感，日常生活活動量の減少，身体能力（歩行速度）の減弱，筋力（握力）の低下のうち 3 項目以上該当した場合は frailty，1～2 項目該当した場合は pre-frail，該当項目なしの場合は健常と判断される．わが国では，改訂日本版フレイル基準（J-CHS 基準）が作成されている[9]．

(2) 老嚥

加齢に伴う口腔や嚥下運動の低下に関連した老人性の摂食能力の低下は presbyphagia と呼ばれ，老嚥と訳される．老嚥は，摂食嚥下機能における「フレイル」に相当する状態のことである[10]．原則的に普通食の経口摂取は可能だが，わずかな嚥下能力の低下がある状態で，口腔粘膜や唾液腺の変性および味覚や口腔内の感覚の鈍麻，歯の欠損，喉頭閉鎖タイミングの遅延，食道入口部開大時間の延長，舌骨の移動範囲と速度の低下が報告されている．

(3) オーラルフレイル

口腔の虚弱状態を表す用語にオーラルフレイルがある．日本歯科医師会によれば「老化に伴う様々な口腔の状態（歯数・口腔衛生・口腔機能など）の変化に，口腔健康への関心の低下や心身の予備能力低下も重なり，口腔の脆弱性が増加し，食べる機能障害へ陥り，さらにはフレイルに影響を与え，心身の機能低下にまで繋がる一連の現象及び過程」とされている[11]．

(4) 背景因子とサルコペニアに伴う摂食嚥下障害の発症機序

サルコペニアが存在するから必ずしも摂食嚥下障害となるわけではないが，急性期病院のリハビリテーション患者のうち約 1/3 にサルコペニアの摂食嚥下障害が認められる[12]．サルコペニアの摂食嚥下障害は，フレイルや老嚥，オーラルフレイルの状態にある高齢者が入院することとなった場合に生じる可能性がある[13,14]．急性期病院の摂食嚥下リハビリテーションセンターの受診患者 4,443 名の調査では，約半数の患者の入院時の診断名は明らかに摂食嚥下障害を引き起こす疾患ではなかったと報告されている[15]．臨床経験上こうした患者の摂食嚥下障害の原因には未診断の神経筋疾患，脳梗塞，薬剤などが考えられるが，嚥下関連筋群のサルコペニアも原因の一つの可能性がある．

表7-16 計測可能な嚥下関連筋の筋肉量と筋力およびその検査機器

評価項目	検査機器
オトガイ舌骨筋横断面積	CT, MR, US*
顎二腹筋前腹	CT, US
舌横断面積	US
咬筋	MR, US
咽頭周囲の筋	MR
側頭筋	CT
最大舌圧	JMS舌圧測定器, IOPI®
開口力	開口力測定器
咬合力	咬合力測定器
咽頭圧	HRM (High resolution manometry)
口唇閉鎖力	IOPI®, 口唇力計測器

＊US：超音波検査装置

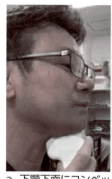
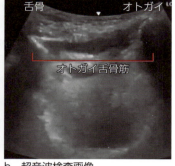

a. 下顎下面にコンベックス型プローブを接触させる.
b. 超音波検査画像

図7-23 超音波検査によるオトガイ舌骨筋の評価の実際
aのようにプローブを接触させるとbの検査画像を得ることができる. bにおいてオトガイと舌骨の間にある低輝度領域（黒い部分）をオトガイ舌骨筋と推定することができる.

3. 嚥下関連筋群のサルコペニア

嚥下関連筋群には，加齢性の筋力低下や筋肉量減少に関連する評価法や検査法が存在する（表7-16）．

1 嚥下関連筋群の筋肉量

(1) 検査機器
嚥下関連筋群の筋肉量は，CT，MRI，超音波検査で評価可能である．

(2) 対象となる筋とその特徴

①オトガイ舌骨筋

嚥下時に舌骨をオトガイ方向へ移動させ，喉頭の前方展開を促す重要な筋肉である．高齢者において面積が減少し，質が変化する[16,17]．超音波検査で図7-23の通り評価可能である．

②顎二腹筋前腹

サルコペニアによる摂食嚥下障害者の顎二腹筋前腹は，他の原因の摂食嚥下障害者に比べて面積が少なく輝度が高い（＝白く写る）[18]．

③咬筋

高齢者の咬筋は若年者に比べて容積が少なく[19]，厚みは嚥下機能と関連する[20]．

④側頭筋

側頭筋の厚さは，サルコペニアのスクリーニングツールであるSARC-Fの結果や摂食嚥下障害の重症度と関連する[21,22]．

⑤中咽頭周囲の筋

MRIの評価で高齢者は若年者に比べて横断面積が減少する[23]．

⑥内舌筋

超音波検査では高齢者の内舌筋の横断面積は若年者に比べて大きかった．すべての嚥下関連筋が一様に減少するわけではないことに注意が必要である[24]．

2 嚥下関連筋群の筋力

(1) 検査機器

嚥下関連筋群の筋力の評価には，舌圧計測器（JMS），開口力計測器，咽頭圧計測器（高解像度マノメトリー：high resolution manometry：HRM），咬合力計測器，口唇閉鎖力計測器が用いられる．

(2) 検査項目とその特徴

①最大舌圧

わが国では舌圧計測器による標準的データが存在し[25]，臨床的によく用いられる．最大舌圧は高齢者で低下し，サルコペニアやサルコペニアの摂食嚥下障害，舌の厚さと関連する[26]．The Iowa oral performance instrument（IOPI®）でも計測可能である．

②開口力

年齢やサルコペニアと関連する[27]．

③咽頭圧

HRM を用いた経時的な測定が可能である．

④咬合力

歯列や残存指数，筋力低下の影響を受ける可能性がある．

⑤口唇閉鎖力

IOPI® で計測可能で，訓練に応用することができる．

4. 診断方法

サルコペニアの摂食嚥下障害の検証された診断方法には「**サルコペニアの摂食嚥下障害の診断フローチャート**」（**図 7-21** 参照）[1] がある．このフローチャートでは，全身のサルコペニアと摂食嚥下障害は存在しているが，明らかに摂食嚥下障害を引き起こす疾患がなければサルコペニアの摂食嚥下障害の可能性あり，または可能性が高いと判断される．

フローチャートの第一段階と第二段階では，65 歳以上で全身にサルコペニアのある者を抽出する．第三段階で摂食嚥下障害のない者を除外し，第四段階で明らかに摂食嚥下障害を引き起こす疾患をもつ者を除外する．第五段階で嚥下関連筋群の筋力として最大舌圧が低下している者を「サルコペニアの摂食嚥下障害の可能性が高い」とし，最大舌圧の低下がない，あるいは計測なし（不明）の者を「サルコペニアの摂食嚥下障害の可能性あり」と分類する．フローチャートでは嚥下関連筋群の筋肉量は計測しないが，将来筋肉量の測定も加えた方法に改良が加えられる可能性がある．本フローチャートは，対象集団の中からサルコペニアのある者を抽出し，その中で摂食嚥下障害のあるものを選択できるように構成されている．

🔑 キーワード

【嚥下関連筋群の筋力】
ここで述べる筋力とは嚥下動作における間接的な筋力の指標で，嚥下筋が関連する一部の動作課題に対する結果である．

184　第7章／疾患や病態に合わせたリハビリテーション

表7-17 嚥下関連筋群のレジスタンストレーニングを含む訓練方法

対称となる筋群	訓練名称，方法	改善のあった指標
舌骨上筋群	頭部挙上訓練（⇒96頁「図6-22」）	咽頭残留減少
	嚥下おでこ体操（⇒96頁「図6-22」）	自覚的嚥下機能
	頸部等尺性収縮手技	舌骨移動，RSST
	徒手的頸部筋力増強訓練（⇒96頁「図6-22」）	舌骨移動
	CTAR（⇒97頁「図6-25」）	舌骨上筋群の筋活動量
開口に関連する筋群	開口訓練（⇒97頁「図6-26」）	食道入口部開大，舌骨移動
舌筋群	舌筋の抵抗運動（⇒92,93頁「図6-13〜17」）	舌圧
		舌圧
		舌圧
口輪筋	口輪筋の抵抗運動（⇒91頁「図6-10, 12」）	口唇の筋力
総合的な運動プログラム	"藤島式"嚥下体操セット	自覚的嚥下機能
	高齢者の発話と嚥下の運動機能向上プログラム（MTPSSE）	最大舌圧・フードテストなど（症例報告）

5. 嚥下関連筋群のレジスタンストレーニング

サルコペニアの摂食嚥下障害では，レジスタンストレーニングを含むリハビリテーションが有用である（**表7-17**）．舌骨上筋群，開口に関連する筋群，舌筋群，口輪筋が対象となる他，総合的な運動プログラムも提唱されているが，対象者には低栄養の者が多く存在するため，運動療法の際には栄養療法を加味したプランを立てる必要がある．

表7-17に示した訓練法の実施手続きは，第6章-2「言語聴覚士が行うリハビリテーションの手技・手法（⇒88〜110頁）を参照されたい．なお，頸部等尺性収縮手技（chin pull-push maneuver）は，頸部の関節運動を抑えて実施する前頸部の筋の抵抗訓練で，舌骨の移動と反復唾液嚥下検査のスコア改善が報告されている[28]．総合的な運動プログラムには，嚥下おでこ体操（⇒96頁「図6-23」）を取り入れた"藤島式"嚥下体操セット[29]や高齢者の発話と嚥下の運動機能向上プログラム（MTPSSE）[30]が含まれる．

6. 介入方針と関連因子

サルコペニアの摂食嚥下障害には，早期経口摂取開始[31]，早期リハビリテーション開始[32]，栄養療法およびレジスタンストレーニング[33]を含む運動療法が有用である．リハビリテーション計画立案の際には，予後に影響を与える因子を考慮する必要がある．サルコペニアの摂食嚥下障害の予後と関連する因子には，炎症[34]や下腿周囲長[35]，嗄声[36]，低栄養[37]があり，高齢者施設入所者では生命予後と関連する[38]．サルコペニアは低栄養と関連するため，栄養療法実施の際には必要エネルギーだけでなく体重増加を目指した「備蓄量」の追加を考慮する．

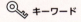
キーワード

【MTPSSE】
Movement Therapy Program for Speech & Swallowing in the Elderlyの略称．ディサースリアと嚥下障害に対するハイブリッドアプローチとして開発されたプログラム

Shimizu らは，回復期リハビリテーション病棟におけるサルコペニアの摂食嚥下障害のある患者の比較では，理想体重 1 kg あたり 30 kcal 以上/日のエネルギーを提供された群は 30 kcal 未満の群に比べて摂食嚥下障害の改善度が良好であったと報告している[39]．サルコペニアの摂食嚥下障害の背景には加齢性変化があり，予防の取り組みも重要な可能性がある．例えば介護予防事業などにおいて嚥下関連筋群の評価や訓練を取り入れ，サルコペニアの摂食嚥下障害を予防することなどが考えられる．

7. 言語聴覚士が行うリハビリテーション

サルコペニアの摂食嚥下障害の介入に際しては，リハビリテーションと栄養管理の双方を考慮した対応が重要である．炎症や外傷などによる侵襲と低栄養はサルコペニアの原因となる．したがって，サルコペニアの摂食嚥下障害者は，脳卒中などのサルコペニア以外の原因による摂食嚥下障害に比べて低栄養の頻度が高い[27]．低栄養である一方，サルコペニアの改善のために運動負荷を行う必要がある．このため「栄養からみたリハビリテーション内容の調整」，「リハビリテーションからみた栄養管理」を同時に行う必要がある．炎症が高度な場合は，筋肉や脂肪組織が分解される異化亢進状態となるため，運動の負荷量を調節する必要がある．こうした視点からの対応にはリハビリテーション栄養の考え方が有用で[4,5]，栄養サポートチームの介入を促すことも問題解決につながる．

また，嚥下関連筋群のみが特異的に減弱するケースはまれで，呼吸筋も減弱している可能性が高く，発声機能・咳嗽能力の低下も懸念される．摂食嚥下障害に喀出能力の低下が合併すれば肺炎のリスクが高まる．特にサルコペニアの摂食嚥下障害の場合には，言語聴覚士による訓練の際に呼吸訓練，発声訓練，構音訓練を通じ気道を防御する機能を支えることが重要である．同時に，摂食場面における食具・器具・器材の工夫も忘れてはならない．

8. 報告書

サルコペニアの摂食嚥下障害の患者について報告書を作成し，言語聴覚士の評価や訓練だけでなくサルコペニアと低栄養の対策についても記載した．宛先は，言語聴覚士ではなく担当者とし，広く情報共有するよう促すべきである．

〇〇〇〇年〇月〇日

摂食嚥下リハビリテーションに関する診療情報提供書

〇〇病院　回復期リハビリテーション病棟　〇〇〇〇様ご担当者様

○△病院　リハビリテーションセンター
言語聴覚士　○○△△

　平素よりお世話になっております．以下の患者様の摂食嚥下リハビリテーションに関する診療情報をご紹介申し上げます．

患者氏名：＿＿＿＿＿＿＿＿様　　　　　**年齢**：　85歳　男性

診断名：左大腿骨頸部骨折，誤嚥性肺炎

現病歴：○○○○年○月○日，自宅で転倒し当院に救急搬送．

既往歴：○○○○年　肺気腫，慢性閉塞性肺疾患
　　　　　○○○○年　胃癌　胃全摘術施行

経過：第1病日　左大腿骨骨頭置換術施行
　　　　第2病日　嘔吐あり，誤嚥性肺炎を発症し気管内挿管し人工呼吸開始
　　　　第3病日　中心静脈栄養開始
　　　　第7病日　抜管，ネーザルハイフロー開始，20L/分
　　　　第10病日　酸素3L/分へ
　　　　第18病日　中心静脈栄養中止　末梢静脈栄養へ

初期評価：第11病日
藤島の摂食嚥下能力グレード4　摂食嚥下状況レベル1
身長165.2cm　体重45.1kg　（通常時体重48.0kg）　MNA®-SF　3点（低栄養）
JCS I -2，下腿周囲長28cm　握力右5kg/左4kg
口唇閉鎖可能，舌運動巧緻性低下，軟口蓋挙上あり，改訂水飲みテスト3点，反復唾液嚥下検査1回，
MASA 135点，最大舌圧10kPa，オトガイ舌骨筋横断面積175.0mm^2．
無歯顎で上下総義歯はあるが不適合，口腔乾燥あり，
バーセルインデックス30点

嚥下リハビリテーション経過：
第11病日　間接訓練（呼吸訓練，発声訓練，構音訓練を含む）を開始，ゴール設定　「4週間で嚥下調
　　　　　整食を全量摂取する」
第12病日　昼のみとろみ茶，ゼリーで直接訓練開始（嚥下リハビリテーション学会基準1j）
第14病日　嚥下内視鏡検査，兵頭スコア7点
第15病日　グレード5，昼のみペースト食を開始（嚥下リハビリテーション学会基準2-1）
第16病日　義歯調整，上顎はリベースし，吸着良好
第22病日　グレード6，ペースト食×3へ，筋力トレーニング負荷増強
第29病日　嚥下造影検査，PAS（喉頭侵入・誤嚥の重症度スケール）4点
第30病日　グレード7，ソフト食開始（嚥下リハビリテーション学会基準3）
第37病日　転院

終了時評価：第36病日

グレード7　レベル7車椅子座位で自力摂取可能
体重46.5 kg，MASA 175点，最大舌圧15.0 kPa，バーセルインデックス65点

栄養：体重増加分を含め，必要エネルギーを1,600 kcalと設定した．
　　　　第18病日よりゼリー状の栄養補助食品を300 kcal/日追加した．

総括：在宅では普通食を摂取していましたが，液体でむせていたことから入院前より摂食嚥下障害があり，入院によりサルコペニアがさらに進行し，摂食嚥下障害が重症化したと思われました．投与エネルギーの目標を1,600 kcalとし，若干の体重増加と身体機能改善を認めました．栄養投与が進んだ第22病日より筋力トレーニングの負荷を段階的に上げました．今後は機能改善が続き，さらなる食形態のアップができると推定しています．引き続き栄養管理とリハビリテーションの継続についてご高配をいただけると幸いです．

文献

1) Mori T, et al.：Development, reliability, and validity of a diagnostic algorithm for sarcopenic dysphagia. *JCSM Clinical Reports*, **2**(2)：1-10, 2017.
2) Cruz-Jentoft AJ, et al.：Prevalence of and interventions for sarcopenia in aging adults：a systematic review. Report of the International Sarcopenia Initiative (EWGSOP and IWGS). *Age Aging*, **43**(6)：748-759, 2014.
3) Cruz-Jentoft AJ, et al.：Sarcopenia：revised European consensus on definition and diagnosis. *Age and Ageing*, **48**：16-31, 2019.
4) Chen LK, et al.：Asian Working Group for Sarcopenia：2019 Consensus Update on Sarcopenia Diagnosis and Treatment. *J Am Med Dir Assoc*, **21**：300-307, 2020.
5) Wakabayashi H, et al.：Rehabilitation nutrition for sarcopenia with disability：a combination of both rehabilitation and nutrition care management. *J Cachexia Sarcopenia Muscle*, **5**(4)：269-277, 2014.
6) Wakabayashi H：Rehabilitation nutrition in general and family medicine. *J Gen Fam Med 21*, **18**(4)：153-154, 2017.
7) フレイルに関する日本老年医学会からのステートメント https://www.jpn-geriat-soc.or.jp/info/topics/pdf/20140513_01_01.pdf（2022年12月閲覧）
8) Fried LP, et al.：Frailty in Older Adults：Evidence for a Phenotype. *J Gerontol A Biol Sci Med Sci*, **56**(3)：M146-M157, 2001.
9) Satake S, et al.：The revised Japanese version of the Cardiovascular Health Study criteria (revised J-CHS criteria). *Geriatr Gerontol Int*, **20**(10)：992-993, 2022.
10) Rofes L, et al.：Pathophysiology of oropharyngeal dysphagia in the frail elderly. *Neurogastroenterol Motil*, **22**：851-e230, 2010.
11) 公益社団法人日本歯科医師会：歯科診療所におけるオーラルフレイル対応マニュアル2019年版. https://www.jda.or.jp/dentist/oral_flail/pdf/manual_sec_01.pdf（2022年12月閲覧）
12) Wakabayashi, et al.：The Prevalence and Prognosis of Sarcopenic Dysphagia in Patients Who Require Dysphagia Rehabilitation. *J Nutr Health Aging*, **23**：84-88, 2019.
13) Wakabayashi H：Presbyphagia and sarcopenic dysphagia：association between aging, sarcopenia, and deglutition disorders. *J Frailty Aging*, **3**：97-103, 2014.
14) Fujishima I, et al.：Sarcopenia and dysphagia：position paper by four professional organizations. *Geriatr Gerontol Int*, **19**：91-97, 2019.
15) 森　隆志：栄養・摂食嚥下サポートチーム．総合リハビリテーション，**47**(1)：27-30, 2019.
16) Mori T, et al.：Ultrasonography to detect age-related changes in swallowing muscles. *Eur Geriatr Med*, **10**：753-760, 2019.
17) Feng X, et al.：Aging-related geniohyoid muscle atrophy is related to aspiration status in healthy older adults. *Gerontol A Biol Sci Med Sci*, **68**(7)：853-860, 2013.
18) Ogawa N, et al.：Digastric muscle mass and intensity in older patients with sarcopenic dysphagia by ultrasonography. *S Geriatr Gerontol Int*, **21**(1)：14-19, 2021.
19) Lin CS, et al.：Age- and sex-related differences in masseter size and its role in oral functions. *JADA*, **148**(9)：644-653, 2017.
20) González-Fernández, et al.：Ultrasonographic Measurement of Masseter Muscle Thickness Associates with Oral Phase Dysphagia in Institutionalized Elderly Individuals. *Dysphagia*, **6**(6)：1031-1039, 2021.
21) Sakai K, et al.：Temporal muscle thickness is associated with the severity of dysphagia in patients with acute stroke. *Arch Gerontol Geriatr*, **96**：104439, 2021.
22) Nozoe M, et al.：Reliability and validity of measuring temporal muscle thickness as the evaluation of sarcopenia risk and the relationship with functional outcome in older patients with acute stroke. *Clin Neurol Neurosurg*, **201**：106444, 2021.
23) Molfenter SM, et al.：Age-Related Changes in Pharyngeal Lumen Size：A Retrospective MRI Analysis. *Dysphagia*, **30**(3)：321-327, 2015.
24) Yamaguchi K, et al.：Ultrasonography Shows Age-related Changes and Related Factors in the Tongue and Suprahyoid Muscles. *J Am Med Dir Assoc*, **15**：766-772, 2020.

25) Utanohara Y, et al.：Standard values of maximum tongue pressure taken using newly developed disposable tongue pressure measurement device. *Dysphagia*, **23**：286-290, 2008.

26) Nakamori M, et al.：Tongue thickness measured by ultrasonography is associated with tongue pressure in the Japanese elderly. *PLoS One*, **15**(8)：e0230224, 2020.

27) Machida N, et al.：Effects of aging and sarcopenia on tongue pressure and jaw-opening force. *Geriatr Gerontol Int*, **17**(2)：295-301, 2017.

28) 岩田義弘・他：高齢者に対する頸部等尺性収縮手技（chin push-pull maneuver）による嚥下訓練. 耳鼻と臨床, **56**：S195-S201, 2010.

29) 長尾菜緒・他：藤島式嚥下体操セットの継続的な実施による嚥下障害症状改善効果体操セット実施群と未実施群の比較検討. 嚥下医, **7**(2)：262-272, 2018.

30) 西尾正輝：MTPSSE　第 1 巻 高齢者の発話と嚥下の運動機能向上プログラム：総論. 学研メディカル秀潤, 2021.

31) Maeda K, et al.：Tentative nil per os leads to poor outcomes in older adults with aspiration pneumonia. *Clin Nutr*, **35**(5)：1147-1152, 2016.

32) Miyauchi N, et al.：Effect of early versus delayed mobilization by physical therapists on oral intake in patients with sarcopenic dysphagia after pneumonia. *Eur Geriatr Med*, **10**：603-607, 2019.

33) Wakabayashi, et al.："Diagnosis and Treatment of Sarcopenic Dysphagia：A Scoping Review." *Dysphagia*, **36**：523-531, 2021.

34) Mori T, et al.：Association between Inflammation and Functional Outcome in Patients with Sarcopenic Dysphagia. *J Nutr Health Aging*, **26**(4)：400-406, 2022.

35) Kimura M, et al.：Calf circumference and stroke are independent predictors for an improvement in the food intake level scale in the Japanese sarcopenic dysphagia database. *Eur Geriatr Med*, **10**：1211-1220, 2022.

36) Wakabayashi H, et al.：Prevalence of Hoarseness and Its Association with Severity of Dysphagia in Patients with Sarcopenic Dysphagia. *J Nutr Health Aging*, **26**(3)：266-271, 2022.

37) Taguchi K, et al.：Association between Malnutrition Severity and Swallowing Function in Convalescent Rehabilitation Wards：A Multi-Center Cohort Study in Malnourished Patients with Sarcopenic Dysphagia. *J Nutr Health Aging*, **26**(5)：469-476, 2022.

38) Campo-Rivera N, et al.：Sarcopenic Dysphagia Is Associated With Mortality in Institutionalized Older Adults. *J Am Med Dir Assoc*, **23**(10)：1720.e11-1720.e17, 2022.

39) Shimizu A, et al.：Nutritional Management Enhances the Recovery of Swallowing Ability in Older Patients with Sarcopenic Dysphagia. *Nutrients*, **13**(2)：596, 2021.

（森　隆志）

6. その他（精神疾患患者，呼吸器疾患患者）の摂食嚥下障害

1. 精神疾患患者の摂食嚥下障害

　精神疾患とは，幻覚・妄想が主体の統合失調症や躁うつ病など気分障害が代表的であるが，最近増えてきている認知症，発達障害も精神疾患である. 精神疾患患者は 2017 年では約 420 万人，2020 年の患者数統計では入院患者が 236.6 万人，外来患者が 266.6 万人という統計が出ており，特に入院患者においては他疾患と比しても多い状況となっている[1].

■1 各種精神疾患の分類（病態別症状）

　精神疾患は，国際疾病分類 ICD-10（International Classification of Diseases）では下記のように分類されている（**表7-18**）[2]. 本項では，認知症（F0）およびアルコール中毒症（F1）における摂食嚥下障害については割愛して別項に委ね，統合失調症（F2），気分障害（F3）を中心に，精神疾患患者が何らかの原因で摂食嚥下障害を呈した場合について述べていく.

表7-18　精神疾患の分類

	ICD-10分類	概要
F0	症状性を含む器質性精神障害	アルツハイマー型の認知症，血管性認知症，他に分類されるその他の疾患の認知症など
F1	精神作用物質使用による精神及び行動の障害	アルコール使用〈飲酒〉による精神及び行動の障害，あへん類使用による精神及び行動の障害，大麻類使用による精神及び行動の障害
F2	統合失調症，統合失調症型障害及び妄想性障害	統合失調症，統合失調症型障害など
F3	気分［感情］障害	躁病エピソード，双極性障害〈躁うつ病〉，うつ病エピソード，反復性うつ病性障害など
F4	神経症性障害，ストレス関連障害及び身体表現性障害	恐怖症性不安障害，その他の不安障害，強迫性障害〈強迫神経症〉など
F5	生理的障害及び身体的要因に関連した行動症候群	摂食障害，非器質性睡眠障害など
F6	成人の人格及び行動の障害	特定の人格障害，混合性及びその他の人格障害など
F7	知的障害〈精神遅滞〉	軽度知的障害〈精神遅滞〉，中等度知的障害〈精神遅滞〉，重度知的障害〈精神遅滞〉，最重度知的障害〈精神遅滞〉など
F8	心理的発達の障害	会話及び言語の特異的発達障害，学習能力の特異的発達障害，広汎性発達障害など
F9	小児〈児童〉期及び青年期に通常発症する行動及び情緒の障害	多動性障害，行為障害，行為及び情緒の混合性障害小児〈児童〉期に特異的に発症する情緒障害など
F99	詳細不明の精神障害	精神障害，詳細不明

（厚生労働省：ICD-10（国際疾病分類）第5章 精神および行動の障害より抜粋）

2 主な精神疾患の摂食嚥下障害

　精神疾患患者は幻覚を生じるのが特徴であるが，統合失調症や気分障害の患者で味覚の異常[3]がみられることがある．幻味，幻臭などの幻覚症状が出現する[4,5]と拒食になるなど，摂食行動に異常をきたすことを念頭に置く．また，投薬の影響で味覚異常が生じることもあるため，精神症状由来なのか服薬の影響なのか鑑別が難しい部分もあるが，原因を考えながら対応することが必要である（**表7-19**）．

　精神疾患は多様な症状を呈するため，各分類の中にも詳細な診断名があり，複数の障害で重複がみられ，詳細が不明な障害もある．精神科医，心療内科医などの専門医をはじめ，主治医，公認（認定）心理師，ソーシャルワーカー，精神保健福祉士などと連携を取り，情報共有しながら支援を進めていく．

(1) 統合失調症

　統合失調症は，思考や心理のまとまりが障害される疾患である．生涯発症率は約1％とされており，決して稀有な疾患ではない．

　妄想や幻聴がみられる「妄想型」，若年で発症して人格が解体していく「破瓜型」，意欲の喪失や興奮が強まる「緊張型」，喜怒哀楽の減弱や無気力を呈する「単純型」があるとされる．また，一概に診断することが困難な病態もあり，臨床的な評価を鑑みていく必要があるとされる．

　陽性症状では妄想や幻聴などにより不穏な状態がみられ，食行動においても切迫

190　第7章／疾患や病態に合わせたリハビリテーション

表7-19 味覚異常の原因

1	亜鉛欠乏性味覚障害
2	薬剤性味覚障害
3	末梢性神経障害（顔面神経，舌咽神経，迷走神経）
4	中枢性神経障害（脳血管障害，頭部外傷，多発性硬化症など）
5	特発性味覚障害（原因不明であるが潜在的な亜鉛欠乏性味覚障害と考えられる）
6	全身疾患に伴う味覚障害（腎障害，肝障害，糖尿病など）
7	口腔疾患・唾液腺疾患に伴う味覚障害
8	心因性味覚障害
9	放射線治療による味覚障害

（嶋田昌彦，2007[3]）

した食事ペースや，強いこだわりから離れられないなどといったことが見受けられる[6]．一方，自発性，感情，興味，意欲が低下する陰性症状では，認知症状や食事への無関心，口腔機能（活用能力）低下がみられる．

　急性期の場合，生活の安定を図るために薬剤治療が中心となるが，薬剤の影響で過鎮静やパーキンソニズムが生じ，嚥下機能に影響を与える[7]．摂食嚥下機能低下が，薬剤の有害反応か，陰性症状からなのかを評価する必要があるため，主治医の治療方針に従っていく．摂食嚥下時にみられる特徴は，捕食時の取りこぼし，口腔内処理速度と巧緻性の低下による食塊形成不全，送り込み困難となることであり，嚥下時の窒息や誤嚥性肺炎を起こしやすい．また，日常生活上のセルフケアが困難になることで，歯磨きなどもおろそかになる場合もあり，歯の欠損やう蝕，および口腔内汚濁を呈しやすい．食思のこだわりについては，嗜好を容認し，本人の要望と実際の機能との妥協点を，拒否されないように提示していき，残存能力を引き出す丁寧な対応が必要である．幻聴の影響や思考のまとめが困難なことによるこだわりが強く，何かを思い込んでいる場合などがある（例：「コーラは身体によいので毎日飲みたい．飲めなかったら困る」「口が汚れるので○○以外は食べられない」など）．対応としては，率直に傾聴しながら根気強く良好な食行動を促す．先にも述べたが，幻味，幻臭などの幻覚症状が出現すると，拒食など摂食行動[3,4]に異常をきたすことを念頭に置く．

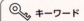

キーワード
【食思】
何かを食べたいという気持ちのこと．

(2) 気分障害（うつ病）

　抑うつ気分，興味・喜びの喪失，不安感，焦燥感，離人感，思考停止，微小念慮（妄想），うつ病性混迷などの様々な症状を呈する．そのため，食欲（低下，過食），倦怠感，口渇，便秘・下痢などがみられる．薬剤の副反応による過鎮静や嚥下機能の低下がみられることも特徴的である[8]．気分には日内変動もあるため，食事提供時間の工夫や気分の変化を受け入れながら声掛けし，食事を摂るきっかけづくりをする．食べられなかったことへの苦痛を誘発させないように提供量は少量からとする．食形態を機能に合わせる，など安全に食べられた成功体験を与えるエラーレスラーニングの視点をもつ．

　うつ症状による食欲減退のために栄養不良となり亜鉛が欠乏し，味覚異常をきたすこともある[9]．双極性障害に使用される炭酸リチウム[10]は亜鉛の排出作用がある

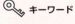

キーワード
【エラーレスラーニング】
「誤りなし学習」という学習法で，自尊心を傷つけない，自信を失わせないことを目的に，間違いを多くさせることなく行動を習得させること．

ため，約2割に味覚障害が出現するといわれているので，味覚障害の有無にも留意する．

（3）摂食障害

思春期から青年期にかけてみられる神経性やせ症，神経性過食症，過食性障害を指す．これらは食事の量や食べ方など，食事に関連した行動の異常が続き，体重や体型の捉え方などを中心に，心と身体の両方に影響が及ぶ病気である[11]．F5の摂食障害では，過食嘔吐に進行することが多いが，その際には口腔内に上がってくる胃酸により歯のエナメル質が溶ける症状がみられる．これにより歯の状態や口腔内環境の悪化がみられる場合があり，摂食にさらに影響を与えることがある．

（4）その他

知的障害（精神遅滞）（F7）や小児および青年期に通常発症する行動および情緒の障害（F9）でも摂食嚥下障害を呈することがあるが，これも本項では詳細を割愛する．

小児の場合には発達段階に合わせ成長に応じた対応が必要であり，小児科医や発達についての専門職（他職種）と連携して進めていくことが重要である．

3 精神疾患患者にみられやすい薬剤の影響

精神疾患患者においては薬の影響が摂食嚥下障害に大きく影響する[12]．なかでも統合失調症や気分障害に対しては抗精神病薬，抗うつ薬，抗不安薬など多剤投与が原因の場合も多いため，影響はより大きくなる．薬の種類によっては摂食嚥下機能に対して有害反応を呈することもあるため，患者の服薬状況についての情報は取りこぼしのないようにしたい．

副作用については過鎮静，抗コリン作用，錐体外路症状などが代表的である．過鎮静状態では食事に向かうことができるような行動を促すことから難渋するのに加え，たとえ口に食物が入ったとしても咀嚼しない，飲み込まないという症状が頻発する．抗コリン作用では口腔内乾燥が出現しやすいとされており，その影響についても同様に留意したい．

主に抗精神病薬といわれる一群の薬の薬理作用を大まかに比較するために用いる換算方法であるクロルプロマジン換算（CP換算）[13]は，どのくらいの量の抗精神病薬を使用しているかの目安となる数値であり，一般的に1,000 mg以上が大量投与の目安とされているが，この換算量に注目して現状の摂食嚥下障害への影響を鑑みることもできる．

また，食前や食後の服薬に難渋する患者も多い．錠剤やカプセルは形を変容できないまま水分とともに咽頭へ送り込むことが必要なため，口唇閉鎖力の低下や，口腔内圧が高められない，あるいは保てない場合は誤嚥や咽頭残留も起こしかねない．散剤の場合でも苦味への嫌悪で送り込まない場合がある．われわれは食事と服薬をまとめて捉えてしまいがちであるが，精神疾患患者はわずかな変化を受容できないこともあるため，服薬行為がその前後の食事に対する心理的負担や誤嚥などになっていないか慎重にみていく必要がある．

抗精神病薬を鎮静目的で使用している場合もみられるが，鎮静状態になると身体的，精神的活動性が低下し，薬剤性パーキンソニズムをきたすことがある．その結

つながる知識

【散剤】
粉薬や微粒剤，細粒剤といわれるものの総称．

果，ADL低下を引き起こし，転倒，骨折，誤嚥性肺炎の発生リスクが高まるため，薬剤投与の目的を把握して，服薬量調整について精神科医に相談することも検討していく．

4 精神疾患患者の食行動と嚥下機能評価

　精神疾患患者の摂食嚥下障害に対応する場合には，精神疾患の状況を確認してそのうえで行っていくことが望ましいが，摂食嚥下の各評価は，患者の状態に合わせて必要なものを無理のない範囲で行うことが大切である．精神疾患患者の精神状態に負の心理を増長させてしまい介入拒否を招かないようにしたい．

　評価後は，その結果だけで判断するのでなく，結果を導いた背景も推察し，評価結果の一つひとつを統合する．日常生活の食事場面に反映させる視点が大切である．

　摂食嚥下障害の評価介入の目的は，安全な経口摂取と精神活動の安定であるが，両者とも重要な側面であるため，どちらかのみを優先しすぎないように配慮しながら実施する．食行動を経時的に観察し，評価したうえで，対象者の思いを傾聴し，表出の手助けをしながらコミュニケーションをとっていくこと，さらには精神症状（陽性症状と陰性症状）に応じた食事設定までを踏まえた包括的な対応を心がける（図7-24）．

(1) 精神症状とせん妄の鑑別

　評価の前に精神疾患による症状が出ているのか，せん妄によるものなのかを鑑別する．

　高齢者のせん妄は認知症（F0）などの精神疾患によるものと間違われやすく，鑑別は必須である．例えば，せん妄は意識レベルの変化を伴い一過性の症状であるが，認知症の陽性症状は意識障害がなく慢性的な経過をたどる．また，せん妄は時間や場所が急にわからなくなる見当識障害から始まる場合が多く，注意力や思考力が低下して様々な症状を引き起こすとされている．せん妄は数日間から数か月間続く場合があるが，環境調整や薬物投与などの適切な対応をすることで改善してくること

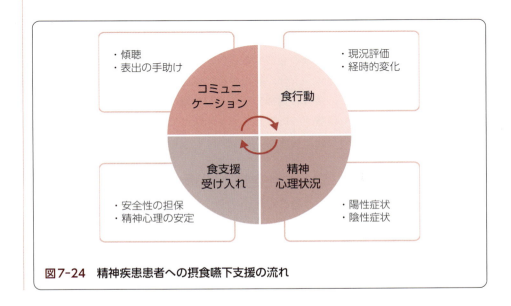

図7-24　精神疾患患者への摂食嚥下支援の流れ

表7-20 せん妄と認知症の特徴

	せん妄	認知症
発症	急激	緩徐
初発症状	錯覚，幻覚，妄想，興奮	記憶力低下
日内変動	夜間や夕刻に悪化	変化に乏しい
持続	数日から数週間	永続的
身体疾患	合併していることが多い	時にあり
薬剤の関与	しばしばあり	なし
環境の関与	関与することが多い	なし

（日本神経学会監修，2010[14]）

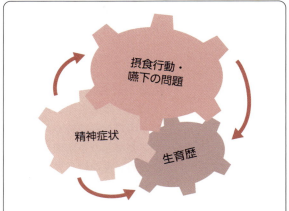

図7-25　精神疾患患者への摂食嚥下障害対応のモデル
摂食行動や嚥下の問題には，精神症状やその背景にある生育歴や生活歴の影響にも考慮して取り組む．

がある．せん妄が疑われる場合には，医師などへの迅速な報告が必要であり，症状の悪化を招かないようにする．

（2）せん妄の症状と原因

せん妄の症状には，睡眠障害，幻覚・妄想，見当識障害，情動・気分の障害，神経症状がある．せん妄の原因には，疾患によるもの，加齢，薬，入院・手術がある[14]．

原因疾患には，脳卒中，認知症，パーキンソン病，神経変性疾患，髄膜炎，脳炎，電解質異常，腎不全，癌，甲状腺機能異常，インフルエンザなどがある．

原因となる薬には，違法薬物の使用や急性アルコール中毒，モルヒネ，鎮静薬，睡眠補助薬，抗うつ薬，抗精神病薬，抗ヒスタミン薬，コルチコステロイド薬，筋弛緩薬，パーキンソン病治療薬（レボドパ）などの副作用によるものや，長期間服用していた薬剤の断薬時に症状が出るものがあるとされる（**表7-20**）．

このように，精神症状とせん妄との鑑別，すなわち急激に出現している症状が精神疾患本来のものであるのか，薬や入院手術などの外部刺激によるものなのかをみきわめつつ，せん妄の場合には適切な処置を行い，落ち着いた後に再評価を行うとよい．精神科病棟のない一般病院では，ICU（集中治療室）や，手術で使用する酸素や鎮静薬の影響，ストレスなどで生じるせん妄状態を精神症状の悪化と捉えてしまい右往左往することもあるので留意する．

5 精神疾患患者への摂食嚥下リハビリテーション

精神疾患患者の特徴は，自身の自己充足感の低下と並行して自身の健康管理が不十分になりがちであることである．口腔領域については，おおむね口腔衛生の維持が難しく，若年であってもう蝕や歯の欠損，歯周病などを呈していることが多い．妄想や幻聴による精神活動性の変化が日常生活動作に影響を及ぼし，口腔について過度に気にしたり，無視傾向に陥ったり，自己統制に支障をきたすこともある．精

神状態が安定していない場合には口腔清掃を無理強いすることなく，できることから徐々に行為の拡大を図ることが望ましい．

（1）精神疾患患者への摂食嚥下リハビリテーションの実際

①評価・検査で留意すべきこと

摂食嚥下およびそれに影響を与えている因子についての評価は，現状の把握と介入計画，加えて予後予測をするうえで欠かせないものである．しかしながら，精神疾患患者においては対面での評価の実施に抵抗を示すことも少なくない．対面での評価・検査が行えても，過度に緊張したり，答えをうまく表出できなかったりということがみられると，評価の妥当性も揺らいでしまいかねない．一方，対面での患者の態度や心理状況の把握もまた患者の全体像を把握する大切な側面であるため，検査結果だけでなく結果を導いた要因について読み取ることは重要である．

このような側面から，対面での評価と，行動観察による評価を柱とし，各々の目的に合わせて実施することで患者の全体像を分析していく．

②評価の進め方

評価の内容は，①身体観察，②行動観察，③データ（全身状態や摂食嚥下機能）評価，④食べること（摂食嚥下）に関する患者本人からの思いの聴取と現状認識の評価である[15]．

①身体観察

痩せていないか，清潔は保たれているか，姿勢はどうかなどの全体像を観察する．

②行動観察

評価を進めるうえで欠かせないことで，常同行為や精神運動興奮の観察をし，観察された行動が病態生理的なものであるのか，もともとの習慣として出ているものなのかをみきわめる必要がある．これらの行動特性を把握することで，異常所見をいち早く発見し早期対応へつなげたい．特に精神疾患患者の摂食嚥下障害では，摂食行動に変化がみられることが多い．例えば一気食いや詰め込み食べなどである．

また，全身的な筋力低下がありそうか，行動特性を引き起こしている原因は環境上みあたらないか（人的環境の変化，場の変化，物品の配置など）に目を向けることも重要である．服薬内容を確認し摂食嚥下障害を引き起こす可能性のある薬剤を服用していないか，既往症や合併症の影響はないかについても抽出する．

③データ評価

身体観察と行動観察から得た情報を，血液データや摂食嚥下機能評価などの客観的なデータと統合していく．

④食べることについての患者本人の思いと現状認識の評価

精神疾患患者の場合は特に心理面に配慮しながら進めていく必要がある．機能面での何らかの制限や調整の継続は，心理面とのバランスをみてどちらかに大きく傾かないようにしなければならない．心理面への配慮を欠けば恐怖を産み，介護拒否を招く可能性が高まるからである．

図7-25に示したように，精神疾患患者の摂食嚥下障害対応には障害を的確に評価するとともに，誤嚥や窒息のリスクを高めている可能性のある食行動の背景となっている精神症状を把握し，さらには現症にいたるまでの成育歴に食べることへの影響をもたらす背景があるかを理解してリハビリテーションや支援の方策を立てる

> **つながる知識**
> 【摂食嚥下機能評価】
> ベッドサイドでの臨床的評価から嚥下内視鏡検査，嚥下造影検査まで種々のものがある．

6. その他（精神疾患患者，呼吸器疾患患者）の摂食嚥下障害　195

とよい．環境因子および個人因子を掘り下げて患者の食行動や嗜好を鑑みながら進めることが精神疾患患者への摂食嚥下リハビリテーションの基軸である．

(2) 栄養面の調整と介入

摂食嚥下障害を呈した場合には低栄養と脱水が引き起こされる．低栄養や脱水は全身状態に影響し，虚弱状態に陥ると活動性の低下，意欲の低下へと悪化の一途をたどる．精神疾患患者は，食に対する意識が特異的で，食物や食事スタイルなどへのこだわりや思い込みが強く，対人関係を保つことが困難なため，指導や介護拒否などがみられることも多い．さらには，陽性症状もしくは陰性症状の時期により極端に摂取量に差が出たり，薬剤による副作用で発動性や意識レベルが変容することによって必要摂取量を安定して摂ることが難しくなったりする．そのため，医療側の摂食嚥下面への設定や指示が低栄養や脱水につながることもある．支援者が精神状態の安定を損ねないように留意して栄養量や水分摂取量を担保する必要がある．そのためには応用行動分析に着目して食事摂取を安全に促していくなど検討するとよい場合がある[14]．

キーワード
【応用行動分析】
人間や動物の行動を観察し，その行動がどのように環境と相互作用しているかを理解する科学的アプローチ．

2. 呼吸器疾患患者の摂食嚥下障害

呼吸器系の疾患には肺や気管支にかかわるものと呼吸筋にかかわるものとがある．両者ともに摂食嚥下障害をきたす原因に挙げられる．ここでは主に肺・気管支にかかわる疾患について述べる．

換気障害の分類を図7-26に示す．呼吸器疾患患者が誤嚥性肺炎を発症した場合においては，すでに肺機能が低下しているためリハビリテーションも慎重に遂行していく必要がある．

1 慢性閉塞性肺疾患（COPD）

呼吸器疾患の代表的なものとしては慢性閉塞性肺疾患（COPD）（図7-27）があり，摂食嚥下障害についての報告では約半数弱に摂食嚥下障害のリスクがあったとされる[1]．COPDは，タバコの煙などの有害物質が原因で肺が炎症を起こし，呼吸困難となる疾患である．有害物質が長期にわたって肺を刺激することで，細気管支炎を発症し，咳や痰が増加する．有害物質が肺胞にまで及んで炎症を起こすと，肺胞の壁が破壊され，古くなったゴム風船のように弾力がなくなり（肺気腫），空気をうまく吐き出せなくなる．

COPDの症状は，勢いよく吐けない，すなわち1秒率が低下する閉塞性の肺疾患（図7-26）の特徴を呈し，息切れ，頻繁な咳，痰が出るといった症状の他，喘鳴や騒々しい呼吸が挙げられる．また，進行していくと拘束性も合併して混合性の症状を呈するとされている[16]．呼吸機能は嚥下機能と大きく結びついており，特に，誤嚥した場合はいかに誤嚥物を喀出できるかが重要な要素であるにもかかわらず，COPDの病態である1秒率の低下は喀出能率を低下させ，誤嚥性肺炎の発症リスクを高める．西ら[17]によると，COPD患者における摂食嚥下障害リスクは少なくなく，COPD患者の摂食嚥下障害リスクの指標として，歯や義歯の適切さ，COPDの罹患期間の長さが報告されている．臨床では，誤嚥性肺炎を繰り返し発症しているCOPD

キーワード
【COPD】
Chronic Obstructive Pulmonary Disease

つながる知識
【慢性閉塞性肺疾患患者における摂食嚥下障害のリスク】
摂食嚥下障害リスクありと診断された者は46.8%であり，COPD患者における摂食嚥下障害リスクが少なくないことが推測されている．これらの影響要因を評価し，COPD患者の摂食嚥下障害のリスクをみきわめる必要がある．

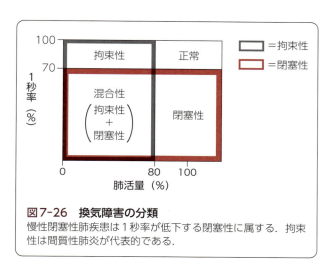

図7-26 換気障害の分類
慢性閉塞性肺疾患は1秒率が低下する閉塞性に属する．拘束性は間質性肺炎が代表的である．

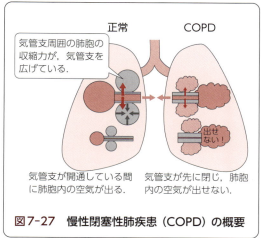

図7-27 慢性閉塞性肺疾患（COPD）の概要

患者をみることも少なくない．

2 薬剤の影響とその対応

　頻繁な感染呼吸器疾患には気管支拡張薬が用いられるが，この薬剤に含まれている抗コリン作用では，口渇症状がみられることに加え，咳止め薬は咳反射を鎮静させる．逆にいうと喀出力が低下するため，摂食嚥下障害を呈した場合には，嚥下機能に影響しうるこれらの要素について十分に収集して，主治医（呼吸内科医）からの指示を仰ぎ，呼吸機能については呼吸リハビリテーションを基礎に理学療法士らとも連携して行うことが必要である．口渇については食塊形成不良や口腔環境の汚濁を引き起こすため，頻回な口腔ケアと保湿に努めていく．

3 拘束性肺疾患

　吸気が難しくなる拘束性肺疾患では，間質性肺炎が代表的であるが，原因が特定できない特発性間質性肺炎と原因が明らかなものがある．原因が特定されているものは，薬剤性肺障害（抗がん剤，抗菌薬，抗不整脈薬，鎮痛解熱薬，抗リウマチ薬，漢方薬，サプリメントなどによる），膠原病肺（関節リウマチ，全身性エリテマトーデス，シェーグレン症候群，強皮症などの膠原病による），じん肺（アスベスト，シリカなどの職業性曝露による），過敏性肺炎（鳥，粉塵，カビなどによる）がある．咳や痰が認められる場合は，鎮咳薬，去痰薬などによる対症療法が行われることもある．これらに対しても薬の作用による口渇などに留意して呼吸リハビリテーションと併用しながら摂食嚥下障害に対応することが必要である．特に呼吸が苦しかったり喘鳴があったりする場合には，嚥下反射後の呼吸再開のリズムに乱れが生じることにも留意することを忘れないようにしたい．

文献
1) 厚生労働省統計情報白書，各種統計調査厚生労働統計一覧患者調査結果の概要，令和2年（2020）患者調査の概況：https://www.mhlw.go.jp/toukei/saikin/hw/kanja/20/dl/suikeikanjya.pdf
2) 厚生労働省（2018）．第5章　精神および行動の障害，基本分類表および内容例示表：https://www.mhlw.go.jp/toukei/sippei/dl/naiyou05.pdf

3) 嶋田昌彦：口腔内違和感味覚異常，口腔乾燥（口渇）など．臨床精神医学，**36**（増）：188-194，2007.
4) 切池信夫：精神疾患にみられる味覚・食欲異常．栄養—評価と治療，**27**：259-261，2010.
5) 板井貴宏・他：精神疾患に罹患し，味覚異常，口腔違和感を訴えた2症例．心身医学，**53**（8）：757-763，2013.
6) 髙橋清美：幻覚・妄想状態における食行動の変化．精神疾患の摂食嚥下障害ケア（髙橋清美，戸原 玄編）．pp18-20，医歯薬出版，2014.
7) 花木かおる：陰性症状が強い統合失調症患者における食行動の変化．精神疾患の摂食嚥下障害ケア（髙橋清美，戸原 玄編）．pp35-36，医歯薬出版，2014.
8) 髙橋清美：うつ状態に関連した摂食嚥下の問題．精神疾患の摂食嚥下障害ケア（髙橋清美，戸原 玄編）．pp28-30，医歯薬出版，2014.
9) 小野あゆみ・他：味覚低下症例とうつ病．耳鼻，**50**：328-333，2004.
10) 吉本早奈恵・他：炭酸リチウム内服患者における血清亜鉛値の探索的研究．日本臨床栄養学会雑誌，**43**（2）：132-137，2022.
11) 厚生労働省：みんなのメンタルヘルス：https://www.mhlw.go.jp/kokoro/know/disease_eat.htm 2021年9月18日閲覧
12) 髙橋清美，戸原 玄編：精神疾患の摂食嚥下障害ケア，第3章 向精神薬の有害反応による摂食嚥下障害の特徴とその支援．pp51-84，医歯薬出版，2014.
13) COMHBO 地域精神保健福祉機構：https://www.comhbo.net/?page_id=4370
14) 日本神経学会監修：認知症疾患治療ガイドライン2010，p9，医学書院，2010.
15) 植田耕一郎監修，石山寿子・他編著：医療従事者のための精神疾患のある人への食支援 食べる問題に応じたステップごとの対応．医歯薬出版，2022.
16) 独立行政法人 環境再生保全機構：https://www.erca.go.jp/yobou/zensoku/copd/about/02.html
17) 西依見子・他：慢性閉塞性肺疾患患者における嚥下障害のリスクと影響要因の検討．日摂食嚥下リハ会誌，**21**（3）：156-164，2017.

（石山寿子）

✓ 確認Check! ☐ ☐ ☐

・偽性球麻痺で問題となる高次脳機能障害について6つ上げてみよう．⇒134頁
・摂食嚥下障害を合併する主な神経筋疾患を4つ以上上げてみよう．⇒145頁
・頭頸部腫瘍による摂食嚥下障害と言語聴覚士による対応について述べてみよう．⇒161頁
・認知症患者に対する直接訓練の流れを述べてみよう．⇒174頁
・サルコペニアに伴う摂食嚥下障害に対するリハビリテーションで重要なことを述べてみよう．⇒186頁
・精神疾患患者に対する摂食嚥下評価の進め方について述べてみよう．⇒195頁

第8章 栄養と栄養管理

学習のねらい
- 摂食嚥下障害者に対する栄養管理と言語聴覚士の役割を理解する．
- 嚥下調整食の目的，異なる分類法とそれぞれの特徴について理解する．
- 非経口栄養の種類や特徴，適応例について理解する．

章の概要

- 摂食嚥下リハビリテーションにかかわる言語聴覚士に求められる栄養と栄養管理について解説する．
- 特に，複数の分類が存在する嚥下調整食の特徴と利用上の留意点，経口摂取以外の栄養摂取方法の選択肢や適応について説明する．

嚥下調整食分類

代表的な嚥下調整食の分類	・日本摂食嚥下リハビリテーション学会嚥下調整食分類2021 ・ユニバーサルデザインフード区分 ・特別用途食品「えん下困難者用食品」 ・スマイルケア食品 ・IDDSI framework（国際的な標準化を目指した分類例）

栄養療法

経口摂取以外の栄養摂取方法	経腸栄養／経管栄養	経鼻経管栄養，間歇的経管栄養，胃瘻など
	静脈栄養	末梢静脈栄養，中心静脈栄養

1. 言語聴覚士に求められる栄養の知識

1 栄養療法における言語聴覚士の役割

言語聴覚士は，摂食嚥下リハビリテーションにおいて，最前線で患者へと介入する職種である．特に，口からの食物摂取である経口摂取（**経口栄養法**）を検討するうえでは，重要な役割を果たしている．摂食嚥下障害を呈した患者はすべての栄養を経口摂取によって賄うことができないため，疾患や病態に応じて専門的な**栄養療法**が行われる．実際に，言語聴覚士も病院や施設では，<u>栄養サポートチーム</u>（nutrition support team：NST，図8-1）の一員として，摂食嚥下リハビリテーションの評価・訓練について多職種と共有および連携して進める．NSTは医師・栄養士が中心となり，栄養ケア・マネジメントを行う．言語聴覚士は摂食嚥下リハビリテーションを実施する際に多職種で定めた栄養サポートの目標を念頭に置くことが重要である．

> **ここが重要**
> 【栄養サポートチーム】
> 言語聴覚士はチームの一員として，対象者の摂食嚥下機能を多職種と共有することが重要である．多職種で摂食嚥下機能を把握することは，最良の栄養方法を模索することにつながる．

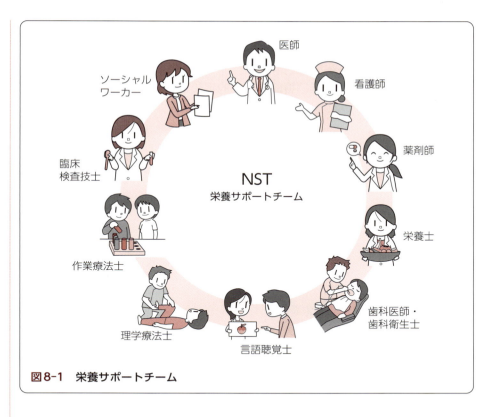

図8-1　栄養サポートチーム

2 嚥下調整食を把握する

(1) 嚥下に適した食品物性の把握

近年，超高齢社会の到来により，咀嚼機能，嚥下機能の低下を生じた患者が増加しており，病院・施設では物性や形態を調整した食事を<u>嚥下調整食</u>として提供している．言語聴覚士は調理にはかかわらないが，摂食嚥下機能を把握している職種のため，嚥下調整食の物性が適切であるか否か，栄養士・調理師・看護師から意見を求められることが多い．実際に，食品物性を栄養士や調理師とともに，<u>官能評価</u>（人間の感覚で評価すること）にて検討することが多い．そのため，嚥下に適した食品物性を正確に理解しておくことは摂食嚥下リハビリテーションを行ううえで重要である．しかしながら，言語聴覚士は食品学に関する専門知識を習得していないことが多く，食品物性や栄養素について正確に理解していないことも多い．嚥下調整食の形態および栄養素を把握し，直接嚥下訓練などで反映させることは栄養状態の改善につながる．

(2) 嚥下調整食の提供についてのマネジメント

近年では，嚥下調整食の分類を一般化する取り組みが行われており，**日本摂食嚥下リハビリテーション学会嚥下調整食分類2021**（詳細は第8章-2「嚥下調整食」参照⇒**203頁**）が国内で広く使用されている．この学会の分類では「とろみ」や「食事」の早見表が紹介されている．言語聴覚士は摂食嚥下機能に応じた適切な嚥下調整食の提供についてマネジメントする必要がある．言語聴覚士・栄養士・調理師・看護師などが協働し，一定の基準に基づいて適切な嚥下調整食を提供することは，栄養状態の改善やQOL向上につながる．多職種の介入が適切に行われること

ここが重要

【嚥下調整食】
言語聴覚士は嚥下調整食の選定に栄養士・調理師などとともにかかわるべきである．そして，食品物性を把握しておく必要がある．

ここが重要

【官能評価】
主観的要素を含むので，評価者の選定や条件の統一が必要である．

1. 言語聴覚士に求められる栄養の知識

によって，摂食嚥下リハビリテーションの質が向上する．

3 栄養補給法

（1）経口摂取の補助的手段としての経管栄養法

　栄養補給法には，経口栄養法と非経口栄養法がある．

　経口栄養法では，口から食物を取り込み，咀嚼・嚥下の後に，消化管で食物の吸収が行われる．**経口栄養法は栄養管理における栄養手段の一つ**であり，生理的かつ，最も優先されるべき栄養補給法である．しかし，摂食嚥下障害を呈した場合には，経口栄養法のみでは栄養が充足しないことがある．その際，非経口栄養法による栄養摂取を検討することとなる．例えば点滴などの**静脈栄養法**によって栄養素を身体に送り込む方法があるが，この方法では消化管が使用されないので，消化管の機能を保つことができない．そのため，補助的な手段として，チューブなどを介して栄養補給をする経腸栄養法が検討されるが，その中でも**経管栄養法**が優先的に選択される．

　経管栄養法には，鼻からカテーテルを入れて栄養剤を注入する**経鼻法**と，腹部や頸部の瘻孔から栄養剤を注入する**経瘻孔法**がある（詳細は第8章-3「非経口栄養」参照⇒**208**頁）．患者の状況に応じて，多職種で連携し最も適切な方法で栄養補給法を検討することになる．

（2）経腸栄養法

　近年では，早期<u>経腸栄養法</u>が提唱されているため，摂食嚥下評価を行う以前から，何らかの栄養療法が開始されることが大半である．また，言語聴覚士が介入する患者の多くは摂食嚥下障害を呈しているため，静脈栄養法や経管栄養法を導入している患者がほとんどであるが，実際に，チーム医療の中で言語聴覚士に求められているのは，経口栄養法への移行を目的とした摂食嚥下評価と訓練である．言語聴覚士は摂食嚥下評価，訓練を行う職種として，静脈栄養法や経管栄養法などのメリットとデメリットについて正確な知識を身につけておくことが重要となる．

> **📖 ここが重要**
>
> **【経腸栄養法】**
> 胃や腸を使用できるときには，できる限り使用することが望ましい．疾患によっては胃や腸を使用できないことがある．

4 リハビリテーションと栄養療法の関連について

（1）医原性サルコペニアの予防

　超高齢社会が到来した現代社会において，言語聴覚士が介入する患者の多くは，**老年症候群**（せん妄，認知症，フレイル，低栄養，褥瘡）やサルコペニアなどの全身性の骨格筋障害を呈した患者である（詳細は第7章-5「サルコペニアに伴う摂食嚥下障害」⇒ **179～189**頁）．近年，病院に入院したことによって発生する，**医原性サルコペニア**が問題視されている．医原性サルコペニアとは，病院での不適切な安静や禁食，不適切な栄養管理，医原性疾患（薬剤性の嚥下障害など）などによってサルコペニアを生じることを指す．早期離床，早期経口摂取，早期からの適切な栄養管理を行うことによって，医原性サルコペニアを予防することが重要である．

（2）レジスタンストレーニング

　摂食嚥下リハビリテーションの一環として，言語聴覚士もレジスタンストレーニング（抵抗訓練）を行う機会が増加している．そのため，言語聴覚士は筋機能が効率的に改善しているか否かモニタリングしつつ，多職種へ筋機能についてフィード

> **ここが重要**
> 【栄養介入と運動療法】
> 摂食嚥下リハビリテーションによって生じる，筋機能の変化などを多職種へ共有する必要がある．栄養介入と運動療法が奏効すれば，筋機能は効率的に改善する．

バックする必要がある．<u>栄養介入</u>は筋機能を効率的に改善させる一助になるため，筋機能に関する情報は，栄養介入の適切性を検証するうえで有用な情報になる．

しかしながら，老年症候群は多因子的であるため，身体的側面だけでなく，認知的側面，社会的側面に目を向けることも言語聴覚士が介入するうえで重要である．栄養療法における介入は，疾患ごとに栄養アセスメントおよび栄養ケアの方法論が異なるため，栄養管理のスペシャリストである，管理栄養士と連携したうえで，治療，ケア，介護などにかかわることが複雑な病態を改善させる．

（永見慎輔）

2. 嚥下調整食

1 嚥下調整食とは

嚥下調整食は，食事中の窒息や誤嚥などのリスクを減らすために提供される，<u>食感を変えた食事</u>のことである．図8-2のように，通常の食材を加工し，咀嚼や嚥下しやすくし，対象者の摂食嚥下機能に応じた適切な物性に調整する．

嚥下調整食は摂食嚥下障害者にとって有効な栄養アプローチ方法の一つであるが，その提供には注意が必要である．

2 嚥下調整食に求められること

嚥下調整食には，<u>豊富な栄養価と安定した物性の両方が必要である</u>[1]．嚥下調整食のみを摂取する人は，それによって栄養素を補給している．十分な栄養素を含む嚥下調整食ではない場合，それだけの摂取では栄養素不足に陥る可能性が高くなる．摂食嚥下障害者は低栄養に陥りやすい[1]ため，嚥下調整食は<u>十分な栄養素を含む必要がある</u>．適切に調整された嚥下調整食は嚥下障害者の栄養状態を改善させることが報告されている[2]．また，嚥下調整食はリハビリテーションを行うための訓練食としての役割もある．そのため，安定した物性であり，リハビリテーションを行ううえで安全な食事である必要がある．

3 嚥下調整食の分類

食感が変更された食品／液体の名称は，施設によって違いがある．施設間の名称の違いを標準化し，誰もが食形態を共通認識できるために，日本ではいくつかの嚥下調整食ととろみの分類がある．

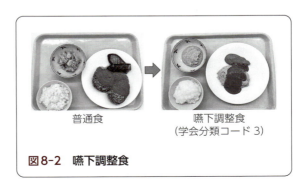

図8-2 嚥下調整食

> **つながる知識**
>
> 【リハビリテーション実施計画書】
> 医師がリハビリテーションを指示する際にその目的や方法などについて説明するための書類．リハビリテーションを開始するにあたっては，本書類を，ADL項目を測定したうえで作成することが必要である．
>
> 【栄養情報提供書】
> 入院中の栄養管理に関する情報を転院先など（医療機関，介護保険施設など）に提供することを目的とした文書．主に管理栄養士が作成する．退院時に書類作成とともに栄養指導を実施すると診療報酬が得られる．

（1）日本摂食嚥下リハビリテーション学会嚥下調整食分類2021

2013年に，日本摂食嚥下リハビリテーション学会が嚥下調整食を食物形態で分類した日本摂食嚥下リハビリテーション学会嚥下調整食分類（学会分類）2013[3]を提案した．この分類には食事ととろみの2種類があり，2021年に学会分類2021にアップデートされた．学会分類2021は学会分類2013と考え方は同じである．日本において学会分類2021は広く用いられており，リハビリテーション実施計画書，栄養情報提供書などの診療報酬上の書類の表記にも用いられている[4]．学会分類は，嚥下調整食を5段階，7種類（コード0t，コード0j，コード1j，コード2-1，コード2-2，コード3，コード4）で分類し（図8-3），とろみの段階を，3段階（「段階1 薄いとろみ」「段階2 中間のとろみ」「段階3 濃いとろみ」）で分類している[5]．

（2）ユニバーサルデザインフード区分

2003年に日本介護食品協議会が作成した食品区分（以下：UDF区分）である．UDFは，「そしゃく機能」への配慮を主としており，次に説明する特別用途食品に該当する「えん下困難者用食品」とは別物である．UDF区分は食形態を4種類（区分1，区分2，区分3，区分4）で分類し（表8-1），とろみの目安をとろみの強さ（＋〜＋＋＋＋），とろみのイメージ（フレンチドレッシング状，とんかつソース状，ケチャップ状，マヨネーズ状），とろみ調整食品の使用量の目安（g）で3つに分類している[6]．

（3）特別用途食品「えん下困難者用食品」

特別用途食品は，「乳児の

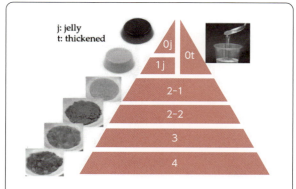

図8-3 日本摂食嚥下リハビリテーション学会嚥下調整食分類（食事）(Matsuo K, et al., 2020[3])

表8-1 ユニバーサルデザインフード区分

区分		区分1 容易にかめる	区分2 歯ぐきでつぶせる	区分3 舌でつぶせる	区分4 かまなくてよい
かむ力の目安		かたいものや大きいものはやや食べづらい	かたいものや大きいものは食べづらい	細かくてやわらかければ食べられる	固形物は小さくても食べづらい
飲み込む力の目安		普通に飲み込める	ものによっては飲み込みづらいことがある	水やお茶が飲み込みづらいことがある	水やお茶が飲み込みづらい
物性規格	かたさ上限値 N/m^2	$5×10^5$	$5×10^5$	ゾル：$1×10^4$ ゲル：$2×10^4$	ゾル：$3×10^3$ ゲル：$5×10^3$
	粘度下限値 $mPa·s$			ゾル：1,500	ゾル：1,500

（日本介護食品協議会[6] 改変）

発育や，妊産婦，授乳婦，えん下困難者，病者などの健康の保持・回復などに適するという特別の用途について表示を行う食品」のことをいう．特別用途食品として食品を販売するには，その表示について消費者庁長官の許可を受けなければならない．えん下困難者用食品は，とろみ調整用食品も含み，基本的許可基準と規格基準を満たす食品である必要がある[7]．

①えん下困難者用食品

a．基本的許可基準

・医学的，栄養学的見地から見て嚥下困難者が摂取するのに適した食品であること．
・嚥下困難者により摂取されている実績があること．
・特別の用途を示す表示が，嚥下困難者用の食品としてふさわしいものであること．
・使用方法が簡明であること．
・品質が通常の食品に劣らないものであること．
・適正な試験法によって成分又は特性が確認されるものであること．

b．規格基準

硬さ，付着性，凝集性において，規格基準が決められている．

②とろみ調整用食品

a．基本的許可基準

・液体に添加することでその物性を調整し，医学的，栄養学的見地からみて嚥下困難者に適当な食品であること．
・使用方法が簡明であること．
・適正な試験方法によって特性が確認されるものであること．

b．規格基準

以下のような粘度要件を満たすこと．
①溶解性・分散性：5 mm 以上の塊ができないか
②経時的安定性：30 分後でも一定の粘度が保たれるか
③唾液抵抗性：アミラーゼ添加後でも一定の粘度が保たれるか
④温度安定性（温度によって粘度が大幅に変動しないか）

（4）スマイルケア食

農林水産省が推進する「新しい介護食品」の食事分類である．介護食品の市場拡大を通じて，食品産業，ひいては農林水産業の活性化を図るとともに，国民の健康寿命の延伸に資するべく，これまで介護食品と呼ばれてきた食品の範囲を整理し，2013 年に「スマイルケア食」として新しい枠組みを整備した．かむこと，飲み込むことに問題があるかどうかで青，黄，赤の 3 色に分類され，全部で 7 分類（青 1 分類，黄 5 分類，赤 2 分類）ある．青は「かむこと・飲み込むことに問題はないものの，健康維持上栄養補給を必要とする方向けの食品」，黄は「かむことに問題がある方向けの食品」，赤は「飲み込むことに問題がある方向けの食品」である（**表 8-2**）[8]．

学会分類 2021 と他の食事分類との対応を**表 8-3**に示す．学会分類 2021 のコードが 0 に近いほど，咀嚼・嚥下の難易度が低い食形態となる．これを参考にし，対象者に適した食形態を選択する．注意点として，咀嚼・嚥下の難易度が低い食形態は，**栄養価が低いことが多くそれだけでは不十分**であることを念頭に置き，必ず補助の栄養補給を行うようにする．

つながる知識

【付着性】
食物が口腔内に張り付く度合いのこと．付着性が高すぎると口腔内や咽頭などに食物が張り付き嚥下障害のある方は誤嚥する可能性が高くなる．

【凝集性】
食物の口腔内でのまとまりやすさのこと．凝集性が高いことは，食塊形成の過程で飲み込みやすい塊を形成する能力のこと．

表8-2 スマイルケア食

最近食べる量が少なくなった，または体重が減った	⬟	青
容易にかめる食品	5	黄
歯ぐきでつぶせる食品	4	
舌でつぶせる食品	3	
かまなくてよい食品	2	
少しそしゃくして飲み込める性状のもの	2	赤
口の中で少しつぶして飲み込める性状のもの	1	
そのまま飲み込める性状のもの	0	

（農林水産省[8]）改変）

表8-3 学会分類2021と他の食事分類との対応

学会分類2021	UDF区分	特別用途食品	スマイルケア食	
0j		許可基準Ⅰ	0	赤
0t			0	
1j	区分4	許可基準Ⅱ	1	
2-1	区分4	許可基準Ⅲ	2	
2-2	区分4	許可基準Ⅲ	2	黄
3	区分3		3	
4	区分3，区分2，区分1		4	
	区分1		5	

（農林水産省[8]）改変）

4 嚥下調整食の名称の違い

　嚥下調整食の名称の標準化は患者の安全と専門家間のコミュニケーションを改善するために重要である．しかしながら，前述した通り嚥下調整食の名称の違いが施設間でみられる．例えば，**図8-4**のように同じムース食という名称であっても，施設Aでは学会分類のコード3に該当し，施設Bではコード1j～2-1に該当する場合がある．施設による食事の名称の違いは窒息や誤嚥のリスクを高める．標準化された嚥下調整食の名称は，患者が療養先を移動する際に重要であり，栄養情報提供書などを用いて申し送りされる必要がある．

5 日本と海外の嚥下調整食の違い

　食感が変更された食品／液体に関する名称の標準化は世界的にも試みられている．2015年に国際嚥下障害ダイエット標準化イニシアチブ（The International Dysphagia Diet Standardisation Initiative：IDDSI）がIDDSI Frameworkという嚥下障害の食事療法に関する枠組みを開発した[9]．IDDSI Frameworkはニュージーランド，英国，オーストラリア，カナダ，米国，イスラエル，アイルランドなど多くの国で実装されている[10]．IDDSI Frameworkは食事形態を5段階（regular/easy to chew, soft & bite-sized, minced & moist, pureed, liquidized）に分類し，とろみの液体も5段階（extremely thick, moderately thick, mildly thick, slightly thick, thin）に分類している[10]（**図8-5**）．IDDSI Frameworkと学会分類2021はpureedとcode 2-1 and 2-2のように類似した食事形態を有しているが，日本は独自の食形態分類となっている．IDDSI Frameworkと学会分類2021の違いを理解したうえで，食形態分類を使用することが必要である．

6 嚥下調整食の栄養強化

　嚥下調整食だけでは必要栄養量を確保しにくい．原因としては大きく2つ挙げられる．1つ目は食事形態を調整するために加水や特殊な調理を行うことで栄養素密度が低下することである．これにより低栄養および筋肉量減少をもたらすことが報

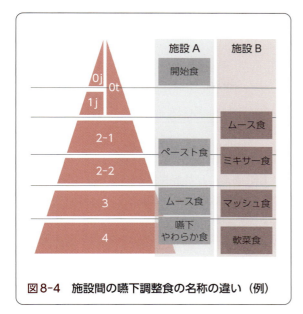

図8-4 施設間の嚥下調整食の名称の違い（例）

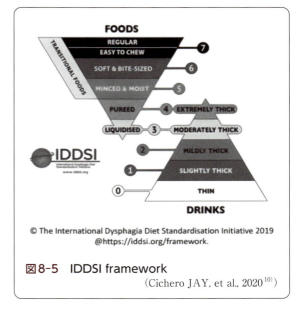

図8-5 IDDSI framework

(Cichero JAY, et al., 2020[10])

つながる知識
【MCT】
中鎖脂肪酸と呼ばれる油．一般的な油よりも消化・吸収が早く，すぐにエネルギーとして燃焼する特徴がある．少量でエネルギー充足を目的として食事に用いられている．

告されている[11,12]．2つ目は食欲不振である．嚥下調整食を摂取している嚥下障害者では，食欲が低下していることが報告されている[11]．また，窒息の恐怖や食形態が変化することによる食事の見た目の悪さも影響している可能性がある．これらの問題を解決する方法として，嚥下調整食の調理の際に，Medium Chain Triglcerides (MCT) などのオイル，粉末のたんぱく質，ビタミンを添加することで，栄養素密度を上げることと再形成による見た目の改善に有効とされている[13]．また，経口栄養補助食品の利用も推奨されている[14]．今後は，栄養素密度が高く，ボリュームが少なく，味や見た目が良く食欲をそそる嚥下調整食が求められる．

文献
1) Ueshima J, et al.：Nutritional Management in Adult Patients With Dysphagia：Position Paper From Japanese Working Group on Integrated Nutrition for Dysphagic People. *J Am Med Dir Assoc*, **23**：1676-1682, 2022.
2) Reyes-Torres CA, et al.：Design and implementation of modified-texture diet in older adults with oropharyngeal dysphagia：a randomized controlled trial. *Eur J Clin Nutr*, **73**：989-996, 2019.
3) Matsuo K, Fujishima I：Textural Changes by Mastication and Proper Food Texture for Patients with Oropharyngeal Dysphagia. *Nutrients* **12**：1613, 2020.
4) 厚生労働省：https://www.mhlw.go.jp/file/06-Seisakujouhou-12400000-Hokenkyoku/0000196441.pdf（accessed 2022/12/11）.
5) 日本摂食嚥下リハビリテーション学会 嚥下調整食委員会，栢下 淳，藤谷順子・他：日本摂食・嚥下リハビリテーション学会嚥下調整食分類 2021．日摂食嚥下リハ会誌，**17**：135-149, 2021.
6) 日本介護食品協議会：https://www.udf.jp/outline/udf.html（2022 年 12 月 11 日閲覧）
7) 消費者庁ホームページ：https://www.caa.go.jp/policies/policy/food_labeling/foods_for_special_dietary_uses/assets/food_labeling_cms206_20201117_02.pdf（2022 年 12 月 11 日閲覧）
8) 農林水産省：https://www.maff.go.jp/j/shokusan/seizo/kaigo.html（2022 年 12 月 11 日閲覧）
9) Cichero JA, et al.：Development of International Terminology and Definitions for Texture-Modified Foods and Thickened Fluids Used in Dysphagia Management：The IDDSI Framework. *Dysphagia*, **32**：293-314, 2017.
10) Cichero JAY, et al.：Release of updated International Dysphagia Diet Standardisation Initiative Framework（IDDSI 2.0）. *J Texture Stud*, **51**：195-196, 2020.
11) Shimizu A, et al.：Texture-Modified Diets are Associated with Poor Appetite in Older Adults who are Admitted to a Post-Acute Rehabilitation Hospital. *J Am Med Dir Assoc*, **22**：1960-1965, 2021.
12) Shimizu A, et al.：Texture-modified diets are associated with decreased muscle mass in older adults admitted to a rehabilitation ward. *Geriatr Gerontol Int*, **18**：698-704, 2018.
13) Wu XS, Miles A, Braakhuis A：Nutritional Intake and Meal Composition of Patients Consuming Texture Modified Diets and Thickened Fluids：A Systematic Review and Meta-Analysis. *Healthcare（Basel）*, **8**：579, 2020.

14) Rabadi MH, et al.：Intensive nutritional supplements can improve outcomes in stroke rehabilitation. *Neurology*, **71**：1856-1861, 2008.

（上島順子）

3. 非経口栄養

1 栄養投与経路

摂食嚥下障害などの理由により，経口摂取では十分な栄養や水分の摂取が困難な場合は，**経腸栄養**（enteral nutrition：EN）あるいは**静脈栄養**が必要となる（**表8-4**）．消化管が機能しており安全に使用できる状況であれば，原則として経腸栄養を選択する．腸管は，栄養の消化吸収のみならず，免疫を担う臓器でもある．腸管の長期間の不使用は，腸管粘膜の萎縮や免疫能の低下の原因にもなる．経腸栄養の利点を**表8-5**に示す．

イレウスや腸管虚血，難治性の嘔吐や下痢などの理由により，消化管を安全に使用できない場合には，静脈栄養の適応となる（**図8-6**）[1]．

表8-4 栄養投与経路

経腸栄養	・経口栄養 ・経管栄養 経鼻経管栄養：経鼻胃管，経鼻空腸チューブ 消化管瘻：胃瘻，腸瘻，経皮経食道胃管挿入（PTEG） 間歇的経管栄養（ITF）：間歇的口腔食道経管栄養法（OE法）など
静脈栄養	・末梢静脈栄養 ・中心静脈栄養

PTEG：percutaneuos trans-esophageal gastro-tubing
ITF：intermittent tube feeding
OE：intermittent oro-esophageal tube feeding

表8-5 経腸栄養の利点（静脈栄養との比較）

1. 腸管粘膜の維持（腸管粘膜の萎縮の予防）
2. 免疫能の維持，腸管内細菌の体内への移行（bacterial translocation）の回避
3. 代謝反応の亢進（ストレスに対する全身の反応）の抑制
4. 胆汁うっ滞の回避
5. 消化管の生理機能の維持（腸蠕動運動，消化管ホルモン分泌）
6. 中心静脈栄養時の合併症（カテーテル関連血流感染症や気胸など）がない
7. 長期管理が容易
8. 廉価

> **ここが重要**
> 【栄養療法】
> 栄養療法（経管栄養や静脈栄養）によって栄養状態が改善し，全身状態や嚥下機能が改善することがある．栄養療法を導入した後には，嚥下機能を再評価して，嚥下訓練のゴールを見直す．

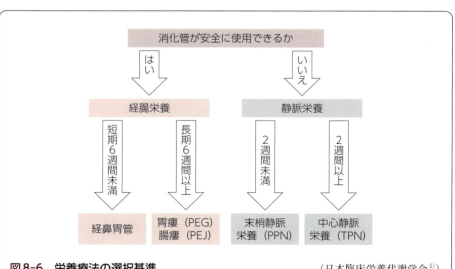

図8-6 栄養療法の選択基準

（日本臨床栄養代謝学会[1]）

2 経管栄養

経管栄養は，経鼻経管栄養や消化管瘻〔胃瘻（PEG），腸瘻（PEJ），経皮経食道胃管挿入（PTEG）〕などを用いて，経腸栄養剤を投与する（図8-7）．薬剤の投与には，チューブの閉塞などを避けるために<u>簡易懸濁法</u>を用いるとよい．

(1) 経鼻経管栄養（図8-7a）

経鼻的にチューブを挿入して，先端を胃内に留置する．簡便で広く用いられている方法である．チューブは，嚥下運動の妨げとならないように，チューブを挿入する鼻腔と同側の咽頭に留置する（図8-8）[2]．咽頭でのチューブの交差や太いチューブの使用は，嚥下時の喉頭蓋の反転を阻害することがあり，誤嚥のリスクになる．できるだけ細いチューブを用いる[3]．

(2) 胃瘻（図8-7b）

腹壁と胃壁の間に形成した瘻孔から，直接栄養剤を注入する方法で，長期的な経腸栄養が必要な患者で適応になる．経鼻胃管による咽頭の苦痛軽減や，介護者の負

> **つながる知識**
> 【簡易懸濁法】
> 経鼻胃管や胃瘻など，チューブから薬剤を投与するときには，簡易懸濁法（温湯で崩壊懸濁した薬剤をシリンジで吸って投与）を用いるとよい．粉砕した薬剤の注入は，チューブ閉塞などの原因となる．簡易懸濁法は，利点も多い．

> **ここが重要**
> 【経鼻チューブ】
> チューブが嚥下運動を妨げないように，チューブの太さ，咽頭に留置する位置などに配慮する．チューブの太さはフレンチ（Fr.）が用いられ，数字が小さいほど細い．嚥下訓練時には，8Fr.の細いチューブを用いるとよい．

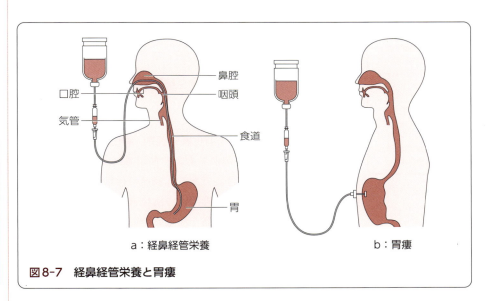

図8-7 経鼻経管栄養と胃瘻

a：経鼻経管栄養　　b：胃瘻

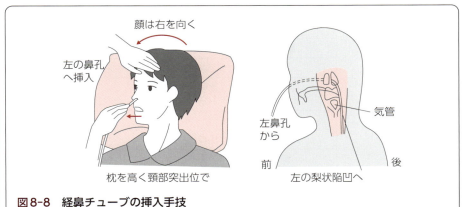

図8-8 経鼻チューブの挿入手技
左の鼻孔からチューブを挿入した場合，頸部を右に回旋して左の咽頭（梨状陥凹）に留置する．
（聖隷嚥下チーム，2017[2]）

担軽減も期待できる．上部消化管内視鏡を用いて造設する．超高齢者や終末期の患者に対する胃瘻の導入は，延命治療になることがある．しかし，その線引きは難しいことも多い．倫理的な議論が必要になることがある．

(3) 間歇的経管栄養法

注入のたびに口からチューブを挿入して先端を食道内に留置し，注入が終了したらチューブを抜去する（図8-9）[2]．間歇的経管栄養法（ITF）はしばしば行われる．経鼻から間歇的に行われることもあるが，経口から行われる**間歇的口腔食道経管栄養法**は **OE 法**と表記される．チューブを飲み込むこと自体が嚥下訓練となる．食道に注入することで食道の蠕動運動を起こし，生理的な食塊の流れに近づくため，消化管の働きが活発になり，下痢や胃食道逆流の減少を期待できる[1]．ただし食道の蠕動が悪い場合などは間歇的経口胃経管栄養法（OG 法）も行われる．

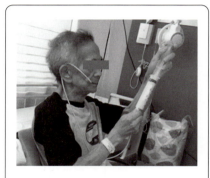

図 8-9　間歇的口腔食道経管栄養法（OE 法）
60代男性，延髄外側症候群による重度の摂食嚥下障害者．OE 法のチューブの自己挿入も可能となった．在宅で経管栄養を併用しながら経口摂取を継続している．

> **ここが重要**
> 【間歇的口腔食道経管栄養法（OE 法）】
> 延髄外側症候群による重度の球麻痺患者などでよい適応がある．食道入口部の開大不全に対してバルーン法を行う際には，経鼻胃管はバルーンを引き抜いた際に抜けることがあるため，OE 法の導入を検討するとよい．

3 栄養剤の種類

窒素源の違いから，**半消化態栄養剤，消化態栄養剤，成分栄養剤**に分類される（表8-6）．半消化態栄養剤が最もよく使用される．半消化態栄養剤は，味や香りも比較的良好で経口摂取も可能である．製剤の種類も多い．

消化態栄養剤や成分栄養剤は，消化吸収能が低下した手術後や炎症性腸疾患などが適応となる．浸透圧が高く注入に時間を要する．風味はよくないため，経口には適さずチューブ栄養に適している．

表8-6　経管栄養剤の種類と特徴

	半消化態栄養剤	消化態栄養剤	成分栄養剤
窒素源	蛋白質	アミノ酸，ペプチド	アミノ酸
糖質	デキストリン	デキストリン	デキストリン
脂質	比較的多い 20〜30%	少ない 25%	極めて少ない 1〜2%
繊維成分	±	−	−
味・香り	比較的良好	不良	不良
消化	必要	ほとんど不要	不要
残渣	あり	極めて少ない	極めて少ない
浸透圧	比較的低い	高い	高い
消化管機能の状態	正常〜軽度傷害	低下	低下
投与経路	経口，チューブ	チューブ	チューブ

4 静脈栄養

末梢静脈内に栄養素を投与する**末梢静脈栄養**（peripheral parenteral nutrition：PPN）法と，太い中心静脈内に投与する**中心静脈栄養**（total parenteral nutrition：TPN）法がある．

(1) 末梢静脈栄養

四肢の末梢静脈に短いカテーテルを挿入して，比較的浸透圧の低い輸液を投与する方法である．主に水分や電解質の補充が基本となる．ブドウ糖液，アミノ酸製剤，脂肪乳剤を用いることで，最大で約1,000 kcal/日のエネルギーを投与できるが，栄養療法としては不十分であるため，長期の栄養管理には不向きである．

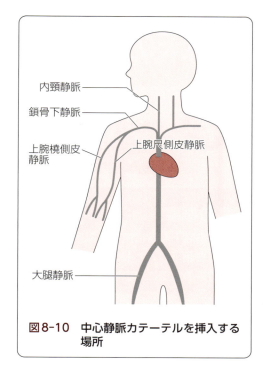

図8-10 中心静脈カテーテルを挿入する場所

(2) 中心静脈栄養

静脈から心臓付近の中心静脈に太いカテーテルを留置して，高カロリー輸液を投与する．カテーテルは内頸静脈，鎖骨下静脈，大腿静脈から挿入することが多い（**図8-10**）．高浸透圧の高カロリー輸液を用いるため，1,000〜2,500 kcal/日程度までの栄養を投与できる．末梢静脈からは，浸透圧が高く静脈炎を起こすため，投与できない．

穿刺時の安全面から用いられる末梢挿入型中心静脈カテーテル（peripherally inserted central catheter：PICC）は，上肢の末梢から挿入するカテーテルである．挿入が比較的容易で，挿入後の感染リスクが低く，長期使用が可能である．皮下植え込み型ポート（CVポート）は，胸部の皮下に埋め込むことが多く，造設に小手術が必要である．シリコンゴムに中心静脈栄養や抗がん剤などを注入できる．

文献

1) 日本臨床栄養代謝学会：静脈経腸栄養ガイドライン 第3版 Quick Reference．https://www.jspen.or.jp/wp-content/uploads/2014/04/201404QR_guideline.pdf
2) 聖隷嚥下チーム：嚥下障害ポケットマニュアル第4版．pp215-221．医歯薬出版，2017．
3) 大野 綾・他：経鼻経管栄養チューブが嚥下障害患者の嚥下に与える影響．日摂食嚥下リハ会誌，**10**(2)：125-134, 2006．

（國枝顕二郎）

✓ 確認Check! ☐ ☐ ☐

- 栄養サポートチームを構成する代表的な職種を挙げてみよう．⇒201頁
- 日本で用いられている代表的な嚥下調整食分類を列挙してみよう．⇒204頁
- 非経口栄養に分類される栄養摂取法を5つ以上挙げてみよう．⇒208，209頁

第9章 臨床のあり方と留意点

- 摂食嚥下リハビリテーションにおけるリスクとその管理について理解する．
- 摂食嚥下障害児者に対する臨床倫理について理解する．
- 摂食嚥下リハビリテーションに求められる多職種連携を理解する．
- 摂食嚥下障害領域での遠隔診療の現状と将来性について理解する．

章の概要

- 摂食嚥下障害に携わる臨床現場で求められるリスク管理や倫理的判断について解説する．
- 摂食嚥下リハビリテーションにおける多職種連携の重要性と連携の形態，遠隔診療の実情や将来の展望について紹介する．

臨床現場の動向や留意点

摂食嚥下リハビリテーションで求められるリスク管理	・窒息，誤嚥，嘔吐，感染などへの対応
摂食嚥下障害と倫理の問題	・倫理の4原則や4分割法を用いた問題の整理と倫理的価値判断
多職種連携とチームの形	・様々な専門職種による垣根を越えた協働
遠隔診療の現状と将来性	・摂食嚥下リハビリテーション領域における実施の限界と期待される発展

1. 摂食嚥下リハビリテーションにおけるリスク管理

1 摂食嚥下リハビリテーションに伴うリスク

言語聴覚士が直接嚥下訓練（食物・飲料を用いた経口摂取の訓練）や口腔ケアを行うとき，患者は非常に高いリスク環境に置かれている．言語聴覚士には，訓練の前に情報を十分に収集し，リスクを評価する手段・ツールを準備して臨み（リスクアセスメント），急変が起こらないように<u>リスク管理</u>する力が求められる（リスクマネジメント）．

2 リスクアセスメント

訓練を行う前に，診察記録からまず患者のバイタルサイン〔体温，脈拍，経皮的動脈血酸素飽和度（SpO$_2$），血圧，呼吸回数〕がいつもと変わらないかを確認する．さらに，リハビリテーションを行う際はバイタルサインを計測できる器具を持参する．患者と対面したら，上記に加えて**意識状態**がいつもと同じか，会話が可能かも確認する．

摂食嚥下リハビリテーションにおいて遭遇する可能性が高い事象として，**窒息**，**誤嚥**，訓練中の**嘔吐**，**喉頭けいれん**，**迷走神経反射**，吸引などによる**気道粘膜の損傷**，**誤飲**（口腔ケア用のスポンジブラシの頭部，部分入れ歯などの誤飲）などが挙げられる．また<u>低栄養や脱水</u>の可能性もある．

ここが重要

【リスク管理の原則】
摂食嚥下障害の訓練において，リスク管理は生命線である．リハビリテーションで廃用の予防ができたとしてもリスク管理がうまくいかずに原疾患を増悪させたり，再発させたりしては意味がないからである．原則は常に「安全なら前進・危険なら撤退」である[1]．

つながる知識

【低栄養や脱水】
経管栄養や高カロリー輸液などの代替的栄養手段なく漫然と不適切な食事形態・食事量を提供し続けられたことにより生じる場合もある．

3 リスクマネジメント

前述のリスクアセスメントを正しく行い，患者に合併症や原疾患の増悪を極力させることなく訓練を行うことがリスクマネジメントである．そのためには**スクリーニング検査・食事場面観察・嚥下造影検査や嚥下内視鏡検査**などにより患者の嚥下能力を把握（評価）すること，それに基づいてそれぞれの患者に**適切な食物物性の選択**をすること，**最適な食事姿勢や一口量**を設定できる知識や技術をもつことが必要である．また，このように設定した至適条件を，どの療法士がどんな時間に行っても，**常に一定の対応（均一な対応）**となるようにすることが，安全な摂食嚥下訓練の鍵であり，摂食嚥下リハビリテーションの成功につながる[1]．

（1）誤嚥時の対応

嚥下障害の患者に直接嚥下訓練を行うときには常に誤嚥する可能性を想定して，吸引器や救急カートを準備しておく．また，パルスオキシメーターで経皮的動脈血酸素飽和度（SpO_2）を測定し，モニターしながら直接嚥下訓練を行うこともリスク管理の方法である．

また，特に患者の意識状態や全身状態が悪いときには，誤嚥をしても即座にむせは起こらず，しばらく（場合によっては数分）経過してからむせが起こったり，全くむせず誤嚥物の喀出もされなかったりすることもある．咽頭マイクや聴診法を併用しながら，食塊を口に入れたら嚥下反射が起こったか必ず確認し，呼吸状態の変化（ズーッという音やリズムの変化など），**チアノーゼ**などに注意を払う．誤嚥が疑われたときには即座に吸引を行い，誤嚥物を喀出させる．可能であれば，理学療法士と協力し，呼吸介助や**体位ドレナージ**で誤嚥物を喀出させることも検討する[2]．

（2）吸引

吸引は口腔や鼻腔からカテーテルを挿入し，咽頭内に到達させる手技であり，その目的は口腔内や咽頭内の貯留物を除去することである．吸引は患者が訓練中に意図せず誤嚥をしてしまった場合に有効なリスク回避の手段となる．2010年，言語聴覚士は診療時の痰の吸引が実施できるようになった[3]．

①吸引に必要な道具

手袋（未滅菌でよい），通水用の水（気管吸引ガイドライン[4]では滅菌水が推奨されている），吸引チューブ（成人の場合10〜12 Frの太さ），カテーテル拭き取り用のアルコール綿，パルスオキシメーター

②吸引操作

吸引は**清潔操作**である．

- まず両手を洗う，あるいは速乾性擦式手指消毒剤で手指を清潔にする．
- その後，手袋を装着し，患者に吸引の必要性を伝え意思確認を行い，吸引カテーテルを袋から取り出す．その際，根元のみを指で摘み，先端には触れないこと，先端を周囲のものにぶつけて不潔にしないことに注意する．
- 吸引カテーテルを吸引器に接続した接続管につなげる．**吸引圧は20 kPa以下**[6]に設定し，吸引器のスイッチをオンにする．カテーテルを鼻孔もしくは口腔に挿入するときは，**カテーテルの根元を指で塞ぎ，圧がかからないようにして，咽頭内まで到達**させ，それから閉鎖を解除して圧がかかるようにする．
- 塞いだ指を緩め，カテーテルに陰圧をかけつつゆっくり引き抜き，「こより」をよ

つながる知識

【誤嚥時のSpO_2】
実際には誤嚥のタイミングとSpO_2低下のタイミングには時差があることが多い．

つながる知識

【チアノーゼ】
血液中の酸素量の減少により，口唇などが青紫色になる状態．

【体位ドレナージ】
痰を自力で排出することが困難な患者に体位を変換することで行う排痰援助の一つ．

国試によく出る

【吸引時のポイント】
吸引が清潔操作であること，吸引圧，適切な吸引時間，挿入してもよい距離は国試でよく問われる事項である．挿入時に圧がかからないようにすること，深く挿入しすぎないことは粘膜損傷や気道けいれんなどの合併症を防ぐために重要である．

キーワード

【清潔操作】
病原性を発揮するだけの量の微生物がいない状態（清潔）を保ったまま物品を操作すること[5]．

---

1. 摂食嚥下リハビリテーションにおけるリスク管理　213

るように回しながら鼻汁や喀痰を吸引する.

③吸引手技における注意点

・吸引カテーテルは深く入れすぎないように注意する（目安は 8〜10 cm）. 特に気管切開カニューレの吸引は，**気管損傷や気道けいれん，迷走神経反射**などを引き起こさないよう，**カニューレ先端を越えないようにする**[7].

・吸引は**エアロゾルを発生させる手技**であるため，吸引時に患者の口腔内や気管孔を覗き込まないようにする[8]. 吸引により**換気障害・低換気**を引き起こす可能性があるため，1 回の吸引は **10 秒以内とする**[6].

④吸引できるものとできないもの

吸引で排除できるものは低粘性の液体のみと考えておいたほうがよい.

窒息した場合に気道を閉塞させる異物（餅やこんにゃく，ピーナッツなどの固形物）は吸引し破砕させることは困難といわれている. 誤嚥・窒息の原因が固形物である場合には，「(4) 窒息時の対応（窒息解除手技）」を行う必要がある.

(3) 嘔吐時の対応

直接嚥下訓練中に咽頭を刺激すると嘔吐を引き起こす場合もある. 可能な限り訓練は経管栄養の投与時間を避けて行うことが望ましい.

患者が訓練中に嘔吐したとき，仰臥位に近い姿勢の場合には吐物の誤嚥のリスクがあるため，頭部もしくは体幹を回旋（側臥位に）し，吐物を口腔より出す. 経管栄養投与中であれば滴下を中止し，吐物を吸引して気道を確保する. 看護師・医師に声をかけ，速やかにバイタルサインをチェックする（その後は誤嚥時の対応・窒息時の対応に準ずる）[9].

(4) 窒息時の対応

摂食嚥下障害者は窒息のリスクが高い. 特に高次脳機能障害を有する患者，病識のない患者では注意が必要である. 窒息の怖さは外から見えず気づかれずに起こることである. 咽頭感覚が悪い患者，咳嗽力の弱い患者は急性もしくは亜急性の窒息が起こっても，すぐには異常な反応を示さない可能性がある. スタッフなどそばにいる者が，低酸素血症，それによるチアノーゼ，呼吸音や呼吸状態の変化，意識状態の変化などに素早く気づく必要がある.

気道にものが詰まったとき，両手で喉を押さえる仕草「**チョークサイン**」（**図 9-1**）をするといわれている[10]. また，発声ができない，初期に赤かった顔色が青くなるなどの様子を見たら，窒息を考え対応する.

〈窒息を見たときの対応〉

1. ただちに訓練を中止する.
2. 人を集める（救急カート，AED，院内救急コール）.
3. 側臥位（横向きに寝かせる）にして食物を口から掻き出す.
4. その他の方法で窒息物を出す（**⇒次頁**）.

(5) 窒息解除手技

①**ハイムリック法**（腹部突き上げ法：図9-2）[10]

腹部を圧迫し横隔膜を押し上げることで気道内圧を上昇させ気道異物を除去する.

1. これから助けることを伝える.

🔑 **キーワード**

【ハイムリック法】
医師 Heimlich の名前にちなんだ応急処置の名称で，わが国ではハイムリック法，ハイムリッヒ法，腹部突き上げ法，上腹部圧迫法など様々な呼び方がある.

214　第9章／臨床のあり方と留意点

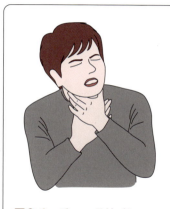

図9-1 チョークサイン

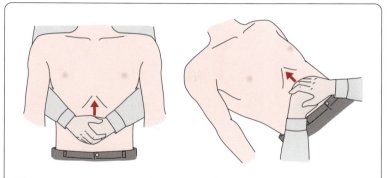

図9-2 ハイムリック法（腹部突き上げ法）
握りこぶしをみぞおちの下方にあて両手で締めつける．横隔膜を押し上げて気道内圧を急激に高め，異物を喀出させる．

2. 行う者は患者（座位もしくは立位）の背後に回り，自身の姿勢を整える（立位の場合には患者の足の間に自身の足を入れる）．
3. 拳の親指を患者の腹部に向け，臍の少し上，剣状突起（みぞおち）におく．
4. もう一方の手で拳を握り，素早くかつ力強く上方に引き上げて腹部を圧迫する．
5. 異物が除去されるか反応がなくなるまで繰り返し行う．

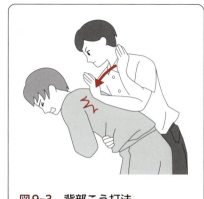

図9-3 背部こう打法

② 背部こう打法（図9-3）[9]
1. これから助けることを伝える．
2. 背後に回る．
3. 拳の基部で左右の肩甲骨の中間あたりを力強く何度も叩く．

妊婦・乳児には背部こう打法のみ行う（日本医師会救急蘇生法[11]より）．

③ 意識が回復しない場合

ただちに心肺蘇生（CPR）を開始する．
1. 意識状態確認：呼びかけても返事がない．
2. 人を集める（救急カート，AED，院内救急コール）．
3. 呼吸・脈確認（10秒以内）．
4. 胸骨圧迫（心臓マッサージ）30回（強く・速く），人工呼吸（バックバルブマスク）2回（成人の場合）
5. AEDの電極を貼る．モニター装着．輸液ルートを確保する．
6. 心電図解析で電気ショックが必要と判断されたら行う．
7. ショック後ただちにCPRを2分間行う．

（日本医師会心肺蘇生の手順[12]，日本救急医学会ICLSコースガイド[13]より）

> **つながる知識**
> 【心肺蘇生】
> 手順は一次救命処置（BLS）として各地で一般の人に向けた研修も実施されている．医療・介護に従事する者は，身につけておくことが望ましい．

1．摂食嚥下リハビリテーションにおけるリスク管理　215

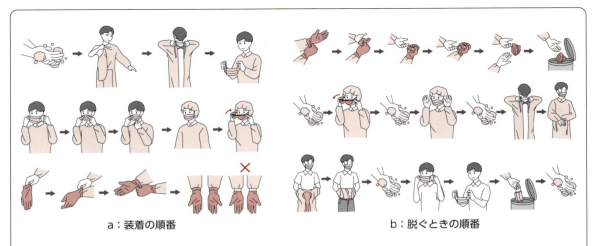

a：装着の順番　　　　　　　　　　b：脱ぐときの順番

図9-4　個人防護具（PPE）の着脱手順

(6) 感染管理

　言語聴覚士は訓練の中で患者の感染を防ぐとともに，自身の感染も正しく防ぎつつ有効な訓練を行う必要がある．食物を扱うため，食中毒にも注意を払う必要がある．この項では，特に新型コロナウイルス（COVID-19）感染症に対する対応を踏まえた訓練，ケア時の注意点を述べる．

　言語聴覚士の行う訓練・ケアの多くにはエアロゾルを発生させる手技が含まれる[8]．エアロゾルとは5マイクロメートル以下の粒子である．ウイルスを吸着したエアロゾルが大量に空間を浮遊している環境ではCOVID-19などの感染が生じ得ることが指摘されている．嚥下体操，頸部可動域訓練，粘膜に触れない方法で行う口唇・舌・頰・顎の訓練，前舌保持訓練，頭部挙上訓練，電気・磁気刺激法など比較的感染リスクの低い訓練方法を選択したり，エアロゾル発生手技を行ったりするときは（食事介助を含む）患者の正面には座らず，横に座る，パーティションを利用するなどの工夫も必要である．

　ウイルスを含む飛沫やエアロゾルを発生させる手技やケアを行う際には，医療・介護従事者は眼・鼻・口を保護する個人防護具（PPE）を着用する必要がある．患者が感染している可能性が高い状況で食事介助・吸引・エアロゾル発生手技を行う場合には，full-PPE が推奨される．

①必要な装備

　PPE：ガウン（エプロン），マスク（サージカルマスク），フェイスシールドまたはゴーグル，手袋

　full PPE：N-95マスク，帽子，二重手袋，フェイスシールド（とゴーグル），長袖ガウン

②装着の順番（図9-4a）[14]

　アルコール手指消毒→ガウン→マスク（鼻から顎の下までぴったりとフィットさせる．N-95の場合には装着し吸気時に漏れがないか確認する）→キャップ→ゴーグル・フェイスシールド→手袋（ガウンの袖口まで覆う）

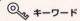

【エアロゾルを発生させる手技（aerosol generation procedure：AGP）】
口腔・鼻腔・咽頭・気管内の吸引処置，内視鏡検査，歯ブラシやスポンジブラシ・吸引などを使用した口腔ケア，咳嗽訓練，誤嚥によるむせのリスクを伴う摂食訓練も AGP に含まれる．

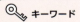

【PPE（personal protective equipment）】
感染性の病原体への感染予防策としての個人防護具．

【full-PPE】
標準 PPE に N-95 マスクなどを加えたもの．

③脱ぐときの順番（図9-4b）

片方の手袋で他方の外側をつまみ返すように（外側が内側になるよう）外す．外した手袋は反対の手の中に収めて，手袋の外側に触れないように2つの手袋をまとめて外す→アルコール手指消毒→ゴーグル→アルコール手指消毒→キャップ（内側に手を入れて外す）→アルコール手指消毒→ガウン（首紐を破って外し，次に腰紐を外す．ガウンの外側が表に出ないように肩から脱ぎ，上から下へと丸める→アルコール手指消毒→マスク（ゴムを持って外す）

すべてのものは外側が汚染されていることを意識し，外側を触れないように外していく．

文献
1) 柴本　勇：嚥下食と摂食時のリスク．食とコミュニケーション研究所オンライン講演会（2022年8月21日）配布資料 2022.
2) 太田清人：誤嚥への対処法：呼吸介助・体位ドレナージ・ハッフィング．第2分野　摂食・嚥下リハビリテーションの前提．e2（日本摂食・嚥下リハビリテーション学会，馬場　尊，浅田美江編）．pp9-16，医歯薬出版，2011.
3) 鎌倉やよい：訓練実施に関連する医療関係法規．第2分野　摂食・嚥下リハビリテーションの前提．e2（日本摂食・嚥下リハビリテーション学会，馬場　尊，浅田美江編）．p56，医歯薬出版，2011.
4) 日本呼吸療法医学会，気管吸引ガイドライン改訂ワーキンググループ・他：気管吸引ガイドライン　改訂第一版．p12，2012. https://square.umin.ac.jp/jrcm/pdf/pubcome/pubcome003-1.pdf（2023年1月2日閲覧）
5) 寺島裕夫：基本臨床手技　第10回　手術準備操作1 手洗い，ガウンテクニック，手袋装着．レジデント，**3**(2)：120，2010.
6) 高橋博達：リスク回避に有用な機器と使い方．第2分野　摂食・嚥下リハビリテーションの前提．e2（日本摂食・嚥下リハビリテーション学会，馬場　尊，浅田美江編）．pp34-35，医歯薬出版，2011.
7) 厚生労働省：喀痰吸引等指導者マニュアル　第3号研修（特定の者対象）．厚生労働省編，平成24年度喀痰吸引等指導者講習事業 2012. https://www.mhlw.go.jp/seisakunitsuite/bunya/hukushi_kaigo/shougaishahukushi/kaigosyokuin/manual.html（2023年1月2日閲覧）
8) 日本嚥下医学会：新型コロナウイルス感染症流行期における嚥下障害診療指針．I 日本嚥下医学第2版，2021. https://www.ssdj.jp/new/detail/?masterid=113（2023年1月2日閲覧）
9) 千坂洋巳：窒息・嘔吐への対処法．第2分野　摂食・嚥下リハビリテーションの前提．e2（日本摂食・嚥下リハビリテーション学会，馬場　尊，浅田美江編）．p22，医歯薬出版，2011.
10) 栁野吉弘：窒息，その他上気道閉塞．内科救急診療指針2022（一般社団法人　日本内科学会　専門医制度審議会　救急委員会編）．pp62-64，日本内科学会，2022.
11) 日本医師会：救急蘇生法　気道異物除去の手順．https://www.med.or.jp/99/kido.html.（2023年1月2日閲覧）
12) 日本医師会：救急蘇生法　心肺蘇生法の手順．https://www.med.or.jp/99/cpr.html.（2023年1月2日閲覧）
13) 山畑佳篤：日本救急医学会　ICLSコースガイドブック．第4版（日本救急医学会 ICLSコース企画運営委員会　ICLSコース教材開発ワーキング編，小倉真治監修）．pp23-28，羊土社，2016.
14) 横江正道：標準予防策と感染経路別予防策．内科救急指針2022（一般社団法人　日本内科学会　専門医制度審議会　救急委員会編）．pp378-382，日本内科学会，2022.

（中尾真理）

2. 摂食嚥下障害と倫理

1 摂食嚥下障害と臨床倫理

重度の嚥下障害患者が「口から食べたい」と言うとき，医療者は「希望を叶えてあげたい」と思う一方で，「誤嚥や窒息のリスクを考えると希望に応えられない」という場面に遭遇することがある．終末期の患者で余命が短いケースや，認知症があり「自分のことを自分で決められない」という自己決定能力の障害を伴うケースでは，問題はさらに複雑になる．誰もが方針に悩む状況では，倫理の視点で問題点を整理すると方針がみえてくることがある[1,2]．

(1) ジレンマ

日常の診療や訓練にあたって，「何かモヤモヤする」「十分納得がいかない」と感じるとき，臨床倫理の問題（ジレンマ）が背景にあることがある．

ここが重要

【臨床倫理の問題】

まずは，倫理的な問題に気づくことが大切である．例えば「むせているが高齢者だから仕方がない」というケースでは，倫理的な気づきのなさが背景にあることがある．「年のせい」にしてはならない．

表9-1　臨床倫理の4原則

1. 自律尊重原則：患者の意思を最大限に尊重する.
2. 善行原則：患者の目標に照らし, 最もよいことをする.
3. 無危害原則：患者に害を与えない.
4. 公正原則：すべての人を公平に扱う.

医学的事項	患者の意向
客観的事実と善行 beneficence	自律尊重 (本人の意思を尊重する) respect for person respect for autonomy
QOL	**周囲の状況**
無危害 (害を与えない) non maleficence do not harm	差別せず, 公平に扱う justice equality

図9-5　臨床倫理の4原則と4分割法

　ジレンマとは, 2つ以上の選択肢があるときに「どちらかを選ぶとどちらかが成り立たない」という板挟み状態である[3]. 経口か禁食かの問題も, どちらが正しいか一見しただけでは判断できない. 摂食嚥下障害の臨床ではチーム医療が必須であるが, 例えば医師と療法士の方針の違いなど, 各職種間のジレンマも起こり得る.

(2) 医学的事実と倫理的価値判断

　臨床倫理においては, 医学的事実（正確な評価と診断, 予後予測）と倫理的価値判断を区別して考えることが重要である. よい倫理的価値判断をするためには, 正しい事実認識が必要である. 摂食嚥下障害の原因と重症度, 回復可能性, 誤嚥リスクの低い摂食条件, 意思表示能力など, 医学的事実を整理しておく. 医療者や, 患者, 家族はそれぞれ異なった価値観をもっており, それらは互いに尊重される必要がある. 正しい医学的事実を認識していても, 各自の価値観・人生観の違いによって選択する治療方針は異なることがある.

> **ここが重要**
> 【倫理的価値判断】
> 患者や家族, 医療者はそれぞれ違った価値観をもっている. 自分と異なる考えにも十分に耳を傾けて, その理由について考えてみるという姿勢が大切である.

2 倫理の4原則と4分割法

(1) 倫理の4原則

　倫理の4原則（自律尊重原則, 善行原則, 無危害原則, 公正原則）に沿って, 問題点を整理する（**表9-1**）. これらの原則はしばしば対立するが, どの倫理原則がより優位に立つかは症例ごとに異なる.

(2) 4分割法

　4分割法を用いると, 対立する倫理原則が明らかとなり問題の整理に役立つ. 医学的事項, 患者の意向, QOL, 周囲の状況に分けて状況を整理する（**図9-5**）. 4分割法は, あくまで倫理的な問題点を整理し議論するためのツールであり, 表を埋めることが目的となってはならない. これをもとに倫理的な議論をすることが重要である.

　終末期の重度の嚥下障害患者が, 「死んでもいいから食べたい」といったケースについて, 4分割法を用いて問題点を整理してみよう（**図9-6**）. 「口から食べる」という自律尊重原則と, 禁食による肺炎や窒息の予防はよいこととする善行原則が対立している. また, 「禁食は忍びない」と思う一方で, 「肺炎や窒息を起こしたら困

> **ここが重要**
> 【医学的事項】
> 意見を出し合うにあたり, 4分割法の左上の「医学的事項」は最も重要である. 言語聴覚士は, 安全な摂食条件やゴールを評価しておく必要がある. また, 普段から患者や家族の思いや価値観についても耳を傾けておこう.

1. 医学的事項（善行原則・無危害原則）	2. 患者の意向（自律尊重原則）
・86歳男性 ・がん末期，改善の見込みはない． ・認知症あり． ・重度の嚥下障害 ・右下一側，ゼリーの交互嚥下が誤嚥リスクが少ない．	・経口摂取を希望「死んでもいいから食べたい」 ・昔から食べることは好きだった． （具体的な要求は訴えることができる）
3. QOL（無危害原則）	4. 周囲の状況（公正原則）
・経口摂取ができない状況は，本人のQOLを損ねる． ・経口摂取による肺炎や窒息の苦痛もある．	【医師／看護師／リハビリテーションスタッフ】 ・禁食は忍びない． ・経口摂取により肺炎や窒息を起こして訴えられると困る． ・摂食条件を設定しても完全には誤嚥を防止できない． ・経口摂取を継続してよいのか？ 【妻】 ・本人の意思を尊重して食べさせてあげたい．

図9-6　4分割法を用いた臨床倫理的な問題の整理の一例

る」など，医療者の複雑な胸の内が明らかになる．

❸ 自己決定能力

(1) 自己決定能力の評価

　自己決定能力は①選択を表明できるか，②情報を理解できるか，③状況を認識できるか，④論理的思考ができるか，の4要素を評価するとよい[2]．自己決定能力が不十分であっても，自己決定が完全に不可能と判断されない限りは可能と考え，家族などとともに自己決定の支援を行う．

(2) 家族の判断

　本人の自己決定能力がない場合は，家族による代理判断が行われる．わが国では，家族に判断を任せるという患者も少なくない．したがって，家族の意見は重要である．例えば，認知症を有する患者が「食べたい」と①選択の表明はできても，②情報の理解，③状況の認識，④論理的思考が不十分と判断される症例では，家族の意向が本人の意向を十分反映しているかどうかが重要となる．しかし，中には家族関係が良好でないケースや，年金や遺産相続などの問題が背景にあることもある．問題のない家族かどうかの確認は必要である．

> **ここが重要**
>
> **【家族の意向】**
> 患者が「死んでもいいから食べたい」と言ったとき，何となく言った言葉ではないか？本当に死ぬとは思っていないのでは？など，発言の信憑性について考える必要がある．家族の意向も必ず確認する．

❹ 臨床倫理カンファレンス（図9-7）

　カンファレンスは，結論を出す場ではなく，問題点を整理しながら自由に意見を出し合う場である．関係者の誰もが納得する結論を出すことは難しいが，解決策を探り合いながら話し合うプロセスの中で，医療者や患者・家族がより納得できる方針を導き出すことにつながる．結論は必ずしも出さなくてよい．忌憚なく自由に話し合うことで相互理解が深まり，診療方針のコンセンサスがみえてくることも多い．結論よりもプロセスを重視する．

2. 摂食嚥下障害と倫理　219

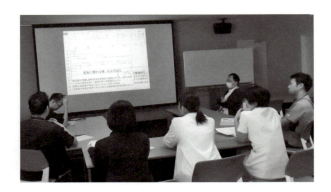

図9-7 多職種での臨床倫理カンファレンス（浜松市リハビリテーション病院）
多職種で作成した4分割法を用いて，忌憚のない意見を出し合う．多職種の合意形成ができる場となっている．患者本人や家族が参加する場合もある．

> **ここが重要**
> 【倫理的気づき】
> 脱水や感染症など全身状態の悪化により経口摂取が困難となっているケースでは，原因の治療により改善することがある．みなし終末期は，あってはならない．倫理的な気づきが重要である．

5 終末期と摂食嚥下障害

　摂食嚥下障害の評価は，終末期の判断と大きく関係している．医療者は，終末期には人は食べられなくなることを経験的に知っている．しかし，「なぜ食べられなくなったのか」その原因について適切に評価しなければならない．

　超高齢社会では，難しい判断と対応が迫られる場面が増えている．摂食嚥下障害に携わる医療者は，倫理的気づきをもって対応していかなければならない．

文献
1) 藤島一郎：摂食嚥下障害における倫理の問題．*Jpn J Rehabil Med*, **53**：785-793, 2016.
2) 箕岡真子・他：摂食嚥下障害の倫理．pp134-135, ワールドプランニング，2014.
3) 板井孝壱郎：「倫理的ジレンマ」を解決するための方法．嚥下医学，**10**(1)：20-29, 2021.

（國枝顕二郎）

3. 多職種連携

　近年，厚生労働省は医療の高度化や複雑化に伴い多種多様な医療スタッフが高い専門性をもち，目的や情報を共有したうえで，業務を分担し互いに連携・補完し合う「チーム医療」を推進している．これらの「チーム医療・チームアプローチ」は医療の枠組みを越え，福祉や教育の現場でも広がってきている．

1 摂食嚥下リハビリテーションにおける多職種連携の必要性

　言語聴覚士のかかわる業務では様々な領域で多職種連携を実践している．その中でも，摂食嚥下リハビリテーションでは，その障害特徴から特に多職種連携が必要不可欠である．下記に「多職種連携が必要な理由」を摂食嚥下障害の特徴に起因するものとそうでないものに分けて列挙する．

(1) 摂食嚥下障害の特徴に起因するもの

・嚥下訓練は医師・歯科医師の指示のもとで実施することが**言語聴覚士法第42条**に定められている.
・食事は1日3食365日あるため，食事の提供，食事介助，口腔ケアなど多方面の働きかけが必要である.
・誤嚥や窒息のリスクがある.
・栄養状態，脱水などを含む**全身状態の管理**が必要である.
・薬剤投与方法の検討が必要である（経口からの内服の可否など）.
・摂食嚥下障害以外の障害を伴う（例：栄養障害，高次脳機能障害，身体障害）ことが多い.
・専門的な検査や手術が必要な場合がある.
・歯科領域の専門的な介入（口腔ケア，口腔内疾患の治療，補綴的アプローチなど）が必要な場合がある.

(2) 摂食嚥下障害の特徴に起因しないもの

・専門職種はそれぞれの視点でかかわるため，チームとして共通したゴール（目標）設定や役割分担を明確化しアプローチすることが必要である.
・患者の生活を支えるためには，**福祉や教育，地域との連携**が必要である.

■2 連携する専門職種

(1) 医師

医師が司令塔の役割を果たし，摂食嚥下障害の治療，全身状態やリスクの管理を行う.特に，摂食嚥下障害の臨床において連携する機会が多い診療科は，耳鼻咽喉科・頭頸部外科，リハビリテーション科の医師である.その他に，消化器内科，脳神経内科，外科など様々な診療科の医師と必要に応じて連携を図る.

(2) 歯科医師

わが国では，摂食嚥下障害の治療や管理を専門領域としている歯科医師が少なくない.摂食嚥下障害における歯科医師の活動としては，口腔領域の形態や機能に関する診察・治療に加え，摂食嚥下機能の評価や治療を行う.また，嚥下補助装置の作製・適合などの補綴的なアプローチを行う.

(3) 看護師

毎日のバイタルチェックや食事介助，経管栄養の管理，喀痰吸引など24時間ケアを担当する.患者の最も身近でケアを行う看護師との密な情報交換は必須である.具体的には，患者の病棟での様子（発熱，呼吸状態，むせの頻度，痰量，食事摂取量，夜間の様子など）や患者家族を含めた生活背景などの情報提供を受ける.また，訪問看護師は地域の摂食嚥下障害者をサポートする.日本看護協会では資格認定制度を設けており，摂食・嚥下障害認定看護過程を修めた摂食・嚥下障害看護認定看護師が活躍している.

(4) 管理栄養士／栄養士

摂食嚥下障害者は低栄養のリスクが高く，必要な栄養量や栄養素をいかに安全に摂取していくかを管理する.また，嚥下調整食をはじめとした食形態の調整や栄養指導を行う.日本栄養士会は，摂食嚥下リハビリテーション栄養専門管理栄養士を

認定している.

(5) 歯科衛生士

専門的な口腔ケアや歯科医師の診療を補助する. 日々の口腔ケアやその指導だけでなく, 口腔ケアに難渋する患者に専門的なアプローチを行う. また, 口腔機能向上に向けたアプローチや義歯の管理などを行う. 日本歯科衛生士会では認定制度を設けており, 認定分野には摂食嚥下リハビリテーションがある.

(6) 介護福祉士／介護士

医療機関だけでなく在宅や施設に入所している摂食嚥下障害児・者の食事介助や口腔ケアなどを実施し生活を支える. 生活場面で食事介助の方法などを統一できるよう密な連携が必要となる.

(7) 理学療法士

脳卒中や神経変性疾患の患者の中には摂食時の姿勢調整に難渋する症例がある. こうした場合, 理学療法士による専門的な姿勢調整が必要になる. また, 誤嚥性肺炎などの呼吸器疾患やその他の疾患により咳嗽力が低下した患者に対する呼吸訓練や排痰訓練を実践する.

(8) 作業療法士

食事動作には高い上肢機能が必要である. また, 食事に高次脳機能障害（注意障害や左半側空間無視など）が影響を与えることがある. 作業療法士と連携し, 食事の自助具の導入や安定した食事動作の獲得, 食事環境の調整を行う.

(9) 薬剤師

摂食嚥下障害者における内服方法の調整や薬の形状の選択を連携して行う. また, 摂食嚥下障害に影響を与える薬剤などの情報を共有する.

(10) 診療放射線技師

嚥下造影検査（VF検査）の際に造影剤の調整や撮影を行う.

(11) 教員／保育士

摂食嚥下障害児の場合, 教育現場における安全な摂食方法などを十分に理解し, 給食時の見守りや食事介助を行う.

3 チームアプローチの形態

チームアプローチには, いくつかの形態がある. どのチームでも, 患者がチームの中心となり, 患者や家族もチームを構成する一員である.

①multidisciplinary team（多職種参加型）

このチームは, **医師と医療者は密に情報共有を行い, 医療者同士の連携は最小限**にとどまる.

②interdisciplinary team（多職種連携型）

このチームは, **医療者間でも情報交換を密に行い**, 各職種の境界を明確にして互いに重複を省き効率的に活動する.

③transdisciplinary team（超職種型）

患者のニーズを中心に, そこに存在する職種が分担して行うチーム形態で, **各職種の役割がチームの中で変動する**. 例えば, 在宅生活を送る患者の場合, 作業療法士がいなければ理学療法士と言語聴覚士が摂食姿勢や食事で用いる自助具の選択を

ここが重要

【transdisciplinary team】
摂食嚥下障害の臨床では transdisciplinary team を推進するとともに, チームの中で言語聴覚士としての高い専門性を十分発揮して活動することが重要である.

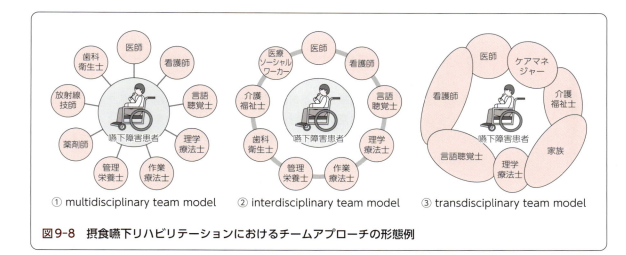

図9-8 摂食嚥下リハビリテーションにおけるチームアプローチの形態例

行う．その場にいる職種が職種間の垣根を越えて補完し合うチームアプローチである．相互乗り入れ型とも呼ばれる．図9-8にチームアプローチの形態例を示す．

4 情報共有と多職種連携のコツ

(1) 情報共有の方法──ケースカンファレンス

最も代表的な情報共有の方法は，多職種が集まり**摂食嚥下に関するケースカンファレンス**を実施することである．ケースカンファレンスでは，患者の**全体像の把握，治療（訓練）方針，ゴール設定**などの情報を共有することが大切である．多くの職種が集まるため，短時間に情報共有やディスカッションが行えるよう事前に報告内容などを整理しておくとスムーズである．特に，経口摂取の可否や予後予測，内服方法，食形態，飲水方法，摂食姿勢・摂食方法，コミュニケーション能力など，具体的に情報を共有しディスカッションする．

(2) 電子カルテの活用

近年，病院では**電子カルテ**を用いた情報の一元化が推進されている．常にリアルタイムな情報を担当者が確認できる点では大変優れており，摂食嚥下訓練を行う前には必ず電子カルテでバイタルサインや主治医の指示などを確認する．また，言語聴覚士も評価や訓練記録などを電子カルテに記載し，多職種との情報共有に努める．

(3) 多職種連携

一方で，**顔の見える連携**の重要性も忘れてはならない．病棟に行き，担当看護師や介護福祉士から得る病棟生活に関する情報，リハビリテーション室で理学療法士や作業療法士から得るリハビリテーションの進捗状況などは，摂食嚥下障害の臨床を行ううえでも有益な情報である．また，家族から得る情報は，退院後の生活を想定するうえでも非常に重要である．

(4) 多職種連携のコツ

摂食嚥下リハビリテーションは，病院，施設，地域，学校など様々な環境で展開されている．それぞれの環境によって，チームの構成メンバーも変動する．また，transdisciplinary team（超職種型）の一員として専門職の垣根を越えた役割の分担

もある．どのような環境においても意識したい多職種連携のコツとして，①責任の所在を明確にする（誰が何をどこまで行うか），②チーム全員が目標を見失わない（同じゴールを目指して協働する），③患者本人と家族が常にチームの中心であること，を意識して活動することが重要である．

また，④多職種から信頼される言語聴覚士として高い知識・技能を身につけること，⑤多職種を理解しお互いの職種に対し敬意を払い活動を行うことも多職種連携をスムーズに行うコツである．1つの職種ではできることに限界があっても，多職種で取り組めばより前進させることができるのである．

文献
1) 才藤栄一・他監：摂食嚥下リハビリテーション第3版．pp7-8，医歯薬出版，2016.
2) 椎名英貴，倉智雅子：標準言語聴覚障害学摂食嚥下障害第2版．pp157-170，医学書院，2021.

（平田　文）

4. 摂食嚥下リハビリテーション領域における遠隔医療

1 遠隔医療の概要

遠隔医療とは，情報通信機器を活用した健康増進，医療に関する行為のことである．中でも医師─患者間で行われる診療行為は，オンライン診療と呼ばれ，日本でも一部の疾患で利用されるようになってきた．なお，遠隔でのリハビリテーションについては，日本では保険収載されていない．

遠隔医療の利点は，医療サービスの効率性やコストの削減，介護者の満足度向上，医療専門家へのアクセス改善につながる点である．日本においては，過疎地域，離島，積雪地帯などで医療専門家へのアクセスが困難な地域も多い．対面での診療・リハビリテーションを基本としつつ，遠隔での対応を効果的に活用することで質の高い医療サービスの提供につながるものと思われる．

日本では，新型コロナウイルス感染症（COVID-19）が拡大し，医療機関の受診が困難になりつつあることに鑑みた時限的・特例的な対応が行われ，オンライン診療が急速に進んだ．

2 摂食嚥下領域における遠隔医療
(1) 遠隔医療の現状

摂食嚥下障害の分野では，1990年代頃から海外を中心に摂食嚥下障害評価の遠隔実施可能性や信頼性，妥当性を検証する研究が行われてきた．遠隔での臨床的な嚥下検査は，安全で信頼性や妥当性が高い[1]，とされている．

Zagaら[2]は，言語聴覚士の介入によるリスク/エアロゾル発生の分類をまとめており，臨床的な嚥下検査，舌圧の測定，嚥下造影検査，嚥下内視鏡検査，気管切開のケア・評価・管理，呼気抵抗負荷トレーニングなど，数多くの業務でエアロゾル発生のリスクが高い，としている．遠隔環境は，エアロゾル感染リスクを下げることから，摂食嚥下障害の遠隔評価やリハビリテーションが急速に進んだ国も多い．

✏ つながる知識
【臨床的な嚥下検査】
論文[1]では，clinical swallowing evaluation testと記載してあり，ここでは，特別な検査機器を用いずに行う摂食嚥下機能の検査のことを指す．

💡 国試によく出る
【エアロゾル】
空気中を浮遊する微小な粒子の総称．飛沫に比べてサイズが小さく，軽いので空気中にとどまりやすい．エアロゾル感染は，病原体を含んだエアロゾルが引き起こす感染のこと．上気道粘膜との接触を伴う嚥下訓練や喀痰吸引，嚥下内視鏡検査などは咳嗽などの気道防御反射を誘発し，エアロゾルを発生させる．

224　第9章／臨床のあり方と留意点

(2) 遠隔環境の設定

遠隔での評価やリハビリテーションでは，言語聴覚士と患者をビデオ会議システムやWeb会議システムなどの情報通信機器でつないで行う．患者側には，<u>補助者</u>が同席するのが望ましい．図9-9に遠隔環境のイメージを示す．

すべての患者が遠隔での評価やリハビリテーションの対象となるわけではない．対象者は，十分な視力と聴力を有していること，カメラの前にとどまれること，全身状態が安定していること[3]，医療者側と患者側との間に合意が形成されていることが必要である．遠隔医療のリスクとメリットの伝達，リスクを軽減するための手順や万が一に備えた安全計画を明示する，といった準備が必要である．加えて，各施設の実情に応じて，遠隔で提供する内容についてあらかじめ十分に討議するのが望ましい．

厚生労働省[4]は，「オンライン診療の適切な実施に関する指針〔平成30年3月（令和4年1月改訂）〕」をホームページ上に公開しているため，参照されたい．<u>情報セキュリティ</u>やプライバシー，利用端末など，通信環境に関するルールが記載されている．

適切な環境設定もまた重要である．患者側のカメラや機器の位置を調整して視覚化すべき要素が最もよく見えるようにする[1]．食物摂取や飲水の際には，透明なカップやスプーンを使用すること，喉頭にカラーテープを貼って視覚的に喉頭挙上を確認すること[5]，咽喉マイクで嚥下音を聴取すること[6]などが推奨される．

(3) 遠隔評価・リハビリテーション
①準備

ここでは，対面での診療やリハビリテーションが何らかの理由で困難な場合について取り上げる．

遠隔で評価やリハビリテーションを行う場合の具体的な流れの例を示す．①**医学的な情報収集**，② Eating Assessment Tool (EAT-10) などの**患者自己評価の実施**，③**問診や全身の観察**，といった**対面で実施する手順を遠隔環境においても行い，リスクの軽減に努める**．①～③で，遠隔評価可能な対象であるかを再確認したうえで，④臨床的な嚥下検査やスクリーニング，食事評価を行う．その後，必要性に応じて⑤遠隔でのリハビリテーションを開始する．

> **つながる知識**
> 【補助者】
> アシスタント (assistant) やファシリテーター (facilitator) と表現されることもある．看護師を含む医療関連職種や家族などの介護者が担うことが多い．評価やリハビリテーションを円滑に進めるために，カメラの位置を調整する，食物や水を準備するなどの補助を行う．補助者は，事前に遠隔評価やリハビリテーションのための研修などを受けていることが望ましい．

> **つながる知識**
> 【情報セキュリティ】
> 許可された者のみが情報にアクセスできる状態を確保すること（機密性），情報が破壊，改ざんまたは消去されていない状態を確保すること（完全性），必要時に中断することなくその情報にアクセスできること（可用性）を指す．

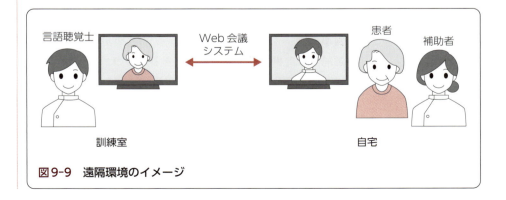

図9-9 遠隔環境のイメージ

表 9-2 遠隔嚥下検査（remote examination of deglutition：RED）の項目

1. 発話の明瞭さ
2. 気管切開
3. 随意的な咳
4. 持続発声・音声
5. 口唇閉鎖
6. /ka/ の反復
7. 舌の動き
8. 舌の力
9. 唾液
10. 飲水（3 mL）
11. 飲水（10 mL）
12. 主食摂取（口腔内残留）
13. 主食摂取（咽頭反応）

言語聴覚士に対するアンケート調査で，嚥下障害検出に適切かつ遠隔実施可能性が高い項目を抽出した後，信頼性・妥当性が検証された 13 項目を記載している．

(Omori F, et al., 2023[7])

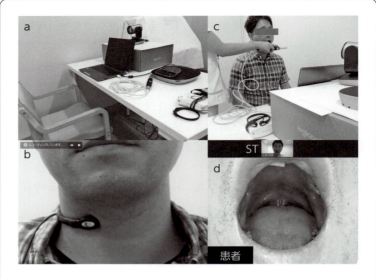

図 9-10 遠隔評価の様子
a：セットアップした機器の様子．ノートパソコン，スピーカーフォンとカメラが一体化した装置，口腔内カメラ，咽喉マイク，拡声器を机上に配置している．
b：嚥下時に喉頭をズームして，咽喉マイクで嚥下音を検出している様子．
c：補助者が患者へ口腔内カメラを向けている様子．
d：c の様子を言語聴覚士（ST）が画面上で確認している様子．ST 側の画面．

(Omori F, et al., 2022[6])

②臨床的な嚥下検査

遠隔での信頼性が確保された臨床的な嚥下検査としては，Ward ら[5]のものがある．65 項目のテストと 12 項目の臨床的判断，推奨事項から構成される．45 分程度と時間を要する一方で，脳神経ごとの評価が可能であり，経口・非経口摂取の判断，口腔ケア介入の必要性，機器による評価の必要性と緊急性などを判断するのに役立つ．

より簡便な検査としては，遠隔嚥下検査（remote examination of deglutition：RED）がある（表 9-2，図 9-10）．遠隔での使用を前提に作成されており[6]，健常高齢者，口腔癌術後患者を対象に信頼性と妥当性が確認されている[7]．期別（準備期，口腔期，咽頭期）の得点を算出可能で，嚥下障害や誤嚥のカットオフポイントが設定されている．対面で 10 分，遠隔で 15 分程度で実施できる．

③食事評価

遠隔での食事評価には，制約があるものの，利点も大きい．在宅療養患者においては，自宅で実際に摂取している食事の形態や一口量，食事の姿勢，食具の使い方，食事介助の様子，テーブルや椅子の高さをリアルタイムで確認できる．日頃の食事の様子を観察することで，訓練や指導計画に有用な情報を得ることができる．

④リハビリテーション

遠隔でのリハビリテーションは，気管切開患者，頭頸部癌術後患者，パーキンソン病患者などの長期的かつ継続的なケアが必要とされる在宅療養患者に用いられる

ことが多かった．リハビリテーションの内容としては，患者教育や在宅プログラムの提供といった間接訓練だけでなく，経口摂取を含む直接訓練に用いてもよい．ただし，遠隔環境では，1）摂取する食物の粘度や量を慎重に検討，2）必要な場合には，患者や補助者に中止を依頼，3）摂取前に口腔ケアを行う，4）緊急時の計画を立てる，5）訓練を受けた補助者を配置するなどの安全策を講じる[1].

COVID-19の流行によって，病院内で患者の感染隔離が行われている状況下で摂食嚥下機能の遠隔評価やリハビリテーションが行われる症例が増加した．患者のいる病室と言語聴覚士のいる訓練室などを情報通信機器でつないで，間接訓練や食事評価を行ったものなどがある．病室内に入って処置をせざるを得ない職種が補助者となる場合や，補助者を設けずに自立度が比較的保たれている患者本人とつないで行う場合がある．

(4) 今後の展望と課題

遠隔での嚥下リハビリテーションに関する研究は，徐々に増えつつあるが，臨床的な実践にとどまっているものがほとんどであり，今後エビデンスの構築が必要である．

嚥下リハビリテーション領域で使用できるウェアラブルデバイスの開発が進んでおり，こうした機器の活用が進んでいくものと予測される．

遠隔環境では，対面よりも高い技能が要求される場面がある．また，触診ができないなどの一定の制限があることに加え，リスクが伴うのも事実である．今後，遠隔医療を利用する言語聴覚士を対象とした研修プログラムの構築が必要と思われる．

つながる知識
【ウェアラブルデバイス】
腕や頭部，喉など，身体に装着して利用することが想定された端末（機器）のこと．

文献

1) Malandraki GA, et al.：Telehealth for dysphagia across the life span：using contemporary evidence and expertise to guide clinical practice during and after COVID-19. *Am J Speech Lang Pathol*, **30**：532-550, 2021.
2) Zaga CJ, et al.：Speech-language pathology guidance for tracheostomy during the COVID-19 pandemic：an international multidisciplinary perspective. *Am J Speech Lang Pathol*, **29**：1320-1323, 2020.
3) Miles A, et al.：Dysphagia care across the continuum：A multidisciplinary dysphagia research society taskforce report of service during the COVID-19 global pandemic. *Dysphagia*, **36**：170-182, 2021.
4) 厚生労働省：オンライン診療の適切な実施に関する指針．https://www.mhlw.go.jp/content/000889114.pdf（2022年11月29日閲覧）
5) Ward EC, et al.：Impact of dysphagia severity on clinical decision making via telerehabilitation. *Telemed J E Health*, **20**：296-303, 2014.
6) Omori F, et al.：Development of a remote examination of deglutition based on consensus surveys of clinicians（PartⅠ）：Selection of examination items. *Dysphagia*, **37**：954-965, 2022.
7) Omori F, et al.：Development of a remote examination of deglutition based on consensus surveys of clinicians（PartⅡ）：Reliability and validity in healthy elderly individuals and oral cancer patients. *Dysphagia*, **38**：896-911, 2023.

（大森史隆）

確認Check! ☐ ☐ ☐

・嚥下障害患者の誤嚥ならびに窒息時の対応を挙げてみよう．⇒214，215頁
・倫理の4原則を4分割法にあてはめて整理しよう．⇒218頁
・多職種連携によるチーム医療の構成員となる専門職種を5つ以上列挙しよう．⇒221頁
・リハビリテーションを含めた遠隔医療の利点を挙げてみよう．⇒224頁

付録

付表1　摂食嚥下障害の評価2019

摂食嚥下障害評価表1

				NO	
	年　　月　　日	名前			
ID.	年齢　　歳　男・女　身長　　cm　体重　　kg				
血圧　　／　　脈拍　　回／分　SpO₂　　％（ルームエア　・　O₂投与　　ℓ）					

主訴ないし症状	
原因疾患／併存疾患	
生活の場・家族構成	
関連する既往歴・使用薬剤	
栄養方法 （評価表2　10食事の項参照）	経口摂取：　常食　・　軟食　・　嚥下調整食コード（　　　　）・その他（　　　　　）絶食
摂食状況のレベル	経口なし（Lv1：口腔ケアのみ，　Lv2：食物なしの嚥下訓練，　Lv3：少量の食物で嚥下訓練） 経口と代替栄養（Lv4：1食未満の嚥下食経口，　Lv5：1，2食の経口，　Lv6：3食嚥下食＋不足補助） 経口のみ（Lv7：3食嚥下食経口．代替無し，　Lv8：特別食べ難い食物以外3食経口，　Lv9：医学的配慮のもと3食普通食経口，　Lv10：食物制限なし正常）
補助（代替）栄養	なし・経鼻経管（　　　）・胃瘻（　　　）・点滴（　　　）・その他：（　　　）内は剤名と一日量
コメント：	

1. 認知			3. 発声・構音（気切：なし・あり）	
意識	JCS：		気管カニューレの名称とサイズ	
失語症	なし・あり（　　失語）・不明		カフ	なし　・　あり
失行	なし・あり（　　　）・不明		カフ上吸引チューブ	なし　・　あり
注意障害・半側空間無視	なし　・　あり　・　不明		側孔	なし　・　あり
HDS-R / MMSE	/30点　・　施行困難　・　不明		発声	有声　・　無声　・　なし
食への意欲	なし　・　あり　・　不明		湿性嗄声	なし　・　軽度　・　重度
コメント：			構音障害	なし　・　軽度　・　重度
2. 口腔の状態と口腔機能			発話明瞭度	1　・　2　・　3　・　4　・　5
開口量	3横指　・　2横指　・　1横指以下		嗄声	なし・粗ぞう性・気息性・努力性・無力性
口腔感覚異常	なし　・　あり		開鼻声	なし　・　軽度　・　重度
口腔乾燥	なし　・　あり		最大発声持続時間	秒
口腔衛生状態	良好　・　不良（　　　）		その他：	
口角下垂	なし　・　あり（　右　・　左　）		コメント：	
軟口蓋運動（短いア／連続発声時）	十分　・　不十分　・　なし			
口腔内食物処理	十分・不十分・すりつぶし・押しつぶし・不能		4. 頸部・体幹・握力	
舌萎縮	なし　・　あり（　右　・　左　）		頸部可動域　屈曲伸展 （自動・他動）	屈曲　自動　　度　・　他動　　度 伸展　自動　　度　・　他動　　度
口腔ジスキネジア	なし　・　あり		頸部可動域　回旋 （自動・他動）	右回旋　自動　　度　・　他動　　度 左回旋　自動　　度　・　他動　　度
舌圧	kPa		頸部可動域　側屈 （自動・他動）	右側屈　自動　　度　・　他動　　度 左側屈　自動　　度　・　他動　　度
その他：			Hoffer座位能力分類	分類1　・　分類2　・　分類3
			握力	右　　kg　　左　　kg
			その他：	
コメント：			コメント：	

（つづく）

摂食嚥下障害評価表2

NO

年　　月　　日

5. 呼吸機能		8. スクリーニングテスト		
安静時呼吸数	回/分	反復唾液嚥下テスト	回/30秒・指示理解不良にて実施困難	
呼吸運動の異常	なし ・ あり	改訂水飲みテストトロミ水使用（なし・あり）	1.　2.　3.　4.　5.	
呼吸音の異常	なし ・ あり	フードテスト 食品：	1.　2.　3.　4.　5.	
酸素飽和度	％（酸素投与：なし ・ あり　L/分）	頸部聴診　呼吸音	正常　異常（　　　）	
咳嗽	なし ・ 時々 ・ 頻回	嚥下音	正常　異常（　　　）	
	乾性 ・ 湿性	その他：		
喀痰	なし ・ 少量 ・ 多量（性状：　　　）			
随意的な咳またはハフィング	十分 ・ 不十分 ・ 不可	コメント：		
咳嗽の有効性（排痰）	自力 ・ 介助 ・ 吸引			
喀出時最大呼気流量（CPF）	L/min			
その他		9. 画像検査		
		頭頸部CT ・ MRI所見：		
コメント：				
6. 脳神経				
嗅神経障害（嗅覚障害）	なし ・ あり（ 右 ・ 左 ）			
三叉神経　運動障害	なし ・ あり（ 右 ・ 左 ）	頭頸部および胸部単純X線所見：		
感覚障害	なし ・ あり（ 右 ・ 左 ）			
顔面神経　運動障害	なし ・ あり（ 右 ・ 左 ）			
感覚障害（味覚）	なし ・ あり（ 右 ・ 左 ）			
舌咽神経・迷走神経　運動障害	なし ・ あり（ 右 ・ 左 ）			
感覚障害	なし ・ あり（ 右 ・ 左 ）	コメント：		
副神経障害	なし ・ あり（ 右 ・ 左 ）			
舌下神経障害	なし ・ あり（ 右 ・ 左 ）	10. 食事		
コメント：		摂食環境	良好 ・ 不良（　　　　　）	
		摂食姿勢	良好 ・ 不良（　　　　　）	
7. 脱水・低栄養		食物配置	良好 ・ 不良（　　　　　）	
BMI：18.5kg/m²	以上 ・ 未満（　　　）	摂食用具の選定	良好 ・ 不良（　　　　　）	
3ヶ月間の体重減少率	5%未満 ・ 5%以上	食事に要する時間	（　　　　　）分	
下腿周囲長　（男性30cm・女性29cm）	以上 ・ 未満（　　　）	摂取姿勢	椅子 ・ 車椅子 ・ 端坐位	
			リクライニング車椅子・bed上リクライニング（　　　）°	
皮膚の乾燥	なし ・ あり	摂取方法	自立 ・ 見守り ・ 部分介助 ・ 全介助	
その他：		飲食中のむせ	なし ・ 時々 ・ 頻回	
コメント：		口腔内食物残留	なし ・ 少量 ・ 多量	
		流涎	なし ・ 少量 ・ 多量	
総合評価：		その他：		
		治療方針： 指導のみ終了 ・ 指導および再評価 ・ 外来訓練 ・ 入院訓練 ・ 他院へ紹介 ・ 他		
備考：		評価者氏名/職種		

大熊るり・他：摂食・嚥下障害スクリーニングのための質問紙の開発．日摂食嚥下リハ会誌，**6**(1)：3-8，2002．改変

MEMO

索引

和文索引

あ

アクアジュレパウチ詰め替えボトル	164
アシスタント	225
アマンタジン	122
アルツハイマー型認知症	170, 172
アルツハイマー病	169
アンカー強調嚥下	107
アンギオテンシン変換酵素阻害薬	121
新しい介護食品	205

い

医学的事項	218
医学的事実	218
医原性サルコペニア	202
医原性サルコペニアの予防	202
医師	221
胃瘻	209
息こらえ嚥下	107
一次性サルコペニア	41
一側嚥下	104, 105
咽頭	8, 40
咽頭の変化	37
咽頭・喉頭の感覚	14
咽頭期	30, 32, 45
咽頭筋群	8
咽頭残留	59
咽頭収縮	25
咽頭収縮筋群	8
咽頭収縮訓練	98
咽頭神経叢	5
咽頭反射	94
咽頭鼻腔逆流	63

う

ウェアラブルデバイス	227
うがい	88
うつ病	191
う蝕	40
裏声発声法	94
運動ニューロン	149
運動ニューロン障害	145

え

エアロゾル	216, 224
エナメル質	3
エピソード記憶の障害	170
エラーレスラーニング	191
えん下困難者用食品	204, 205
永久気管孔	116, 118
永久歯	3, 37
栄養サポートチーム	200, 201
栄養スクリーニング	76
栄養介入	202
栄養剤の種類	210
栄養士	221
栄養情報提供書	204
栄養投与経路	208
栄養補給法	202
栄養療法	200, 208
栄養療法の選択基準	208
易転倒	147
液体嚥下	29
遠隔医療	224
遠隔嚥下検査	226
遠隔環境	225
遠隔評価	226
嚥下CPG	13, 17, 20
嚥下CT検査	66
嚥下セントラルパターンジェネレーター	13
嚥下モデル	28
嚥下おでこ体操	96
嚥下のバーチャルリアリティー	69
嚥下のパターン形成器	14
嚥下のパターン形成器（発生器）	13
嚥下のフレイル	42
嚥下の意識化	106
嚥下の惹起	14
嚥下圧検査	64
嚥下運動の変化	39
嚥下関連筋の解剖	21
嚥下関連筋の筋力訓練	138
嚥下関連筋の呼吸性活動	21
嚥下関連筋群の筋力	184
嚥下機能の変化	41
嚥下機能改善手術	111
嚥下機能外科	110
嚥下機能検査	56
嚥下筋電図検査	67
嚥下時舌圧	40
嚥下時無呼吸	28
嚥下手技	107
嚥下性肺疾患診断フローチャート	72
嚥下造影検査	46, 60, 137
嚥下中の構造変化	66
嚥下中の声帯運動	66
嚥下調整食	201, 203
嚥下調整食の名称の違い	206

お

嚥下内視鏡検査	46, 56, 136
嚥下反射の誘発	138
嚥下反射惹起遅延	63
嚥下反射惹起不全	63
嚥下反射促通手技	105
オーラルフレイル	41, 182
オトガイ筋	3
オトガイ舌筋	5
オトガイ舌骨筋	7, 183
オンライン診療	224
応用行動分析	196
嘔吐時の対応	214
横隔膜呼吸	100
斧様顔貌	152

か

カフの意義	118
カフ付き気管カニューレ	119
がん薬物療法	160
下位運動ニューロン	145
下咽頭	8, 9, 57
下咽頭癌	165, 166
下咽頭収縮筋	8
下顎の運動訓練	90
下顎骨	5
下顎歯肉癌	164
下顎歯肉癌における切除範囲	159
下唇	3
下唇小帯	3
下部食道括約筋	12, 30
化学放射線療法	160
家族の意向	219
過負荷の原理	89
介護士	222
介護福祉士	222
改訂BDR指標	86
改訂水飲みテスト	53
開口訓練	96, 97
開口量	49
外舌筋	5
外側翼突筋	7
外側輪状披裂筋	10
咳嗽訓練	100
顎下腺	7
顎下腺管	5, 7
顎義歯	128
顎舌骨筋	7
顎二腹筋	6, 7
顎二腹筋前腹	183
合併症	45

231

干渉波電気刺激 ……………… 95
完全側臥位 …………… 104, 105
官能評価 ……………………… 201
看護記録 ……………………… 173
看護師 ………………………… 221
患者サポート ………………… 112
換気障害の分類 ……………… 197
間歇的拡張法 ………………… 99
間歇的経管栄養法 …………… 210
間歇的口腔食道栄養法 ……… 99
間接訓練 ………… **89**, 90, 138, 174
感覚過敏 ……………………… 83
感覚機能 ……………………… 41
感覚刺激入力 ………………… 104
感染管理 ……………………… 216
感染予防対策 ………………… 84
管理栄養士 …………………… 221
簡易検査 ……………………… 51
簡易懸濁法 …………………… 209
観察項目 ……………………… 136
顔面筋 ………………………… 3
顔面筋の運動訓練 …………… 90

き

ギラン・バレー症候群 ……… 151
気管カニューレの種類 ……… 119
気管カニューレの選択 ……… 117
気管切開の患者 ……………… 111
気管切開孔 …………………… 118
気管切開術 …………………… 111
気管切開術の適応 …………… 117
気道防御 ……………………… 27
気分障害 ……………………… 191
基礎訓練 …………………… 89, 90
機械的清掃 …………………… 88
偽性球麻痺 …………… 133, 134, 171
義歯の種類 …………………… 127
義歯の清掃 …………………… 88
吸引 …………………………… 213
吸引カテーテルを装着したシリンジ
……………………………… 164
吸啜窩 ………………………… 37
吸啜反射 ……………………… 39
球麻痺 ………………………… 134
狭口蓋 ………………………… 84
胸骨甲状筋 …………………… 11
胸骨舌骨筋 …………………… 11
胸部食道 ……………………… 12
教員 …………………………… 222
強制呼出 ……………………… 100
頬筋 …………………………… 3
頬粘膜 ………………………… 3

頬粘膜癌 ……………………… 164
凝集性 ………………………… 205
筋の障害 ……………… 146, 151
筋萎縮性側索硬化症 ………… 149
筋強直性筋ジストロフィー … 152
筋線維束性攣縮 ……………… 150
筋紡錘 ………………………… 17
緊張型 ………………………… 190

く

グミゼリー …………………… 93
空間的多発 …………………… 149
口すぼめ呼吸 ………………… 100

け

ケースカンファレンス ……… 223
外科的治療 …………… 110, 158
外科的治療の効果 …………… 112
茎突咽頭筋 …………………… 8
茎突舌筋 ……………………… 5
茎突舌骨筋 …………………… 7
経管栄養 ……………………… 209
経管栄養剤 …………………… 210
経管栄養法 …………………… 202
経口栄養法 …………………… 202
経口摂取開始基準 …………… 136
経腸栄養 ……………………… 208
経腸栄養の利点 ……………… 208
経腸栄養法 …………………… 202
経鼻チューブ ………………… 209
経鼻経管栄養 ………………… 209
経鼻法 ………………………… 202
経瘻孔法 ……………………… 202
頸神経ワナ …………………… 11
頸部の側屈・伸展 …………… 103
頸部回旋 …………… 103, 104, 140
頸部郭清 ……………………… 159
頸部屈曲 ……………………… 102
頸部後屈 ……………………… 147
頸部食道 ……………………… 12
頸部聴診法 …………………… 55
血管性認知症 ………… 170, 172
肩甲舌骨筋 …………………… 11
原因菌 ………………………… 72

こ

ゴットロン徴候・丘疹 ……… 153
呼気筋トレーニング … 100, 101
呼吸CPG ……………………… 20
呼吸ニューロン群 …………… 20
呼吸と嚥下の協調 …………… 22
呼吸のパターン形成器 ……… 20

呼吸訓練 ……………………… 100
個人防護具 …………………… 216
個人防護具の着脱手順 ……… 216
弧発的咽頭嚥下 ……………… 35
鼓索神経 ……………………… 4
誤嚥 …………………………… 19, 63
誤嚥時の対応 ………………… 213
誤嚥性肺炎 …………………… 72
誤嚥防止手術 ………… 111, 114
口蓋 …………………………… 5, 6
口蓋咽頭弓 …………………… 3
口蓋咽頭筋 …………………… 6, 8
口蓋床型PAP ………………… 129
口蓋垂 ………………………… 3
口蓋垂筋 ……………………… 6
口蓋舌弓 ……………………… 3
口蓋舌筋 ……………………… 5, 6
口蓋帆挙筋 …………………… 6
口蓋帆張筋 …………………… 6
口蓋扁桃 ……………………… 3, 9
口角 …………………………… 3
口峡 …………………………… 3
口腔 …………………………… 2, 3, 40
口腔ケア ……………………… 82
口腔の変化 …………………… 36
口腔送り込み期 …………… 29, 30
口腔期 ………………………… 44
口腔器官の訓練 ……………… 89
口腔機能の発達 ……………… 83
口腔機能低下症 ……………… 42
口腔健康管理 ………………… 82
口腔準備期 ………………… 29, 30
口腔清掃自立度判定基準 …… 86
口腔底 ………………………… 4
口腔底保持型 ………………… 29
口腔内の器質的障害 ………… 126
口腔内の機能的障害 ………… 126
口唇 …………………………… 2
口唇の運動 …………………… 91
口唇癌 ………………………… 164
口唇反射 ……………………… 39
口底癌 ………………………… 165
口輪筋 ………………………… 3
口輪筋の筋力トレーニング … 90
公正原則 ……………………… 218
甲状咽頭筋 …………………… 8
甲状舌骨筋 …………………… 11
甲状腺癌 ……………………… 166
甲状披裂筋 …………………… 10
交互嚥下 ……………………… 106
行動異常 ……………………… 170
行動・心理症状 ……………… 169

索引

拘束性肺疾患 ……………………… 197
咬筋 ………………………… 7, 183
咬反射 …………………………… 39
後輪状披裂筋 …………………… 10
高解像度マノメトリー ………… 64
硬起声発声 ……………………… 98
硬口蓋 ……………………… 3, 5, 6
硬口蓋癌 ……………………… 165
喉頭 ……………………………… 9, 41
喉頭の軟骨 ……………………… 10
喉頭の変化 ……………………… 37
喉頭蓋 …………………………… 4
喉頭蓋反転 ……………………… 28
喉頭癌 ………………………… 166
喉頭挙上術 …………………… 113
喉頭前庭閉鎖 …………………… 27
喉頭閉鎖 …………………… 27, 30
喉頭閉鎖訓練 …………………… 98
喉頭流入（侵入） ……………… 59
絞扼反射 ………………………… 94
構音訓練 ………………………… 93
声かけ ………………………… 176
国際嚥下障害ダイエット標準化
　イニシアチブ ……………… 206

さ

サルコペニア ………………… 41, 179
サルコペニアの摂食嚥下障害 … 179
サルコペニアの摂食嚥下障害の
　診断フローチャート …… 71, 179
作業療法士 …………………… 222
最大舌圧 ………………… 40, 184
催吐反射 ………………………… 94
鰓弓と嚥下関連筋 ……………… 21
散剤 …………………………… 192
残留 …………………………… 103

し

シャキア法 …………………… 139
シロスタゾール ……………… 123
ジストロフィーの病型 ……… 145
ジレンマ ……………………… 217
支持療法 ……………………… 160
糸状乳頭 ………………………… 4
姿勢 …………………………… 140
姿勢調整 ………………… 85, 101
歯科医師 ……………………… 221
歯科衛生士 …………………… 222
歯冠部 …………………………… 3
歯間ブラシ ……………………… 87
歯間部 …………………………… 84
歯頸線 …………………………… 3

歯頸部 …………………………… 84
歯根管 …………………………… 3
歯根部 …………………………… 3
歯根膜 …………………………… 3
歯髄 ……………………………… 3
歯槽骨 …………………………… 3
歯肉 ……………………………… 3
歯列 ……………………………… 3
歯列不正 ………………………… 84
耳下腺 …………………………… 7
耳下腺管 ………………………… 7
耳管咽頭筋 ……………………… 8
自己決定能力 ………………… 219
自助具 ………………… 141, 154
自律尊重原則 ………………… 218
茸状乳頭 ………………………… 4
磁気刺激法 ……………………… 97
質問紙 …………………………… 51
惹起 ……………………………… 94
手術後の介入 ………………… 162
主観的包括的評価 ……………… 77
終末期 ………………………… 220
重症筋無力症 ………………… 153
術後経口摂取支援 …………… 115
準備期 …………………………… 19
小窩裂溝 ………………………… 84
小唾液腺 ………………………… 6
小児の摂食嚥下障害 …………… 71
消化態栄養剤 ………………… 210
症状 ……………………………… 44
上位運動ニューロン ………… 145
上位脳 …………………………… 17
上咽頭 ……………………… 8, 9, 57
上咽頭癌 ……………………… 165
上咽頭収縮筋 …………………… 8
上顎歯肉癌 …………………… 165
上気道狭窄・閉塞 …………… 117
上唇 ……………………………… 3
上唇小帯 ………………………… 3
上部食道括約筋 …………… 8, 64
情報セキュリティ …………… 225
情報共有の方法 ……………… 223
情報収集 ………………… 46, 173
静脈栄養 ………………… 208, 211
静脈栄養法 …………………… 202
食塊の咽頭移送 ………………… 18
食塊移送 ………………………… 24
食塊通過 ………………………… 30
食具 …………………………… 164
食思 …………………………… 191
食事 …………………………… 124
食事環境の設定 ……………… 174

食事支援 ……………………… 174
食道 ……………………………… 12
食道入口部 ……………………… 12
食道入口部の開大 ………… 25, 26
食道入口部拡張訓練 …………… 98
食道期 ………………………… 30, 45
食道蠕動運動障害 ……………… 63
食物の形態 …………………… 140
食物の取り込み ……………… 176
食物破砕・咀嚼 ………………… 31
心肺蘇生 ……………………… 215
身体所見 ………………………… 48
神経筋疾患 …………………… 144
神経筋疾患の障害部位 ……… 145
神経筋電気刺激装置 …………… 97
神経筋電気刺激療法 …………… 96
進行性核上性麻痺 …………… 147
深呼吸 ………………………… 100
診療放射線技師 ……………… 222
診療録 ………………………… 173
人格変化 ……………………… 170

す

スクイーズバック ……………… 31
スクリーニング検査 …………… 51
スタンダードプリコーション … 84
スパイス ……………………… 124
スピーチエイド ………… 128, 129
スピーチタイプのカニューレ
　の構造 ……………………… 119
スプーン ……………………… 141
スマイルケア食 ………… 205, 206
スライスゼリー ……………… 107
スライスゼリーの取り込み … 177
スライス型ゼリー丸飲み法 … 106
スワローエイド ……………… 130
すべり止めマット …………… 141
水分摂取の工夫 ………………… 75
水分補給時の注意 ……………… 76

せ

セミファーラー位 ……………… 86
セメント質 ……………………… 3
セントラルパターンジェネレーター
　…………………………… 13
センノシド …………………… 124
せん妄 …………………… 193, 194
正常嚥下像 ……………………… 60
生理モデル ………………… 28, 29
成人の摂食嚥下障害 …………… 71
成分栄養剤 …………………… 210
声帯 ……………………………… 57

233

声帯運動	11	舌尖挙上	91, 92	脱水	74

声帯運動 11
声帯閉鎖 27
声門の閉鎖 14
清潔操作 213
清拭 88
聖隷式嚥下質問紙 52
精神疾患の分類 190
精神疾患患者 189
咳テスト 55
咳反射の神経機構 15
切除安全域 158
摂食嚥下 29
摂食嚥下の動態 24
摂食嚥下器官 2
摂食嚥下器官の解剖 2
摂食嚥下器官の検査 49
摂食嚥下器官の変化 38, 40
摂食嚥下機能の発達 70
摂食嚥下障害に対するアプローチ
　全体の流れ 135
摂食嚥下障害の合併症 72
摂食嚥下評価の流れ 47
摂食訓練 101, 102
摂食障害 192
舌 4, 6, 40
舌ブラシ 87
舌のプルバック運動 31
舌の萎縮 150
舌の運動訓練 91
舌の筋力トレーニング 92, 93
舌の絞り込み運動 31
舌の神経支配 4
舌の側方移動 91
舌の部分切除 164
舌圧 40
舌圧検査 55
舌圧子 93
舌圧測定器 93
舌運動 24
舌下腺 7
舌癌 158, 164
舌挙上 30
舌筋群 5
舌口蓋閉鎖 30
舌後退運動 92, 93
舌骨 10
舌骨下筋群 11
舌骨喉頭挙上訓練 95
舌骨上筋群 7
舌骨舌筋 5
舌根 4
舌接触補助床 129, 130, 162, 163

舌尖挙上 91, 92
舌体 4
舌背挙上訓練 92
舌背保持型 29
先行期に及ぼす影響 32
前口蓋弓冷圧刺激 95
前舌保持嚥下 139
前舌保持嚥下法 98, 99
前頭側頭型認知症 170, 172
善行原則 218

そ

咀嚼のパターン発生器 16
咀嚼の運動訓練 92
咀嚼運動の中枢 17
咀嚼運動調節 16
咀嚼嚥下 29
咀嚼筋 5
咀嚼筋群 7
咀嚼時の下顎運動 18
咀嚼時の食塊の流れ 19
総義歯 127
叢生 84
象牙質 3
側臥位 86
側孔の意義 120
側頭筋 7, 183

た

タフトブラシ 87
多系統萎縮症 148
多職種参加型 222
多職種連携 220, 223
多職種連携型 222
多発性筋炎 153
多発性硬化症 149
唾液 6, 40
唾液腺 6
体位ドレナージ 213
体液量評価 75
体幹角度の調整 101
体幹斜頸 140
体重減少率 46
体重変化 74
滞留 103
大唾液腺 6, 7
大脳皮質咀嚼野 17
代償的手段 101
代償法 101
代替発声法 115
第一期輸送 18, 19, 31
第二期輸送 19, 31

脱水 74
単純型 190
探索反射 39

ち

チアノーゼ 213
チームアプローチの形態例 223
チーム医療 220
チューブ嚥下訓練 99
チョークサイン 215
治療プラン 89
窒息解除手技 214
窒息時の対応 214
中咽頭 8, 9
中咽頭癌 165
中咽頭周囲の筋 183
中咽頭収縮筋 8
中核症状 169
中心静脈栄養 211
中枢神経障害 144
貯留 103
超音波検査 68
超音波検査画像 183
超職種型 222
徴候 44
直接訓練 **101**, 102, 138, 139, 140, 174

つ

強い息こらえ嚥下 108

て

テオフィリン 123
デュシェンヌ型筋ジストロフィー
　151
デンタルフロス 87
低栄養 76
低栄養の診断方法 79
低栄養の治療 80
抵抗訓練 202
転導 175
電気刺激療法 95, 96
電気療法 139
電子カルテの活用 223

と

ドパミン 122
とろみ調整用食品 205
徒手的頸部筋力増強訓練 96
努力嚥下 107
統合失調症 190
等尺性運動 95

索引

等張性運動 … 95
頭頸部癌 … 158
頭頸部姿勢の調整 … 102
頭頸部腫瘍 … 157
頭部挙上訓練 … 95, 96, 139
導入化学療法 … 160
特別用途食品 … 204

な

内喉頭筋 … 10, 21
内喉頭筋の神経支配 … 11
内視鏡検査 … 56
内視鏡挿入ルート … 57
内舌筋 … 5, 184
内側翼突筋 … 7
内服薬 … 121
内包・基底核病変型 … 133
軟口蓋 … 3, 5, 6
軟口蓋の筋群 … 6
軟口蓋癌 … 165
軟口蓋挙上装置 … 130, 131
軟口蓋補綴装置 … 128

に

二次性サルコペニア … 41
日本人の死因 … 72
日本摂食嚥下リハビリテーション
　学会嚥下調整食分類2021 … 204
乳歯 … 3, 37
乳児の口腔 … 37
尿量 … 75
認知機能の障害 … 169
認知症 … 169, 194

の

脳幹型 … 134
脳血管障害 … 132, 170
喉のアイスマッサージ … 94, 95, 105

は

ハイムリック法 … 214, 215
ハフィング … 100
バイタルサイン … 75
バイトブロック … 93
バルーンカテーテル … 99
バルーン嚥下法 … 99
バルーン拡張法 … 98, 99
バルーン訓練 … 139
バルーン法 … 98
バルブ型鼻咽腔補綴装置 … 128, 129
パーキンソニズム … 147, 148
パーキンソン病 … 146

破瓜型 … 190
歯 … 3, 40
歯ブラシ … 84
歯の発達 … 37
背部こう打法 … 215
発声発語訓練 … 92
針筋電図検査 … 68
反復嚥下 … 106
反復唾液嚥下テスト … 51, 53
半夏厚朴湯 … 123
半消化態栄養剤 … 210
判定方法 … 50

ひ

ビシャの脂肪床 … 37
ピック病 … 170
引き抜き法 … 98
皮質・皮質下型 … 133
皮膚筋炎 … 153
皮弁 … 164
皮弁の採取部位 … 159
皮弁の種類 … 159
非経口栄養 … 208
非侵襲的脳刺激法 … 96
披裂筋 … 10
披裂軟骨 … 9
腓骨再建 … 164
鼻咽腔閉鎖 … 30
鼻咽腔閉鎖訓練 … 97
一口量の調整 … 106
氷片を用いた嚥下訓練 … 94
表情筋 … 3
表面筋電位バイオフィードバック
　 … 139
評価の流れ … 46
評価項目 … 50
標準感染予防策 … 84
平野の分類 … 63

ふ

ファーラー位 … 86
ファシリテーター … 225
フードテスト … 53, 54
フレイル … 41, 182
ブラッシング … 88
ブラッシング時のポイント … 84
ブローイング訓練 … 97
プッシング・プリング訓練 … 98
プローブ … 64
プロセス … 18, 28
プロセスモデル … 18, 29, 31
プロセスモデルにおける舌運動 … 31

不顕性誤嚥 … 52
付着性 … 205
吹き戻し … 101
部分床義歯 … 127
腹部食道 … 12
腹部突き上げ法 … 214, 215
複数回嚥下 … 106
分岐鎖アミノ酸の摂取 … 181

へ

ヘリオトロープ疹 … 153
ペーシング … 106, 176
ペコぱんだ® … 93
便秘薬 … 124

ほ

ホメオスターシス … 74
ボタンプル訓練 … 90, 91
保育士 … 222
哺乳期 … 38
哺乳反射 … 39
補助者 … 225
補助的清掃用具 … 87
補綴装置 … 126
放射線治療 … 160
報告書 … 142, 155, 166, 177, 186
頬 … 2
頬杖位 … 103, 104, 140

ま

マドラースプーン … 164
末梢静脈栄養 … 211
末梢神経障害 … 146
末梢神経障害の疾患 … 151
末梢挿入型中心静脈カテーテル … 211
慢性閉塞性肺疾患 … 196, 197

み

ミオトニア現象 … 152
味覚異常の原因 … 191
味蕾 … 4
水飲みテスト … 53

む

無危害原則 … 218

め

メンデルソン手技 … 107
迷走神経反射 … 98
綿球移送訓練 … 91, 92

も

モサプリド	123
毛細血管再充満時間	74
妄想型	190
目標設定	89
物盗られ妄想	170

や

薬剤師	222
薬物療法	121
薬理的誤嚥予防	125

ゆ

ユニバーサルデザインフード区分	204
有害反応	160
有郭乳頭	4
有茎皮弁	159
遊離皮弁	159
誘発	94

よ

葉状乳頭	4
四つ切り皿	141

り

リーシルバーマン法	94, 147
リクライニング位	101, 102
リスクアセスメント	212
リスクマネジメント	213
リスク管理の原則	212
リズム形成	16
リハビリテーションの手技・手法	88
リハビリテーション栄養	181
リハビリテーション実施計画書	204
リバスチグミン	123
理学療法士	222
梨状陥凹	9
離乳完了期	40
離乳期	39
離乳後期	39
離乳初期	39
離乳中期	39
両方向への回旋	103
倫理の4原則	218
倫理的価値判断	218
倫理的気づき	220
輪状咽頭筋	8
輪状咽頭筋切除術	113
輪状甲状筋	10

臨床モデル

臨床モデル	28, 29, 32
臨床的な嚥下検査	224
臨床倫理	217
臨床倫理カンファレンス	219, 220
臨床倫理の4原則	218
臨床倫理の4分割法	116

れ

レジスタンストレーニング	181, 185, 202
レビー小体型認知症	170, 172
冷圧刺激法	94, 105

ろ

老嚥	42, 182
老年症候群	202

わ

ワルトン管	5

数字・欧文索引

数字

3期モデル	13, 29
4期モデル	29, 30
4分割法	218
5期モデル	28, 29, 32

A

ACE	121
ALS	149
AWGS	180

B

BOAS	86
BPSD	169

C

CI療法	90
CONUT	79
COPD	196, 197
CPG	13
CPR	215
CRT	160
CTAR	96, 97

D

dipper型	29
DM	153
DMD	151
DSM-5	169

E

EAT-10	51
EMST	100, 101, 147
EWGSOP	180

F

FOIS	54

G

GBS	151
GLIM基準	79
GNRI	78

H

HRM	64
HRMF	64

I

ICD-10	169
ICD-10分類	190
ICT	160
IDDSI	206
IDDSI framework	206, 207
interdisciplinary team	222

J

J-MASA	137

K

K-point	106
K-point刺激	105

L

LES	12
Logemannの分類	63
LSVT	94, 147

M

MASA	135
MASA日本語版	137
MCT	207
MD	152
MG	153
MNA®-SF	78
MS	149
MSA	148
MSA-P	148
MSA-C	148
MTPSSE	185
multidisciplinary team	222
MWST	52

N

NIA-AA	169
NMES	96
NRS2002	77
NST	200, 201

O

OE法	99, 210
OHAT-J	87
OHAT日本語版	87

P

PAP	129, 130, 162
PD	146
PICC	211
PLP	130, 131
PM	153

PNI — S

PNI	78
PPE	216
PPN	211
processing	31
PSP	147

R

RED	226
ROAG	86
RSST	51

S

SGA	77
Shaker exercise	95, 96
SMARTの原則	89
stage I transport	18, 31
stage II transport	19, 31

T

tipper型	29
TNM分類	158
TPN	211
transdisciplinary team	222

U

UES	8, 64

V

VE	46, 136
VF	46, 137
VR	69

W

WST	53

MEMO

最新言語聴覚学講座
摂食嚥下障害学　　　　　　　ISBN978-4-263-27075-2

2025年2月10日　第1版第1刷発行

編著者　倉　智　雅　子
発行者　白　石　泰　夫
発行所　医歯薬出版株式会社
〒113-8612　東京都文京区本駒込1-7-10
TEL.(03)5395-7628(編集)・7616(販売)
FAX.(03)5395-7609(編集)・8563(販売)
https://www.ishiyaku.co.jp/
郵便振替番号　00190-5-13816

乱丁, 落丁の際はお取り替えいたします　　印刷・教文堂／製本・愛千製本所
© Ishiyaku Publishers, Inc., 2025. Printed in Japan

本書の複製権・翻訳権・翻案権・上映権・譲渡権・貸与権・公衆送信権（送信可能化権を含む）・口述権は, 医歯薬出版(株)が保有します.
本書を無断で複製する行為（コピー, スキャン, デジタルデータ化など）は,「私的使用のための複製」などの著作権法上の限られた例外を除き禁じられています. また私的使用に該当する場合であっても, 請負業者等の第三者に依頼し上記の行為を行うことは違法となります.

JCOPY ＜出版者著作権管理機構　委託出版物＞
本書をコピーやスキャン等により複製される場合は, そのつど事前に出版者著作権管理機構(電話 03-5244-5088, FAX 03-5244-5089, e-mail : info@jcopy.or.jp)の許諾を得てください.

最新 言語聴覚学講座

言語聴覚士を目指す学生のための 新しいテキストシリーズ！

シリーズコンセプト

● 言語聴覚士養成校で学ぶべき基本的内容を，図表を多用し，視覚的にわかりやすく理解できるテキスト．

● 章のはじめに「学習のねらい」「章の概要」を記載し，ねらいを理解して能動的に学べる，全体像を整理できる．

● 側注にて「ここが重要」「つながる知識」「キーワード」などの欄を設け，"重要ポイント"や"+αの臨床知識"がひと目でわかる．

● 章のおわりに「確認Check！」を収載し，学習内容を理解できているかどうか確認できる．

●『言語聴覚士国家試験出題基準　令和5年4月版』準拠．

言語聴覚障害学概論

倉智雅子・植田　恵・城間将江　編著

■ 定価 2,750 円（本体 2,500 円+税 10%）
■ B5 判　■ 132 頁
■ ISBN978-4-263-27071-4

聴覚障害学

中川尚志・廣田栄子　編著

■ 定価 4,730 円（本体 4,300 円+税 10%）
■ B5 判　■ 304 頁
■ ISBN978-4-263-27074-5

言語発達障害学

石坂郁代・水戸陽子　編著

■ 定価 4,950 円（本体 4,500 円+税 10%）
■ B5 判　■ 272 頁
■ ISBN978-4-263-27072-1

摂食嚥下障害学

倉智雅子　編著

■ 定価 4,840 円（本体 4,400 円+税 10%）
■ B5 判　■ 256 頁
■ ISBN978-4-263-27075-2

臨床歯科医学・口腔外科学

道　健一　監修
髙橋浩二・代田達夫・近津大地・野原幹司　編集

■ 定価 4,620 円（本体 4,200 円+税 10%）
■ B5 判　■ 212 頁
■ ISBN978-4-263-27073-8

続刊案内
「心理学」
「音響学」